子宫内膜癌临床多学科综合诊断与鉴别诊断

主　编　于爱军　吴梅娟

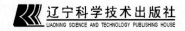

辽宁科学技术出版社
LIAONING SCIENCE AND TECHNOLOGY PUBLISHING HOUSE

图书在版编目(CIP)数据

子宫内膜癌临床多学科综合诊断与鉴别诊断/于爱军,吴梅娟主编.
-- 沈阳:辽宁科学技术出版社,2016.9
(临床恶性肿瘤多学科综合诊断与鉴别诊断丛书)
ISBN 978-7-5381-9958-1

Ⅰ.①子… Ⅱ.①于… ②吴… Ⅲ.①子宫肿瘤 – 诊疗 Ⅳ.①R737.33

中国版本图书馆 CIP 数据核字(2016)第 240012 号

子宫内膜癌临床多学科综合诊断与鉴别诊断

出版发行:辽宁科学技术出版社
　　　　　(地址:沈阳市和平区十一纬路 29 号　邮编:110003)
联系电话:024-23284367/010-88019650
传　真:010-88019377
E – mail:fushichuanmei@mail.lnpgc.com.cn
印　刷　者:北京亚通印刷有限责任公司
经　销　商:各地新华书店

幅面尺寸:170mm×235mm
字　　数:342 千字
出版时间:2016 年 10 月第 1 版

印　张:23.25
印刷时间:2016 年 10 月第 1 次印刷

责任编辑:应　倩　梁晓洁
封面设计:永诚天地
版式设计:永诚天地

责任校对:梁晓洁　夏庆民
封面制作:永诚天地
责任印制:高春雨

如有质量问题,请速与印务部联系　联系电话:010-88019750

ISBN 978-7-5381-9958-1
定　价:95.00 元

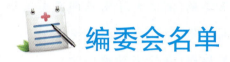 编委会名单

主　编　于爱军　吴梅娟
副主编　朱　滔　寿华锋
参加编写人员：(按姓氏拼音排序)

　　　　陈　曦(浙江省肿瘤医院)

　　　　陈瑞芳(复旦大学附属妇产科医院)

　　　　陈学军(浙江大学附属第二医院)

　　　　范林音(浙江省肿瘤医院)

　　　　方素华(浙江大学附属邵逸夫医院)

　　　　来　蕾(杭州市第一人民医院)

　　　　凌志强(浙江省肿瘤医院)

　　　　鹿　欣(复旦大学附属妇产科医院)

　　　　罗　娟(浙江省肿瘤医院)

　　　　钱建华(浙江大学附属第一医院)

　　　　邵国良(浙江省肿瘤医院)

　　　　邵林燕(浙江省肿瘤医院)

　　　　寿华锋(浙江省肿瘤医院)

　　　　童玮如(浙江省永康市第一人民医院)

王晏鹏(浙江大学附属邵逸夫医院)

闻　强(浙江省肿瘤医院)

吴梅娟(浙江省肿瘤医院)

吴婉莉(浙江省肿瘤医院)

吴怡晨(浙江省肿瘤医院)

杨　琛(浙江省肿瘤医院)

应　倩(浙江省肿瘤医院)

于爱军(浙江省肿瘤医院)

张　平(浙江省肿瘤医院)

张　翔(浙江省肿瘤医院)

张英丽(浙江省肿瘤医院)

周建松(浙江省肿瘤医院)

朱　滔(浙江省肿瘤医院)

临床恶性肿瘤多学科综合诊断与鉴别诊断丛书

佳义创新

提高诊疗水平

造福癌症患者

壬卯冬日 孙燕

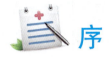 序

子宫内膜癌为女性生殖道常见的三大恶性肿瘤之一，占女性生殖道恶性肿瘤的 20%~30%，占女性全身恶性肿瘤的 7%，发病率逐年增加并有年轻化趋势，严重危害女性的身心健康。

子宫内膜癌患者的首诊多在妇幼保健院、综合医院，因此与普通妇科疾病的鉴别诊断至关重要，并影响到该病的早发现、早诊断和早治疗。《子宫内膜癌临床多学科综合诊断与鉴别诊断》一书从子宫内膜的生理和解剖学出发，描述了子宫内膜癌的流行病学和相关危险因素、发病机制等研究进展，重点探讨了该病的影像学诊断、超声诊断及鉴别诊断、病理诊断与鉴别诊断、临床症状学与鉴别诊断、临床诊断路径，以及复发和转移诊断及鉴别诊断，突出了多学科综合诊断的理念，又体现了实用性。子宫内膜癌分期部分介绍了国外指南，预后因素和随诊的论述，有助于引导患者接受规范化治疗。

中国妇科肿瘤临床医师由肿瘤专科医院妇瘤科医师、综合医院妇产科医师、妇幼保健院妇科医师组成。对于流行病学、病理生理学和诊断子宫内膜癌的完整理解可使得妇产科医师能够鉴别高危人群，重视高危因素，并开展子宫内膜癌的筛查。本书的出版有利于开

展妇科肿瘤专科医师培训和资质认证,进一步提高妇科常见恶性肿瘤的诊治水平。

　　主编于爱军主任医师从事妇科肿瘤临床工作20余年,对妇科肿瘤的临床诊断和治疗有丰富的经验;参加编写人员以浙江省肿瘤医院的妇科肿瘤专家为主体,充分展示了该院妇科肿瘤的诊治成果。作为《临床恶性肿瘤多学科综合诊断与鉴别诊断丛书》之一,我相信本书能成为基层医院的肿瘤相关专业临床工作者的工具用书,并因此给患者带来裨益。

浙江省癌症中心主任
浙江省肿瘤研究所所长　毛伟敏

2016 年 8 月

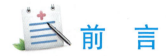 前　言

　　我国子宫内膜癌的发病率呈上升趋势,在恶性肿瘤中发病居第九位。根据近年我国经济发达城市如北京、上海的资料显示,子宫内膜癌发病率已超过宫颈癌,跃居女性生殖道恶性肿瘤之首。根据欧美资料,Ⅰ期子宫内膜癌5年生存率达到近90%。但在发展中国家,虽然子宫内膜癌发病率低于发达国家,但由于早期诊断和治疗的水平较低,因此其病死率高于发达国家。

　　大多数的子宫内膜癌因绝经后阴道出血和子宫异常出血就诊于基层医院妇产科,需要与普通妇科疾病相鉴别诊断。早期诊断至关重要,关系到患者是否能长期生存或治愈。而且早期子宫内膜癌手术方法简单,并发症少,花费少,生存率高,治疗后生活质量好。随着我国经济的发展,国内各级基层医疗单位先进的设备和技术普遍得到提高,肿瘤的诊治越来越精准化和专科化。我们希望通过《子宫内膜癌临床多学科综合诊断与鉴别诊断》的编写,能将目前国内外子宫恶性肿瘤诊断的新技术、新进展,以及参加编写专家的诊治经验介绍给基层医院的广大妇产科医生,尽早地把子宫内膜癌患者从一般妇科疾病中甄别出来,减少漏诊误诊,实现早期发现,早期诊断,早期治疗。

　　正是基于以上原因,我们邀请了国内妇产科专家和本院妇科肿瘤专家,查阅大量国内外文献,从子宫内膜癌的发病机制、筛查方法的优化、实验室诊断,以及病理诊断、宫腔镜诊断、影像学诊断等多方面进行详细阐述,希望对广大妇产科医生在诊断子宫内膜癌时有所帮助。

　　衷心感谢本丛书总主编毛伟敏教授的支持并为本分册撰写序言!感谢编辑部夏庆民主任对本书付出的辛勤劳动!

于爱军　吴梅娟

目　录

第一章

子宫内膜的生理功能和解剖学

第一节　子宫的生理功能和解剖

子宫是孕育胚胎、胎儿和产生月经的器官,位于盆腔中央,前邻膀胱,后邻直肠,下端接阴道,两侧连接输卵管和卵巢(图 1-1-1)。当膀胱空虚时,成人子宫的正常位置呈轻度前倾前屈位,子宫底位于骨盆入口平面以下,子宫颈外口位于坐骨棘水平稍上方。

成年人的子宫呈前后略扁的倒置梨形,重约 50g,长 7~8cm,宽 4~5cm,厚 2~3cm,容量约 5ml。子宫上部较宽称为子宫体;子宫体顶部称为子宫底;子宫底两侧称为子宫角。子宫下部较窄呈圆柱状称子宫颈。子宫体与子宫颈之比随年龄和卵巢功能而异,青春期前为 1:2,育龄期妇女为 2:1,绝经后期为 1:1。

子宫腔呈上宽狭窄的倒三角形,是胚胎发育的场所,两侧通输卵管,尖端朝下接子宫颈管。子宫体与子宫颈之间形成最狭窄的部分称子宫峡部,非孕时长约 1cm,其上端因解剖上狭窄称解剖学内口;其下端的子宫内膜转变为子宫颈黏膜称组织学内口。妊娠期子宫峡部逐渐伸展变长,妊娠末期可达 7~10cm,形成子宫下段,成为软产道的一部分。子宫颈内腔呈梭形称子宫颈管,成年妇女长 2.5~3.0cm,其下端称为子宫颈外口,通向阴道。子宫颈以阴道为界,分为上下两部,上部占子宫颈的 2/3,两侧与子宫主韧带相连,称为子宫颈阴道上部;下部占

1

子宫颈的 1/3,伸入阴道内,称为子宫颈阴道部。

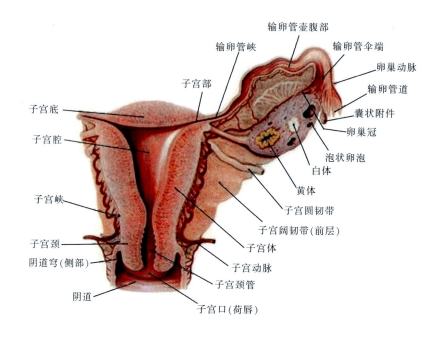

图 1-1-1　女性生殖系统

一、子宫的解剖结构

(一)子宫体

子宫体壁由内向外分为子宫内膜层、肌层和浆膜层 3 层。

1. 子宫内膜层

子宫内膜衬于子宫腔表面,无内膜下层组织,分为致密层、海绵层和基底层 3 层。内膜表面 2/3 为致密层和海绵层,统称为功能层,受卵巢性激素水平的影响发生周期性变化而脱落,即为月经。基底层为靠近子宫肌层的 1/3 内膜,不受卵巢性激素水平的影响,不发生周期性变化。正常子宫内膜在月经期后最薄,其管形腺体相互分开, 在下次月经之前, 内膜又迅速增厚,其厚度可以波动在 0.5mm 至 3~5mm 之间。目前认为 I 型子宫内膜癌,即雌激素依赖型子宫内膜癌,是在雌激素的长期刺激下,由子宫内膜增生、癌变而来。

2. 子宫肌层

子宫肌层较厚,非孕状态下厚约 0.8cm,由大量平滑肌组织、少量弹力纤维和胶原纤维组成。子宫肌层分为 3 层:内层肌纤维环行排列,痉挛性收缩可形成子宫收缩环;中层肌纤维交叉排列,在血管周围形成"8"字形围绕血管,收缩时可压迫血管有效地制止子宫出血;外层肌纤维纵行排列,极薄,是子宫收缩的起始点。

3. 子宫浆膜层

子宫浆膜是覆盖在子宫底部及其前后面的脏层腹膜,与子宫体紧密相连。在子宫前面近子宫峡部处,腹膜向前返折覆盖膀胱,形成膀胱子宫陷凹;在子宫后面,腹膜沿子宫后壁向下,至子宫颈后方及阴道后穹隆再折向直肠,形成直肠子宫陷凹,也称道格拉斯凹。

(二)子宫颈

子宫颈主要由结缔组织构成,含少量平滑肌纤维、血管及弹力纤维。子宫颈管黏膜为单层高柱状上皮,黏膜内腺体分泌碱性黏液,形成黏液栓堵塞子宫颈管。黏液栓成分及性状受性激素影响,发生周期性变化。子宫颈阴道部由复层鳞状上皮覆盖,表面光滑。子宫颈外口柱状上皮与鳞状上皮交接处是子宫颈癌的好发部位。

二、子宫的韧带

在膀胱空虚时,成人子宫的正常位置呈轻度前倾前屈位。其位置的固定主要依靠韧带、盆底肌肉和筋膜的支托作用。

子宫共有 4 对韧带:①圆韧带(round ligament):呈圆索状得名,由平滑肌和结缔组织构成,全长 10~12cm。起自双侧子宫角的前面、输卵管近端的稍下方,穿行于阔韧带与腹股沟内,止于大阴唇前端,有维持子宫呈前倾位置的作用。②阔韧带(broad ligament):位于子宫两侧呈翼状的双侧腹膜皱襞,由覆盖子宫前后壁的腹膜自子宫侧缘向两侧延伸达盆壁而成,能够限制子宫向两侧倾斜。阔韧带分为前后两叶,其上缘游离,内 2/3 部包绕输卵管,外 1/3 部包绕卵巢动静脉,形成骨盆漏斗韧带,又称卵巢悬韧带。卵巢内侧与子宫角之间的阔韧带稍

3

增厚，称卵巢固有韧带或卵巢韧带。卵巢与阔韧带后叶相接处称为卵巢系膜。在输卵管以下、卵巢附着处以上的阔韧带称输卵管系膜。在子宫体两侧的阔韧带中有丰富的血管、神经、淋巴管及大量疏松结缔组织；子宫动静脉和输尿管均从阔韧带基底部穿过。③主韧带（cardinal ligament）：又称子宫颈横韧带，位于阔韧带的下部，横行于子宫颈阴道上部与子宫体下部侧缘达盆壁之间，为一对坚韧的平滑肌和结缔组织纤维束，是固定子宫颈位置、防止子宫下垂的主要结构。④子宫骶韧带（utero-sacral ligament）：从子宫颈后面上部两侧起，绕过直肠终于第2~3骶椎前面的筋膜内，含平滑肌和结缔组织，短厚有力，向后向上牵引子宫颈，维持子宫前倾位置。若子宫韧带、盆底肌及其筋膜薄弱或受损伤，可导致子宫脱垂。

三、子宫的血管、淋巴和神经

（一）血管

子宫的血管主要来自子宫动脉和卵巢动脉（图1-1-2，图1-1-3）。子宫动脉为髂内动脉前干分支，沿骨盆侧壁向下向前行，穿越阔韧带基底部、子宫旁组织到达子宫外侧（距子宫峡部水平）约2cm处横跨输尿管至子宫侧缘。此后分为上、下两支。下支是较小的子宫颈阴道动脉，供应子宫颈的下部及阴道上部。上支称子宫体支，较粗，沿子宫侧迂曲上行，分出无数前后小分支，分布于子宫体前后壁。达子宫底时，分出输卵管支与卵巢动脉吻合，进入肌层的弓形小动脉，在内膜基底层分出一支基底小动脉供应基底层，它本身成螺旋小动脉供应近子宫腔面2/3的内膜。螺旋小动脉壁有平滑肌及外膜，进入子宫腔面1/3内膜时，平滑肌消失而成为微血管。增生期，螺旋小动脉处于功能层内膜的深处，数量少，螺旋度轻；而到分泌期时伸入功能层的浅处，螺旋度增加，扩张而充盈。静脉回流：静脉微血管起自表面内膜，相互联合，在基底层联合成大的集合静脉通过肌层的内1/3逐渐增大而与弓状静脉相连。

卵巢动脉是主动脉的一条直接分支（左卵巢动脉可来自左肾动脉），经过卵巢悬韧带，进入阔韧带。当到达卵巢门时，分为许多较小的分支进入卵巢，主干则越过阔韧带的全长，在到达子宫缘的上部时与子宫动脉的卵巢支吻合。除此之外,在子宫两侧血管之间,还有很多的血管交流。

至于静脉,两侧弓形静脉联合成为子宫静脉,随后流入髂内静脉,最后汇入髂总静脉。卵巢和阔韧带上部的血液由几条静脉所收集,在阔韧带内形成大的蔓状丛。蔓状丛的静脉在卵巢静脉内终止。右卵巢静脉流入腔静脉,而左卵巢静脉则流入左肾静脉。子宫内膜癌可通过血行转移至肺、肝、骨及脑等部位。

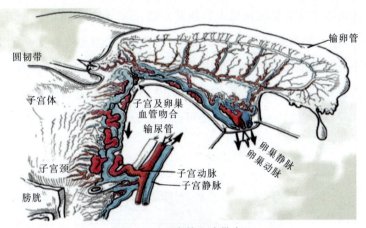

图 1-1-2　子宫的血液供应

5

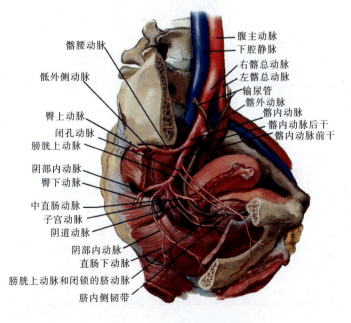

图 1-1-3　子宫和骨盆腔血管

(二)淋巴

子宫内膜有丰富的淋巴供应,大部分淋巴管分布于基底部(图 1-1-4)。淋巴回流有 5 条通路:①子宫底部淋巴常沿阔韧带上部淋巴网、经骨盆漏斗韧带至卵巢,向上至腹主动脉旁淋巴结;②子宫前壁上部淋巴沿圆韧带回流到腹股沟淋巴结;③子宫下段淋巴回流至子宫旁、闭孔、髂内外及髂总淋巴结;④子宫后壁淋巴结可沿子宫底韧带回流至直肠淋巴结;⑤子宫前壁淋巴结也可回流至膀胱淋巴结。淋巴转移是子宫内膜癌的主要转移途径。当肿瘤累及子宫颈、深肌层或分化不良时易早期发生淋巴转移。转移途径与肿瘤的生长部位有关。子宫内膜癌的淋巴转移多为逐级转移,但也可发生跳跃转移,直接转移至主动脉旁淋巴结。此外,还有约10%子宫内膜癌可经淋巴管逆行引流累及阴道前壁。

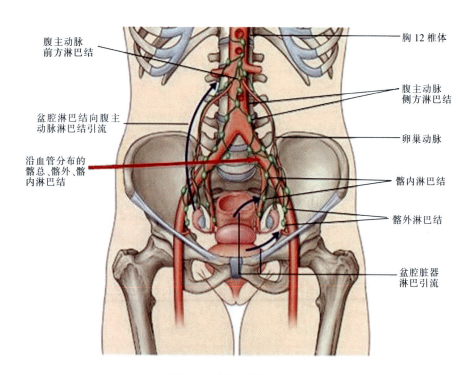

图 1-1-4 子宫的淋巴回流

(三)神经

子宫有丰富的神经支配,主要来自交感神经与副交感神经(图 1-1-5)。交感神经纤维自腹主动脉前神经丛分出,下行入盆腔,向两侧向下行后进入子宫阴道丛。副交感神经系统来自第Ⅱ、Ⅲ、Ⅳ骶神经,分布于子宫的两侧,然后进入子宫颈神经节。这两种有些神经支神经丛供应子宫、膀胱和阴道的上部,有些神经支在肌肉纤维间终止,另一些则伴着血管进入子宫内膜。

交感神经和副交感神经两者都有运动神经和少许感觉神经纤维。交感神经使肌肉收缩和血管收缩,而副交感神经则抑制血管收缩,转为血管扩张。

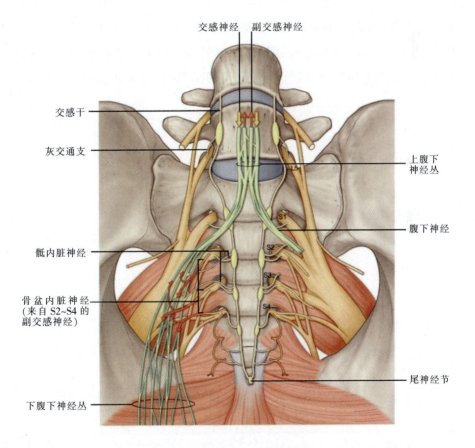

图 1-1-5 子宫的神经

四、邻近器官

子宫与输尿管(盆腔段)、膀胱,以及乙状结肠、阑尾、直肠在解剖上相邻(图1-1-6,图1-1-7)。

(一)尿道

尿道与阴道前壁相贴,为一肌性管道,始于膀胱三角尖端,穿过泌尿生殖膈,终于阴道前庭部的尿道外口,长约4cm,直径约0.6cm。尿道壁由肌层及黏膜层组成。肌层又分为内外两层。内层为纵行平滑肌,排尿时可缩短或扩大尿道管腔;外层为横纹肌,称尿道括约肌,可持久收缩保持尿道长时间闭合,但尿道快速闭合需要借助尿道周围的肛提肌收缩。黏膜层颜色灰白,其外侧端与外阴黏膜相连,内侧端与膀胱黏膜相连;表面有复层鳞状细胞上皮覆盖,这层上皮在近膀胱处成为过渡型细胞。女性尿道短而直,与阴道邻近,容易引起泌尿系统感染。

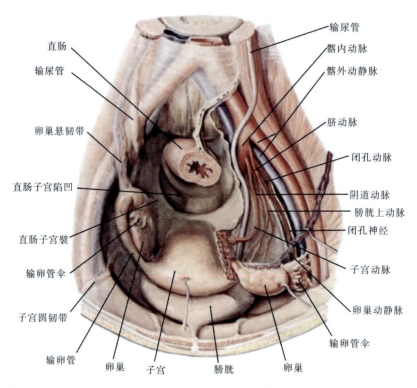

图 1-1-6　女性盆腔器官(前上面观)

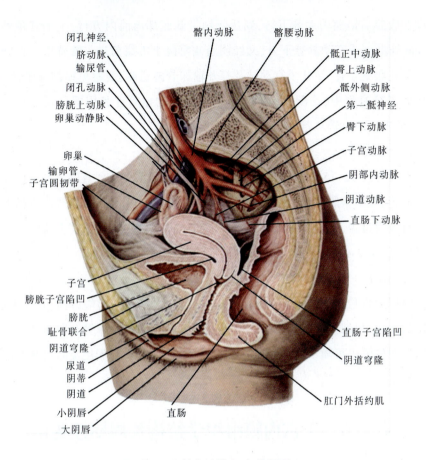

闭孔神经
脐动脉
输尿管
闭孔动脉
膀胱上动脉
卵巢动静脉

卵巢
输卵管
子宫圆韧带

髂内动脉　髂腰动脉

骶正中动脉
臀上动脉
骶外侧动脉
第一骶神经
臀下动脉
子宫动脉
阴部内动脉
阴道动脉
直肠下动脉

子宫
膀胱子宫陷凹
膀胱
耻骨联合
阴道穹隆
尿道
阴蒂
阴道
小阴唇
大阴唇

直肠

直肠子宫陷凹
阴道穹隆

肛门外括约肌

图 1-1-7　女性盆腔器官(矢状面观)

(二)膀胱

膀胱为一囊状肌性器官。排空的膀胱位于子宫及阴道上部的前面。膀胱后壁与子宫颈、阴道前壁相邻,其间为少量疏松结缔组织,正常情况下易分离。膀胱的充盈程度会影响子宫体的位置。

(三)输尿管

输尿管为一对圆索状的肌性管道,管壁厚约 1mm,由黏膜、肌层和外膜构成。全长约 30cm,粗细不一,内径最细 3~4mm,最粗 7~8mm。起自肾盂,在腹膜后沿腰大肌前面下行,在骶髂关节处跨髂外动脉起点的前方进入骨盆腔,然后继续在腹膜后沿髂内动脉下行,到达阔韧带基底部向前内方行,至子宫颈外侧约2cm处潜于子宫动静脉下方,又经阴道侧穹隆上方绕前进入膀胱壁。在施行高位结扎卵巢血管、结扎子宫动脉及打开输尿管隧道时,要避免损伤输尿管。在输尿管走行过程中,支配肾、卵巢、子宫及膀胱的血管在其周围分叉并相互吻合,形成丰富的血管丛营养输尿管。

(四)直肠

直肠全长 12~15cm,上端与结肠相连,下端与肛管相连。直肠上部后面为直肠上血管、左梨状肌、左骶神经丛,下部处于骶骨、尾骨和肛提肌之上。直肠上部前面有腹膜覆盖,至中部腹膜转向前方,覆盖子宫后面,形成子宫直肠陷凹。末端是肛管,长 2~3cm,周围有肛门内、外括约肌,会阴体组织等。

(五)阑尾

阑尾通常位于右髂窝内,其根部连于盲肠的内侧壁,远端游离,长 7~9cm。阑尾的长短、粗细、位置变化颇大,有的阑尾下端可到达输卵管及卵巢处。妊娠期阑尾的位置也可随子宫增大而逐渐向外上方移位。女性阑尾炎时可累及输卵管及卵巢。

第二节　子宫内膜组织学结构及周期性变化

子宫功能的实现和子宫内膜的组织结构及周期性变化密切相关。在卵巢激素的周期性变化影响下,子宫内膜可发生相应的周期性变化,主要包括子宫内膜的组织学和生物化学的相应性变化。

一、子宫内膜的组织结构

子宫内膜是子宫腔的黏膜层,主要由上皮和间质组成。是女性生殖道中对激素最有反应的组织,也是生殖道腺癌最好发的部位。

(一)上皮

上皮包括表面上皮和腺上皮,细胞类型分为 3 种:①增生型细胞:细胞呈矮柱状,核浆比例较高,胞核呈长卵形,粗染色质,核仁不明显。胞浆少,嗜碱性或中性,分裂相常见,在细胞游离面可见微绒毛。②分泌型细胞:排卵后,上皮细胞内的糖原物质积储于增生型细胞的核下,以后转移到腺腔内。分泌型细胞有空泡型及无空泡型两种。分泌型细胞的核形态与增生型不同,圆而淡染,染色质均匀分散,有明显的核仁。空泡型细胞中,有透亮圆形空泡在核上或核下。无空泡型细胞浆均匀,中度致密的嗜伊红胞浆,游离缘模糊。③纤毛细胞:主要在增生晚期多见,有圆形而淡染的核,含细染色质。细胞的部位随纤毛的发育而异,早期在近基底膜处,呈锥形,胞浆透亮,中间有圆核,在发育过程中,细胞移至靠近腺腔,最后在细胞的腔面凹下,继之又凸出。

(二)间质

内膜间质中有细胞成分及非细胞成分。细胞成分有:①间质细胞:其形态随内膜周期改变,增殖早期细胞浆少,核卵圆或纺锤状,像纤维母细胞;随着周期的发展,细胞变长,胞浆增多,到增生晚期及分泌期,粗面内质网增多,并有细胞内及细胞外纤维。到分泌末期,血管周围的间质细胞变圆,胞浆更多,胞核淡染,有明显的核仁,细胞边界明显,称为蜕膜样反应。②间质颗粒细胞:核致密,分叶,胞浆内有玫瑰红颗粒。③泡沫细胞:其胞浆中含有多量脂质,核呈豆状,多见于内膜增生和子宫内膜腺癌。

11

二、子宫内膜的组织学周期性变化

子宫内膜从形态学上分为功能层和基底层。其中,功能层是胚胎植入的部位,受卵巢激素变化的调节,发生周期性增殖、分泌和脱落;基底层在月经期后再生并修复子宫内膜创面,形成新的功能层。以一个正常的月经周期为28天为例,未受孕的子宫内膜的组织学变化可分为增殖期、分泌期和月经期。受孕成功后,子宫内膜将发生适合妊娠的组织学改变。

(一)增殖期

即月经周期的第5~14天。在卵泡分泌的雌激素的作用下,子宫内膜表面上皮、腺体、间质、血管均呈增殖性变化(图1-2-1),与卵巢周期中的卵泡期成熟阶段相对应。该期子宫内膜的厚度自0.5mm增生至3~5mm。根据增殖程度的不同,增殖期又可分为早、中、晚3期。

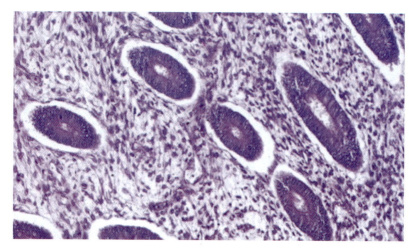

图 1-2-1　增殖期子宫内膜

1. 增殖早期

即月经周期的第 5~7 天。此期子宫内膜较薄,厚度仅 1~2mm;腺体短、直、细且稀疏,腺上皮细胞呈立方形或低柱状;间质致密,间质细胞呈星形,间质中的小动脉比较直且管壁薄。

2. 增殖中期

即月经周期的第 8~10 天。此期子宫内膜腺体数目增多、伸长并稍有弯曲,腺上皮细胞增生活跃,细胞呈柱状,开始有分裂相;间质水肿在此期最为明显。

3. 增殖晚期

即月经周期的第 11~14 天。内膜进一步增厚,厚度达 3~5mm,表面高低不平,略呈波浪形;腺上皮变为高柱状,增殖为假复层上皮,核分裂相增多,腺体更长,形成弯曲状;间质细胞呈星状,并相互结合成网状;组织内水肿明显,小动脉增生,管腔增大,呈弯曲状。

增殖期腺体细胞的重要变化表现为纤毛细胞和微绒毛细胞的增加。纤毛细胞出现于月经周期第 7~8 天,主要围绕腺体开口分布,纤毛的摆动可促进子宫内膜分泌物的流动和分布。微绒毛可增加细胞表面积,从而增加腺体细胞的排泄和吸收功能。增生的腺细胞和间质细胞内含有丰富的游离和结合的核糖体、线粒体、高尔基复合体及初级溶酶体。这些结构是蛋白质、能量和酶的合成与储存场所。

(二)分泌期

即月经周期的第 15~28 天,与卵巢周期中的黄体期相对应。黄体分泌的孕激素、雌激素使增殖期内膜继续增厚,腺体增长更弯曲,出现分泌现象;血管迅速增加,更加弯曲;间质疏松并水肿。此时内膜厚且松软,含有丰富的营养物质,有利于受精卵着床发育。分泌期也可以分为 3 期:分泌早期、分泌中期和分泌晚期。

1. 分泌早期

即月经周期的第 15~19 天。此期内膜腺体更长,弯曲更明显,腺上皮细胞开始出现含糖原的核下空泡,为该期的组织学特征;间质水肿,螺旋小动脉继续增生、弯曲(图 1-2-2)。

2. 分泌中期

即月经周期第 20~23 天。子宫内膜较前更厚并呈锯齿状。腺体内的分泌上皮细胞顶端胞膜破裂,细胞内的糖原溢入腺体,称为顶浆分泌。内膜的分泌还包括血浆渗出,血液中许多重要的免疫球蛋白与上皮细胞分泌的结合蛋白结合,进入子宫内膜腔。此期间质更加疏松、水肿,螺旋小动脉进一步增生并卷曲。子宫内膜的分泌活动在月经中期 LH 峰后第 7 天达高峰,与囊胚植入同步。

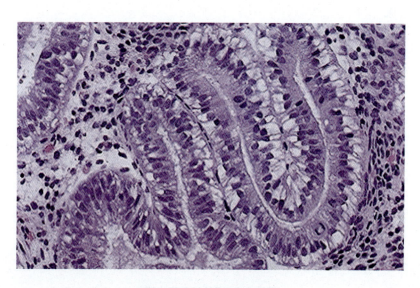

图 1-2-2　分泌早期子宫内膜

3. 分泌晚期

即月经周期第24~28天。该期相当于黄体退化阶段。子宫内膜呈海绵状,厚度达10mm。内膜腺体开口面向子宫腔,有糖原等分泌物溢出,间质更疏松、水肿。表面上皮细胞下的间质分化为肥大的蜕膜样细胞和内膜颗粒细胞;螺旋小动脉迅速增长,超出内膜厚度,更加弯曲,血管管腔也扩张。

分泌期超微结构的特征性变化是巨大线粒体的出现和核仁通道系统的形成。核仁通道系统是核膜呈螺旋状折叠,伸入核内或核仁内形成的,仅在排卵后出现。

(三)月经期

即月经周期第1~4天。此期孕酮和雌激素撤退,子宫内膜海绵状功能层从基底层崩溃脱(图1-2-3)。经前24小时,内膜螺旋动脉节律性收缩和舒张,继而出现逐渐加强的血管痉挛性收缩,导致远端血管及组织缺血坏死、剥脱,脱落的内膜碎片及血液一起经阴道流出,即月经。

(四)妊娠期

受孕成功后在孕酮的作用下,子宫内膜腺体继续增大弯曲,腺上皮细胞内及腺腔内含大量糖原,血管充血,结缔组织细胞肥大,此时称为蜕膜,有利于受精卵着床。

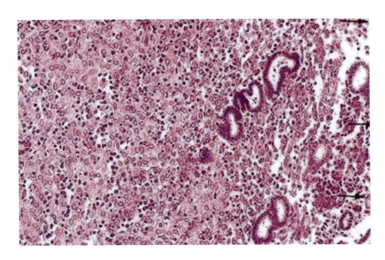

图1-2-3 月经期子宫内膜

三、子宫内膜的生物化学变化

(一)甾体激素和蛋白激素受体

1. 甾体激素受体

以雌激素和孕激素受体为主。雌激素受体在增殖期子宫内膜含量最高,排卵后明显减少。孕激素受体在排卵时达高峰,随后腺上皮孕激素受体逐渐减少,而间质细胞孕激素受体含量相对增加。子宫内膜螺旋小动脉的平滑肌细胞也含有雌、孕激素受体,且呈周期性变化,以黄体期两种受体含量最高,提示子宫血流可能在一定程度上也受甾体激素影响。

2. 蛋白激素受体

子宫内膜和腺上皮存在 HCG/LH 受体的表达,功能尚不清楚。子宫内膜中也存在生长激素受体/生长激素结合蛋白的表达, 可能对子宫内膜发育有一定影响。

(二)各种酶类

一些组织水解酶如酸性磷酸酶、β-葡萄糖醛酸酶等能使蛋白质、核酸和黏多糖分解。这些酶类平时在溶酶体内,不具有活性。排卵后若卵子未受精,黄体经一定时间后萎缩,雌、孕激素水平下降,溶酶体膜的通透性增加,多种水解酶释放入组织,影响子宫内膜的代谢,对组织有破坏作用,从而造成内膜的剥脱和出血。基质金属蛋白酶(MMP)/组织基质金属蛋白酶抑制物(TIMP)系统、组织型纤溶酶原激活物(tPA)/纤溶酶原激活抑制物(PAI)系统等也参与子宫内膜的剥脱过程。

15

(三)酸性黏多糖

酸性黏多糖(acid munopolysaccharide,AMPS)是子宫内膜间质细胞在雌激素作用下产生的一种和蛋白质结合的碳水化合物,受雌、孕激素的影响。雌激素能促进 AMPS 在间质中浓缩聚合,成为内膜间质的基础物质,对增殖期子宫内膜的成长起支架作用。排卵后,孕激素可抑制 AMPS 的生成和聚合,促使其降解,致使子宫内膜黏稠的基质减少,血管壁的通透性增加,有利于营养及代谢产物的交换,并为受精卵着床和发育作好准备。

(四)血管收缩因子

月经来潮前 24 小时子宫内膜缺血、坏死,释放前列腺素 F2-α 和内皮素-1等,使月经期血管收缩因子达最高水平。另外,血小板凝集产生的血栓素(TX)A2 也具有血管收缩作用,从而引起子宫血管和肌层节律性收缩,整个经期血管的收缩呈进行性加强,导致内膜功能层迅速缺血坏死、崩解脱落。

(五)子宫内膜细胞因子

1. 表皮生长因子及其受体

表皮生长因子主要分布于子宫腔上皮和腺上皮,以及间质细胞中,并呈周期性变化。其生理作用在于:①刺激子宫内膜上皮和间质增生,并在孕激素的协同作用下使间质发生分化;②作用于细胞表面的受体,迅速刺激络氨酸磷酸化,促进子宫内膜 PGE_2 的释放。

2. 胰岛素样生长因子

通过原位杂交技术发现,胰岛素样杂交因子(IGF-1、IGF-2)的 mRNA 广泛分布于子宫内膜上皮、间质和肌层细胞,其合成受雌激素调节。

3. 血小板生长因子

血小板生长因子主要来源于子宫内膜间质细胞,可刺激间质细胞本身或其邻近上皮细胞的增生,具有自分泌和旁分泌的作用。

(张英丽　于爱军)

16

参考文献

[1] 曹泽毅.妇科肿瘤学[M].北京:北京出版社,1998.

[2] 张惜阴.实用妇产科学[M].第 2 版.北京:人民卫生出版社,2003.

[3] 丰有吉.妇产科学[M].第 2 版.北京:人民卫生出版社,2010.

[4] 连利娟.林巧稚妇科肿瘤学[M].第 4 版.北京:人民卫生出版社,2006.

[5] 刘树伟.断层解剖学[M].北京:人民卫生出版社,1998.

[6] 于频.系统解剖学[M].第 4 版.北京:人民卫生出版社,1996.

[7] O'Toole SA,Dunn EM.Oestrogen regulated gene expression in normal endometrial tissues[J]. Maturitas,2005,51(2):187.

［8］　Someya M,Kojima T,Ogawa M,et al.Regulation of tight junctions by sex hormones in normal human endometrial epithelial cells and uterus cancer cell line Sawano ［J］. Cell Tissue Res,2013,354(2):481-494.

［9］　Silva Rde C,Moura KK,Ribeiro Júnior CL,et al.Estrogen signaling in the proliferative endometrium: implications in endometriosis［J］. Rev Assoc Med Bras,2016,62(1):72-77.

［10］　Petracco RG,Kong A,Grechukhina O,et al. Global gene expression profiling of proliferative phase endometrium reveals distinct functional subdivisions ［J］. Reprod Sci, 2012,19(10):1138-1145.

［11］　Plante BJ,Yuan L,Lessey BA,et al. Regulation and signaling of the membrane estrogen receptor,GPR30,in human endometrial cells［J］. Reprod Sci,2012,19(7):684-693.

17

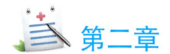

第二章
子宫内膜癌的流行病学和相关危险因素

子宫内膜癌又称子宫体癌，是指发生于子宫内膜的一组上皮性恶性肿瘤，以来源于子宫内膜腺体的腺癌最常见。子宫内膜癌为女性生殖道常见的三大恶性肿瘤之一，占女性全身恶性肿瘤的 7%，占女性生殖道恶性肿瘤的 20%~30%。子宫体解剖学编码 C54，最主要为子宫内膜(C54.1)，还包括子宫峡部(C54.0)、子宫肌层(C54.2)、子宫底(C54.3)等。

第一节　子宫体癌流行病学

一、子宫体癌全球流行状况

世界卫生组织(WHO)国际癌症研究机构(IARC)于 2014 年 2 月在法国里昂总部发表《2014 年世界癌症报告》。该报告详尽描述了全球癌症流行现状，这是全球目前最新癌症流行现状数据。

该报告显示全球 2012 年癌症新发病例约 1409 万，其中子宫体癌(corpus uteri cancer)319 605 例，其中<65 岁 205 735 例，≥65 岁 113 870 例；全球子宫体癌粗发病率为 9.1/10 万，世界人口标化发病率为 8.2/10 万(图 2-1-1，表 2-1-1)。

世界发病前 3 位地区分别是北美(19.1/10 万)、中东欧(15.6/10 万)和发达地区(14.7/10 万)，中南亚最低(2.7/10 万)。2012 年世界发病前 3 名国家(地区)依次是巴巴多斯(34.1/10万)、马其顿(29.0/10万)和亚美尼亚(26.7/10万),美国居第6位(19.5/10万),亚洲前3名依次是亚美尼亚(26.7/10万)、以色列(15.4/10万)和格鲁吉亚(14.2/10万)。

　　Globocan 2012估计2012年世界子宫体癌高发地区(ASR>12.9/10万)是北美、欧洲(除西部)和中南美个别国家,中高发地区(8.4/10万~12.9/10万)是亚洲、大洋洲多数、西欧部分地区和个别非洲国家,中等发病地区(4.9/10万~8.4/10万)是南美大部分、亚洲部分和非洲小部分地区,中低发地区(3.0/10万~4.9/10万)是非洲部分、中美多数和南美少数地区,低发地区(<3.0/10万)是北非和亚洲部分地区(图2-1-2)。Golobocan 2012中国子宫体癌的粗发病率为11.2/10万,世界人口标化发病率为8.6/10万。

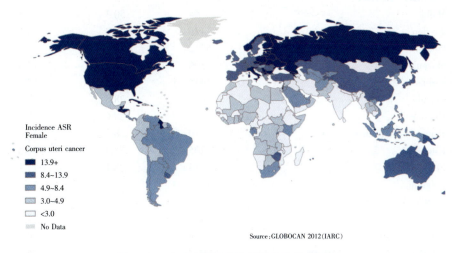

Source：GLOBOCAN 2012(IARC)

图 2-1-1　全球女性子宫体癌发病率分布图

表 2-1-1　中国与世界（地区）子宫体癌发病率（1/10 万）

Population	Numbers	Crude incidence	ASR (W)
China	**73 188**	**11.2**	**8.6**
Barbados	75	54.2	34.1
Luxembourg	115	43.8	24.2
FYR Macedonia	445	43.1	29.0
Armenia	596	35.9	26.7
Czech Republic	1892	35.2	18.0
Bulgaria	1280	33.5	17.8
Slovakia	927	32.9	19.0
Latvia	394	32.7	16.7
Lithuania	572	32.4	17.7
Finland	860	31.3	13.9
Norway	770	31.1	16.9
United States of America	49 645	31.1	19.5
Northern America	**54 666**	**30.8**	**19.1**
Malta	64	30.3	15.3
Sweden	1427	30.0	13.5
Poland	5912	29.8	16.9
Slovenia	306	29.4	15.0
Serbia	1444	29.0	17.9
Canada	5002	28.6	16.3
Ukraine	6935	28.6	16.6
France, Guadeloupe	70	28.5	17.0
Estonia	205	28.4	14.6
Belarus	1434	28.1	17.1
Belgium	1517	27.6	13.2
Russian Federation	20 972	27.3	16.1
Italy	8471	27.2	14.0
Northern Europe	**13 803**	**27.1**	**14.1**
Central and Eastern Europe	**42 027**	**26.9**	**15.6**
Portugal	1485	26.9	12.6
Germany	11 196	26.8	11.9
Denmark	754	26.8	13.5
United Kingdom	8378	26.3	13.9
Croatia	598	26.3	12.5
More developed regions	**167 859**	**26.2**	**14.7**
Europe	**98 984**	**25.8**	**13.9**
Switzerland	999	25.4	12.6
European Union (EU-28)	**64 929**	**25.1**	**12.7**

(续)表 2-1-1　中国与世界(地区)子宫体癌发病率(1/10 万)

Population	Numbers	Crude incidence	ASR (W)
New Caledonia	32	24.7	22.1
Western Europe	23 635	24.4	11.6
Southern Europe	19 519	24.4	12.9
The Netherlands	2039	24.2	12.4
Very High Human Development	141 290	24.2	13.8
Puerto Rico	458	23.6	16.0
WHO Europe region (EURO)	107 496	23.1	13.6
Cuba	1244	22.2	14.0
Montenegro	71	22.0	15.3
New Zealand	492	21.7	13.9
Spain	5121	21.6	11.6
Israel	830	21.3	15.4
Austria	908	21.1	10.4
France (metropolitan)	6852	21.0	10.7
Singapore	539	20.7	13.9
Australia/New Zealand	2760	20.1	12.4
Australia	2268	19.7	12.1
Georgia	432	19.0	14.2
Republic of Moldova	348	18.8	12.8
Iceland	30	18.4	11.8
Trinidad and Tobago	126	18.1	14.6
Japan	11 449	17.6	10.6
Guyana	65	17.2	22.6
Oceania	3149	16.7	12.3
Bahamas	30	16.7	15.5
Bosnia Herzegovina	324	16.7	9.6
Cyprus	92	16.7	10.7
Ireland	372	16.3	11.1
Uruguay	273	15.6	9.5
French Polynesia	21	15.5	15.2
WHO Americas region (PAHO)	74 294	15.4	12.3
Hungary	788	15.1	7.5
Greece	865	15.0	7.0
Kazakhstan	1259	14.8	12.9
El Salvador	481	14.6	16.3
France, Martinique	31	14.3	7.6
Mauritius	93	14.0	11.5
Romania	1539	14.0	8.5

(续)表 2-1-1　中国与世界(地区)子宫体癌发病率(1/10 万)

Population	Numbers	Crude incidence	ASR (W)
Albania	218	13.5	11.1
Guam	12	13.2	12.2
Brunei	26	12.7	12.6
IARC membership (24 countries)	163 507	12.6	9.6
Jamaica	175	12.5	12.0
Caribbean	2583	12.1	10.4
Micronesia	32	11.8	12.3
Eastern Asia	89 384	11.6	8.6
Micronesia/Polynesia	69	11.4	12.3
China	**73 188**	**11.2**	**8.6**
Polynesia	37	11.1	12.4
Fiji	47	11.0	11.3
High Human Development	57 977	10.9	9.2
WHO Western Pacific region (WPRO)	98 140	10.9	8.5
Argentina	2203	10.5	7.8
Guatemala	812	10.5	17.4
Turkey	3787	10.1	10.1
Tajikistan	349	9.7	12.2
Honduras	378	9.6	14.8
World	319 605	9.1	8.2
Lebanon	187	8.5	7.7
Korea, Republic of	2016	8.3	5.8
Costa Rica	182	7.7	7.3
Panama	137	7.6	7.7
Chile	651	7.4	5.4
Belize	12	7.3	15.9
Vanuatu	9	7.3	10.2
Kyrgyzstan	198	7.2	8.4
Melanesia	320	7.2	10.3
Solomon Islands	19	6.9	10.2
France, La Reunion	30	6.8	5.2
Latin America and Caribbean	19 628	6.4	6.1
Asia	131 819	6.4	5.9
Brazil	6366	6.3	5.6
Medium Human Development	108 314	6.3	5.9
Western Asia	7121	6.1	7.6
Korea, Democratic Republic of	766	6.1	5.0
South African Republic	1567	6.1	6.9

(续)表 2-1-1 中国与世界(地区)子宫体癌发病率(1/10 万)

Population	Numbers	Crude incidence	ASR (W)
Papua New Guinea	213	6.1	9.3
South America	12 247	6.0	5.5
Central America	4798	5.9	6.6
Zimbabwe	384	5.8	9.1
Viet Nam	2639	5.8	5.4
Southern Africa	1655	5.6	6.5
Samoa	5	5.6	7.4
Turkmenistan	145	5.5	6.1
Gabon	43	5.5	7.5
Timor-Leste	32	5.5	9.3
Uzbekistan	763	5.4	5.8
Less developed regions	151 746	5.3	5.5
Indonesia	6475	5.3	5.6
Thailand	1852	5.2	3.9
Venezuela	764	5.1	5.4
South-Eastern Asia	15 330	5.0	5.1
Malaysia	710	4.9	5.3
Paraguay	157	4.7	5.8
Mexico	2733	4.6	4.9
Philippines	2222	4.6	5.6
Afghanistan	727	4.5	7.9
Middle-East and Northern Africa (MENA)	9717	4.4	5.5
State of Palestine	88	4.2	7.8
Suriname	11	4.1	4.0
French Guiana	5	4.1	5.1
Equatorial Guinea	13	3.6	5.4
Dominican Republic	180	3.5	4.0
Colombia	850	3.5	3.6
Kuwait	40	3.4	7.5
Tunisia	183	3.4	3.3
Ecuador	253	3.4	3.8
Saudi Arabia	432	3.4	5.8
Egypt	1397	3.3	3.8
Peru	495	3.3	3.7
Swaziland	20	3.2	5.3
Azerbaijan	153	3.2	2.8
Jordan	95	3.0	5.2
Kenya	643	3.0	6.6

(续)表 2-1-1　中国与世界(地区)子宫体癌发病率(1/10 万)

Population	Numbers	Crude incidence	ASR (W)
Bolivia	153	3.0	4.0
Botswana	29	2.9	4.0
Morocco	465	2.8	3.0
Qatar	13	2.8	5.7
Cape Verde	7	2.8	3.7
Bahrain	14	2.7	4.7
WHO South-East Asia region (SEARO)	23 300	2.6	2.8
WHO East Mediterranean region (EMRO)	7609	2.5	3.5
Libya	81	2.5	3.8
Northern Africa	2596	2.5	3.1
Rwanda	141	2.5	5.3
Pakistan	2171	2.5	3.6
Myanmar	598	2.4	2.4
Lao PDR	76	2.4	3.4
Togo	74	2.3	4.1
Syrian Arab Republic	239	2.3	3.3
South-Central Asia	19 984	2.3	2.7
Cote d Ivoire	225	2.2	3.9
Somalia	109	2.2	4.3
Haiti	113	2.2	3.2
Cambodia	161	2.2	2.5
Iran, Islamic Republic of	795	2.1	2.5
Africa	11 359	2.1	3.5
Nicaragua	63	2.1	2.8
South Sudan	111	2.0	3.8
Sub-Saharan Africa	8763	2.0	3.7
India	12 325	2.0	2.3
WHO Africa region (AFRO)	8730	2.0	3.5
Ghana	246	2.0	3.0
Oman	23	1.9	3.8
Sri Lanka	207	1.9	1.5
Nigeria	1563	1.9	3.4
Western Sahara	5	1.9	2.5
Maldives	3	1.9	3.1
Benin	87	1.8	3.4
Low Human Development	11 826	1.8	3.0
Western Africa	2834	1.8	3.3
Eastern Africa	3145	1.8	3.4

(续)表 2-1-1 中国与世界(地区)子宫体癌发病率(1/10 万)

Population	Numbers	Crude incidence	ASR (W)
Congo, Democratic Republic of	603	1.7	3.8
Lesotho	19	1.7	2.5
Cameroon	173	1.7	2.8
Middle Africa	1129	1.7	3.4
Namibia	20	1.7	2.6
Mali	133	1.6	3.5
Uganda	290	1.6	4.0
Liberia	34	1.6	3.2
Madagascar	177	1.6	2.9
Burundi	70	1.6	2.7
United Arab Emirates	39	1.6	6.0
Zambia	108	1.6	3.3
Djibouti	7	1.5	2.5
Chad	90	1.5	3.0
Central African Republic	35	1.5	2.5
Mauritania	27	1.5	2.7
Mongolia	21	1.5	1.9
Guinea	73	1.4	2.6
Angola	143	1.4	3.2
Guinea-Bissau	11	1.4	2.4
Niger	114	1.4	3.1
Senegal	91	1.4	3.0
Congo, Republic of	29	1.4	2.4
Sudan	240	1.3	2.4
Sierra Leone	40	1.3	3.2
Bangladesh	944	1.3	1.5
Algeria	225	1.2	1.5
Ethiopia	536	1.2	2.0
Burkina Faso	105	1.2	2.3
Mozambique	143	1.1	1.9
Eritrea	32	1.1	2.2
Malawi	87	1.1	2.2
Iraq	144	0.9	1.4
Comoros	3	0.8	1.4
Tanzania	180	0.8	1.5
Nepal	98	0.6	0.9
The Gambia	4	0.4	1.1
Yemen	9	0.1	0.1
Bhutan	0	0.0	0.0

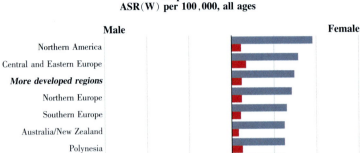

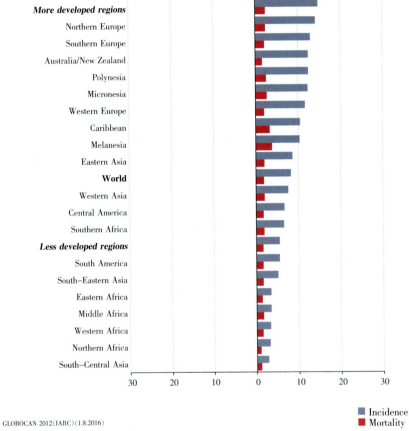

GLOBOCAN 2012(IARC)(1.8.2016)

图 2-1-2　世界和部分地区子宫体癌世界人口标化发病率和死亡率(1/10 万)

　　全球 2012 年癌症死亡约 820 万,其中子宫体癌死亡 76 160 例。全球子宫体癌粗死亡率为 2.2/10 万,世界人口标化死亡率为 1.8/10 万,全球子宫体癌死亡率水平见图 2-1-3。Golobcan 2012 中国子宫体癌的粗死亡率为 2.6/10 万,世界人口标化死亡率为 1.9/10 万。亚洲地区子宫体癌死亡率情况见表 2-1-2。

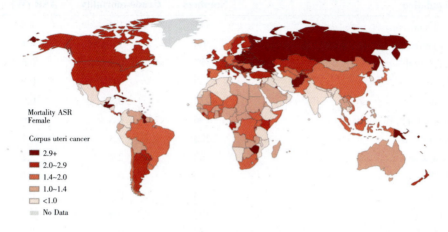

Mortality ASR
Female

Corpus uteri cancer

- 2.9+
- 2.0~2.9
- 1.4~2.0
- 1.0~1.4
- <1.0
- No Data

Source: GLOBOCAN 2012 (IARC)

图 2-1-3　全球女性子宫体癌死亡率分布图

表 2-1-2　亚洲地区子宫体癌死亡率（1/10 万）

Population	Numbers	Crude mortality	ASR (W)
China	**17160**	**2.6**	**1.9**
Japan	2783	4.3	1.6
Korea, Democratic Republic of	333	2.7	2.0
Korea, Republic of	291	1.2	0.7
Mongolia	15	1.0	1.4
Brunei	4	2.0	2.2
Cambodia	56	0.8	1.0
Indonesia	1947	1.6	1.7
Lao PDR	28	0.9	1.3
Malaysia	220	1.5	1.7
Myanmar	230	0.9	1.0
Philippines	502	1.0	1.4
Singapore	77	3.0	1.8
Thailand	512	1.4	1.1
Timor−Leste	12	2.1	3.8

27

(续)表 2-1-2　亚洲地区子宫体癌死亡率(1/10 万)

Population	Numbers	Crude mortality	ASR (W)
Viet Nam	844	1.9	1.8
Afghanistan	308	1.9	4.1
Bangladesh	357	0.5	0.6
Bhutan	0	0.0	0.0
India	4773	0.8	0.9
Iran, Islamic Republic of	196	0.5	0.6
Kazakhstan	280	3.3	2.7
Kyrgyzstan	60	2.2	2.8
Maldives	0	0.0	0.0
Nepal	38	0.2	0.4
Pakistan	797	0.9	1.4
Sri Lanka	53	0.5	0.4
Tajikistan	106	2.9	4.0
Turkmenistan	37	1.4	1.7
Uzbekistan	222	1.6	1.8
Armenia	165	9.9	6.1
Azerbaijan	41	0.9	0.8
Bahrain	3	0.6	1.3
State of Palestine	27	1.3	2.7
Georgia	147	6.5	3.9
Iraq	47	0.3	0.5
Israel	131	3.4	2.0
Jordan	24	0.8	1.3
Kuwait	17	1.5	3.8
Lebanon	41	1.9	1.6
Oman	5	0.4	0.9
Qatar	1	0.2	1.0
Saudi Arabia	87	0.7	1.3
Syrian Arab Republic	69	0.7	1.0
Turkey	951	2.5	2.6
United Arab Emirates	5	0.2	1.0
Yemen	4	0.0	0.1

二、我国子宫体癌流行现状

2003~2007 年全国 32 个肿瘤登记地区子宫体癌的发病总数 8850 例，占同期女性恶性肿瘤发病总数的 2.96%（8850/299306）；粗发病率为 7.01/10 万，世标发病率为 5.04/10 万，为同期女性恶性肿瘤发病顺位的第 9 位（表 2-1-3）。2009 年全国 72 个登记地区子宫体癌发病数 2916 例，占其同期女性恶性肿瘤发病总数的 2.72%，粗发病率、世标率分别为 6.90/10 万和 4.70/10 万。

表 2-1-3 中国部分肿瘤登记地区 2003~2007 年子宫体癌发病率和死亡率（1/10 万）

肿瘤登记处	发病		死亡	
	发病率	世标率	死亡率	世标率
北京市	10.59	6.69	1.90	1.09
上海市	10.46	5.89	2.05	0.99
广东省广州市	10.53	8.51	0.60	0.45
广东省中山市	14.38	14.51	3.86	4.03
湖北省武汉市	5.36	4.14	0.65	0.49
浙江省杭州市	6.90	5.14	1.27	0.83
浙江省嘉善县	5.56	3.59	0.94	0.47
河北省磁县	2.48	2.83	1.34	1.52
江苏省启东市	2.69	1.86	0.84	0.55
山西省阳城县	0.94	0.81	0.21	0.19
全国	7.01	5.04	1.24	0.83

29

2003~2007 年城市子宫体癌粗发病率为 8.22/10 万，世标发病率为 5.73/10 万，为同期女性恶性肿瘤发病顺位的第 8 位；而农村子宫体癌的粗发病率为 2.92/10 万，世标发病率为 2.36/10 万，为同期女性恶性肿瘤发病顺位的第 12 位，与农村比较，城市子宫体癌的粗发病率和世标发病率差异均有统计学意义（$P<0.01$）。

与 2008 年世界和五大洲地区相比，2003~2007 年我国 32 个肿瘤登记地区子宫体癌的发病率均位于较低水平，32 个肿瘤登记地区子宫体癌的世标发病率仅为世界范围内发病率最高格鲁吉亚（18.7/10 万）的 0.27 倍，相当于世界哥斯达黎加(5.2/10万)、阿根廷(5.0/10万)、厄瓜多尔(5.0/10万)等的水平,居2008年全球184个国家(地区)发病顺位的第91位,或相当于亚洲土耳其、马来西亚、缅甸等的水平,居2008年亚洲48个国家(地区)发病顺位的第19位。

2003~2007年全国32个肿瘤登记地区子宫体癌的死亡总数1559例,占同期女性恶性肿瘤死亡总数的0.94%(1559/166305);粗死亡率为1.24/10万,世标死亡率为0.83/10万,为同期女性恶性肿瘤死亡顺位的第19位。

城市子宫体癌的粗死亡率为1.31/10万,世标死亡率为0.84/10万,为同期女性恶性肿瘤死亡顺位的第19位,农村子宫体癌的粗死亡率为1.00/10万,世标死亡率为0.77/10万。

与2008年世界和五大洲地区相比,我国32个肿瘤登记地区子宫体癌的世标死亡率位于较低水平,接近于亚洲韩国、土库曼斯坦和叙利亚等的水平,仅为世界范围内死亡率最高伯利兹(5.8/10万)的0.14倍,相当于世界塞内加尔、塞拉利昂与叙利亚等的水平,居2008年全球184个国家(地区)死亡顺位的第137位,或相当于亚洲死亡率最高格鲁吉亚的0.14倍,居2008年亚洲48个国家(地区)死亡顺位的第38位。

三、浙江省肿瘤登记地区女性子宫体癌流行现状

浙江省6个肿瘤登记处2000~2009年共计报告女性子宫体癌新发病例2347人,占女性癌症新发病例的3.35%。子宫体癌粗发病率为7.92/10万,中标率为4.64/10万,居女性癌症发病顺位的第9位。子宫体癌年龄别发病率在40~44岁组以后增长急剧,在55~59岁年龄组达到高峰。子宫体癌发病率历年变化呈总体增长趋势,从2000年的5.13/10万增长到2009年的8.69/10万,增幅为69.40%,年度变化百分比APC为6.40%(95%CI:3.78%~9.08%)。

2000~2009年浙江省6个肿瘤登记地区共报告女性子宫体癌死亡病例854人,占女性癌症死亡病例的2.56%。子宫体癌粗死亡率为2.88/10万,中标率为1.41/10万,居女性癌症死因顺位的第11位。子宫体癌年龄别死亡率在30~34岁年龄组之前处于较低水平,在35~39岁年龄组以后逐渐上升,但增幅缓慢,在85岁以上年龄组达到高峰。子宫体癌死亡率历年变化呈现波动增长趋势,年度

变化百分比 APC 为 5.84%(95%CI：-2.70%~15.13%)。

浙江省女性子宫体癌的发病率和死亡率均高于全国平均水平,55~59 岁年龄组女性是子宫体癌的重点防治人群。

四、流行趋势

(一)发病流行趋势

全世界子宫体癌的发病率呈上升趋势,部分发达地区的发病率甚至超过宫颈癌。多数国家和地区子宫体癌的发病率呈上升趋势,尤其中国上海、香港及新加坡、挪威、斯洛伐克和菲律宾等国家(地区)。Bray 等分析 13 个欧洲国家流行趋势和年龄期间队列建模。除丹麦、法国和瑞士外,在许多北欧和西欧国家之间绝经后妇女子宫体癌呈上升趋势。

我国子宫体癌的发病率也呈上升趋势。 2003~2007 年全国 32 个肿瘤登记地区子宫体癌粗发病率和世标发病率分别从 2003 年的 5.33/10 万和 3.94/10 万,上升至 2007 年的 7.95/10 万和 5.56/10 万(P=0.019,P=0.026)。其中,城市的粗发病率和世标发病率分别从 2003 年的 6.40/10 万和 4.57/10 万,上升至 2007 年的 9.13/10 万和 6.18/10 万(P=0.022,P=0.038);农村分别从 2003 年的 2.08/10 万和 1.74/10 万,上升至 2007 年的 3.75/10 万和 3.01/10 万(P=0.014,P=0.013)。城市和经济较发达地区,如北京市、上海市和广东省中山市上升明显。鉴于肥胖增加和生育率下降,绝经后妇女子宫体癌在未来将成为一个重大公共卫生问题。

Globocan 2012 报告对全球子宫体癌发病水平进行了预测,预计到 2015 年子宫体癌发病数约 344 995 例, 其中<65 岁 22 088 例,≥65 岁 124 114 例;到 2020 年子宫体癌将达到发病 386 570 例,其中<65 岁 240 204 例,≥65 岁 146 366 例,子宫体癌的发病数将持续上升。

(二)死亡流行趋势

全世界子宫体癌的死亡率呈略有上升趋势, 但一些国家地区如中国香港、丹麦、日本、挪威、新加坡和美国的子宫体癌死亡率呈明显下降趋势。

英国子宫体癌的死亡率从 1985 年 4.13/10 万下降到 1999 年的 3.0/10 万;之后上升,2001~2008 年期间每年上升 2.55%(95%CI：2.13%~2.98%), 到 2008

31

年死亡率为 3.59/10 万。希腊 1980~2005 年子宫体癌死亡率呈上升趋势,尤其是 1997 年后年龄大于 50 岁妇女的死亡率上升明显(P=0.0044)。

2003~2007 年全国 32 个肿瘤登记地区子宫体癌的死亡率呈缓慢上升趋势,其粗死亡率和世标死亡率分别从 2003 年的 0.93/10 万和 0.64/10 万,分别上升至 2007 年的 1.34/10 万和 0.87/10 万,但差异均无统计学意义(P 均>0.05)。城市地区的粗死亡率和世标死亡率分别从 2003 年的 0.98/10 万和0.66/10 万,上升至 2007 年的 1.42/10 万和 0.88/10 万(P=0.161,P=0.340),农村地区分别从 2003 年的 0.75/10 万和 0.57/10 万,上升至 2007 年的 1.05/10 万和 0.83/10 万(P=0.107,P=0.070)。

Globocan 2012 报告对全球子宫体癌死亡水平进行了预测,预计到 2015 年子宫体癌死亡数约 82 435 例,其中<65 岁 34 720 例,≥65 岁 47 715 例;到 2020 年子宫体癌死亡数约 93 305 例,其中<65 岁 37 956 例,≥65 岁 55 349 例,子宫体癌的死亡数将持续上升。

第二节　子宫内膜癌的危险因素

子宫内膜癌(endometrial cancer,EC)为女性生殖道常见三大恶性肿瘤之一,其病因和发病机制尚未完全阐明。流行病学调查显示 EC 的危险因素十分广泛,其中子宫内膜非典型增生被公认为子宫内膜癌的癌前病变,其他如内外源性雌激素、肥胖、糖尿病、高血压、无排卵及多囊卵巢综合征、生育史、生活方式等与子宫内膜癌发生密切相关。有些危险因素可通过干预,改变或延缓其发展方向。因此科学地认识其危险因素,为 EC 的一级预防和早期诊治提供可靠的理论基础。

一、子宫内膜增生

子宫内膜增生是指发生在子宫内膜的一组增生性病变。1987 年国际妇科病理协会(International Society of Gynecological Pathology,ISGP)提出经典的分类法,1994 年 Scully 等修正 WHO 分类,根据组织结构特点将子宫内膜增生分为

①单纯性增生;②复杂性增生;③非典型增生。其中非典型增生根据其腺体增生是否出现背靠背现象又分为单纯性非典型增生和复杂性非典型增生,根据细胞异型性大小、核仁清晰与否、核染色质变化等组织学特点将非典型增生分为轻度、中度、重度。

子宫内膜增生多与雌激素水平升高并持续刺激但无孕酮拮抗密切相关。雌激素可刺激子宫内膜腺体和间质的生长,当缺乏内源性或外源性孕激素时,雌激素持续刺激,子宫内膜不能发生分泌期改变,导致内膜增生。可逆性的增生多见于月经初潮后或绝经前后。初潮时期,因下丘脑—垂体—卵巢调节未完全成熟及不排卵,可导致内膜增生,但当下丘脑—垂体—卵巢轴成熟后,内膜增生症则不易再发生。绝经期常常出现无排卵周期,因缺乏孕激素拮抗,可发生内膜增生症。

子宫内膜增生是一种可逆性病变,或维持在一种良性状态,甚至可伴随月经期剥落而自然消退,但也可进一步进展为非典型增生,最后发展为子宫内膜癌。一般认为,子宫内膜增生有以下三种发展方向:①病变消退或好转,单纯性增生和复合性增生在刮宫后均有约34%病变消退或好转,而非典型增生约31%,而经过药物治疗后,单纯性增生和复合性增生约79%消退及好转,而非典型增生约37%;②病变持续或加重,单纯性增生、复合性增生和非典型增生中病变持续及加重的比率分别为19%、17%和14%~23%;③癌变:单纯性增生、复合性增生的癌变率仅为1%~3%,非典型增生的癌变率则为8%~29%。另有研究通过对7947例被诊断为子宫内膜增生的女性进行长达20年的随访,发现单纯性增生及复合性增生患者的累积进展风险4年增长到1.2%,9年增长到1.9%,19年增长到4.6%,而非典型增生患者的累积进展风险4年增长到8.2%,9年增长到12.4%,19年增长到27.5%。可见非典型增生的癌变率显著性高于单纯性增生和复合性增生。非典型增生进展为腺癌是一个漫长的过程,1~15年不等。非典型增生的进展与有无高危因素密切相关,包括:①年龄:绝经前非典型增生的癌变率为3%,而绝经后上升至25%;②病理分级:轻、中、重度不典型增生的癌变率分别为15%、24%、45%;③对孕激素治疗的反应:对孕激素反应不良的子宫内膜,应警惕癌变的可能性,甚至可能已经发生癌变;④DNA含量:异倍体癌变概率高于二倍体;⑤组织细胞和形态:细胞核形态对预测子宫内膜不典型增生的转归具有参考意义。

二、内外源性雌激素

雌激素是维持女性特征最重要的激素。雌激素与子宫内膜癌的发生有密切关系。内外源性的激素应用都有可能直接或间接地导致雌激素水平升高,从而引起子宫内膜过度增生,以至不典型增生,进而发生子宫内膜癌。雌激素长期持续刺激子宫内膜并且缺乏孕激素的保护是发生子宫内膜癌重要而直接的原因。

(一)内源性雌激素

内源性雌激素增多主要与排卵障碍、神经内分泌系统疾病、内分泌腺疾病、功能性卵巢肿瘤有关,也与肝功能障碍、雌激素转化障碍等相关。

卵巢不排卵型的不孕、孕酮缺乏或相对不足,使子宫内膜持续受到雌激素刺激,缺乏孕酮的调节和周期性内膜脱落,发生 EC 的危险性明显升高。多囊卵巢综合征患者除上述原因外,体内雄激素水平也比正常妇女高 3~4 倍,雄激素可转化为雌酮导致内膜增生。神经内分泌系统疾病可影响对雌激素合成和分泌的调节,内分泌腺疾病促使体内雌激素合成增加,导致子宫内膜增生甚至癌变。

月经来潮是女性生殖器官发育成熟的重要标志,是子宫内膜伴随卵巢周期性变化而出现的周期性脱落与出血。初潮年龄小,绝经年龄大,月经周期短或月经不规律是子宫内膜癌的高危因素。IWHS 研究显示,初潮≥15 岁者子宫内膜癌发病风险为初潮≤10 岁者的 1/3,绝经年龄≥55 岁者风险为≤45 岁者的 1.87 倍(95%CI:1.12~3.09),行经时间最长者发病风险为最短者的 3 倍以上。

妊娠通过打断雌激素的分泌周期对子宫内膜提供保护,而妊娠期间高水平的孕激素可能起到保护作用。一项意大利的研究表明,子宫内膜癌发病风险随着妊娠次数(包括生产与流产)的增多而降低,最后一次生育时间也影响子宫内膜癌的发病风险。未产妇子宫内膜癌的危险性增加。Schonfeld 等收集了 26 936 名绝经后高加索未产妇(360 例子宫内膜癌)和 4 项美国的前瞻性研究(1979~2006 年)的 146 583 名绝经后白人经产妇(1378 例子宫内膜癌)的资料,分析显示,未产妇与经产妇女相比,子宫内膜癌的风险较高(HR=1.42,95%CI:1.26~

1.60)。

这些高危因素或保护因素也可归因于雌孕激素的消长。例如,绝经年龄延迟的妇女在整个围绝经期无排卵的月经周期发生频率高,延长了雌激素作用,增加子宫内膜癌的发病风险。而在妊娠期与哺乳期的妇女,孕激素的作用远强于雌激素,故多产和母乳喂养的妇女患子宫内膜癌风险降低。

(二)外源性雌激素

外源性雌激素是指环境内分泌干扰物中有一大类物质具有雌激素样活性,可模拟内源性雌激素的生理、生化作用,具有拮抗雄激素的效应,称为外源性雌激素。外源性雌激素包括合成雌激素、天然雌激素及环境化学污染物(如杀虫剂滴滴涕及其代谢产物,烷基酚类,双酚类,金属类镉、铅、汞,食品添加剂等)。

1. 激素替代

20 世纪 70 年代末期越来越多的单纯使用雌激素替代治疗致使美国全国范围内子宫内膜癌发病率上升,随之促进了一系列研究来探讨子宫内膜癌发病风险与雌激素使用之间的确切关系。近年,妇女健康启动研究(women's health initiative,WHI)纳入的一项试验再次评估了联合雌孕激素对于子宫内膜癌发生风险的影响,WHI 这一研究纳入了超过 16 000 例女性,平均随诊 5.6 年。与安慰剂组相比,被随机纳入雌孕激素联合替代治疗组的女性患子宫内膜癌的危险比为 0.81(95%CI:0.48~1.36),表明雌孕激素联合替代治疗并不会增加子宫内膜癌的患病风险。添加孕激素后可以一定程度上减少单独使用雌激素患者患子宫内膜癌的风险,但前提是在每个月中孕激素的使用时间至少为 10 天。Phipps 等研究表明,连续雌激素、孕激素联合治疗(≥10 年)与子宫内膜癌的风险降低相关(OR=0.37,95%CI:0.21~0.66)。瑞典隆德大学医院临床科学研究所妇产科学系 Epstein 等前瞻性研究以人口为基础的队列,入组 40 000 名妇女,年龄 25~64 岁,未经事先癌或子宫切除术。妇女回答激素治疗调查问卷和 10 年的个人资料,通过国立癌症和死亡登记死因系统随访,平均随访15.5 年。其中包括17 822 名绝经后的妇女中,随访期间有 166 例被诊断为子宫内膜癌。分析显示,仅使用雌孕激素治疗降低患子宫内膜癌的风险(OR=0.3,95%CI:0.1~0.8),而仅使用低效力的雌激素则增加子宫内膜癌的风险。

但一些研究表明,连续使用孕激素可能会增加 EC 的风险。美国国立卫生研究院、美国国家癌症研究所激素和生殖流行病学所癌症流行病学和遗传学室 Trabert 评估了绝经后使用激素和事件完整的入组国立卫生美国退休人员的饮食与健康研究协会的 68 419 名绝经后妇女子宫内膜癌组(n=885)。参与者完成了 1996~1997 年的风险因素问卷,并随访至 2006 年。其中 19 131 名妇女使用雌激素加孕激素, 随访期间 176 例发生子宫内膜癌,RR=0.88 (95%CI:0.74~1.06)。持续时间长(≥10 年)序贯(<15 天孕激素每月)使用雌激素加孕激素与 EC 风险呈正相关(RR= 1.88,95%CI:1.36~2.60),而连续(>25 天孕激素每月)使用雌激素加孕激素者风险降低(RR=0.64,95%CI:0.49~0.83)。

由于孕激素可以阻止子宫内膜在雌激素作用下持续增生,因此在雌激素替代治疗的基础上加用孕激素可以降低子宫内膜增生及癌变的风险。目前有关激素替代治疗,从不同角度来探讨雌孕激素的用法、用量及使用时间与子宫内膜增生及癌变的关系。一项大型的临床对照研究发现,每月加用孕激素少于 10 天雌孕激素的序贯治疗较单纯雌激素替代治疗的患癌风险略有降低,而每月孕激素的使用超过 10 天不会增加子宫内膜癌的发生率。对于绝经后妇女的激素替代治疗,雌孕激素的连续联合治疗可减少子宫内膜增生及癌变的风险。

2. 三苯氧胺

三苯氧胺(tamoxifen,TAM)是乳腺癌内分泌治疗史上里程碑式的药物,具有抗雌激素和雌激素的双重作用,其抗雌激素作用可治疗乳腺癌,弱雌激素作用又可使子宫内膜增生。1985 年人们开始注意到乳腺癌患者术后应用 TAM 后发生 EC 的现象。此后研究表明长期持续使用 TAM 可导致子宫内膜息肉、增生甚至癌变。

EC 的发生与应用 TAM 的时间和累积用量有关。这一风险随着 TAM 的使用时间及累积剂量的增加而升高。研究表明,与不用 TAM 者相比,应用 TAM 时间<2 年者发生 EC 的机会不增加;长达 2 年以上者发生率增高 2 倍;长达 5 年者增高 5 倍。日本一项研究发现,原发性乳腺癌患者术后服用 TAM 时间,A 组<2 年、B 组 2~5 年、C 组>5 年, 随访 5 年,EC 在 3 组中的发病率分别为 0.31%、1.21%、1.83%,TAM 服用超过 5 年与 EC 发病有高度相关性。

　　Jones 等收集来自 3 项最大的有关乳腺癌术后子宫内膜癌的病例对照研究(n=1875 例:荷兰 765 例,英国 786 例,美国 324 例),1972~2005 年诊断为乳腺癌,1978~2006 年诊断为子宫内膜癌。发生子宫内膜癌平均 5.8 年,总共有 1104 例死亡(32%归因于乳腺癌,25%归因于子宫内膜癌)。TAM 治疗和子宫内膜癌的死亡率间没有整体关联 (HR=1.17,95%CI:0.89~1.55),TAM 使用至少 5 年增加子宫内膜癌的死亡率(HR=1.59,95%CI:1.13~2.25)。Lqbal 等收集了 1970 年 1 月至 2010 年 12 月 Cochrane Central Register of Controlled Trials and National Library of Medicine 临床试验, 以及主要研究者未发表的数据和会议论文集,相比安慰剂,女性<50 岁 TAM 使用(每天 20mg)患 EC 风险增加,RR=1.19,95%CI:0.53~2.65,P=0.6。

　　因此,临床上长期使用 TAM 的乳腺癌患者必须定期进行严密检测,特别是老年及绝经患者,即使停药后也应长期随访,定期行妇科检查,临床随访,对子宫内膜病变早期诊断、早期治疗。

　　3. 口服避孕药

　　由雌孕激素配制而成口服避孕药(combined oral contraceptives,COC)已被包括中国在内许多国家证实可以降低子宫内膜癌的发生率。

　　雌孕激素联合的口服避孕药在停药后几天中内源性雌激素仍然能维持在较低水平,可使 EC 发病风险降低,保护作用始于用药 1 年后;其对子宫内膜的保护作用随应用时间的延长而增加,在停止服用后这种保护作用仍可持续 15~20 年。瑞典的一项研究发现,无论应用哪种 COC,EC 发生的风险均下降 30%;单独应用孕激素,其发生 EC 的风险将下降 60%;应用 COC≥3 年,比值比(odds ratio,OR)将达到 0.5,如果应用 OC≥10 年,OR 值将达 0.2。

　　通过对服用不同雌孕激素配比的 COC 人群分析后发现, 低剂量孕激素联合高剂量雌激素的 COC 未改变子宫内膜癌的发病风险, 而高剂量孕激素联合低剂量雌激素的 COC 可显著性降低子宫内膜癌的发病风险。此外,高剂量孕激素联合高剂量雌激素的 COC 与低剂量孕激素联合低剂量雌激素的 COC 对于子宫内膜癌的保护作用介于前面两者之间,高剂量孕激素较低剂量孕激素的保护作用更强。

口服或肌注单纯孕激素,以及孕激素宫内释放的节育器也是子宫内膜增生(复杂性增生与不典型增生)的有效治疗手段,并可防止子宫内膜癌变的发生。

口服避孕药可能会影响某些癌症的风险。AHRQ 证据报告中指出使用口服避孕药物一级预防卵巢癌。Gierisch 等检索 PubMed、EMBASE® 和 Cochrane 系统评价数据库。研究纳入标准的妇女服用避孕药与卵巢癌的预防,包括 44 项乳腺癌、11 项宫颈癌、11 项大肠癌和 9 项子宫内膜癌研究。结果发现,持续使用口服避孕药增加乳腺癌与人类乳头状瘤病毒感染宫颈癌的风险性;而降低结直肠癌(OR=0.86,95%CI:0.79~0.95)和子宫内膜癌的发生率(OR=0.57,95%CI:0.43~0.77)。OC 对子宫内膜的保护作用,在未产妇和少产妇中最为明显,这种保护作用最可能生物学机制是通过孕激素抑制子宫内膜增生而达到的。

三、肥胖

临床研究发现,过量脂肪会导致雌激素和炎性因子异常增高,从而诱发心血管疾病、糖尿病、癌症(如男性前列腺癌和女性乳腺癌、子宫内膜癌)等慢性疾病。

肥胖与子宫内膜癌的发生高度相关,脂肪组织中的芳香化酶可将肾上腺分泌的雄烯二酮转化为雌酮,脂肪组织越多,转化能力越强。同时,过多的脂肪组织增加了雌激素的储存,造成血雌酮水平升高。因此肥胖与激素依赖型(Ⅰ型)子宫内膜癌的发病相关。绝经前,肥胖妇女的脂肪组织产生高雄激素,可以导致无排卵月经周期增加。绝经后,肥胖妇女的脂肪组织可将雄二烯酮转化为雌酮,增加血清中雌激素浓度。因此,肥胖导致无孕激素对抗的雌激素持续作用于子宫内膜,逐渐引起细胞恶变。

英国牛津大学 Reeves 等的"百万妇女研究"揭示了体质指数(BMI)与肿瘤发生率及死亡率之间的关系。该前瞻性队列研究在 1996~2001 年间纳入了 120 万名 50~64 岁英国妇女,调查 BMI 与肿瘤发病率和死亡率之间的关系。在平均随访 5.4 年期间,45 037 人罹患肿瘤。在平均 7 年随访期间,17 203 人死于肿瘤。分析显示,BMI 增加与下列肿瘤发生率的增高相关:子宫内膜癌(BMI 每增加 $10kg/m^2$ 的相对危险度为 2.89,95%CI:2.62~3.18)、食管腺癌 (2.38,95%CI:1.59~3.56)、肾癌(1.53,95%CI:1.27~1.84)、白血病(1.50,95%CI:1.23~1.83)、多发性骨髓瘤(1.31,95%CI:1.04~1.65)、胰腺癌(1.24,95%CI:1.03~1.48)、非霍奇金淋巴瘤(1.17,95%CI:1.03~1.34)、卵巢癌(1.14,95%CI:1.03~1.27)、绝经后妇女乳腺癌(1.40,95%CI:1.31~1.49)、绝经前妇女结直肠癌(1.61,95%CI:1.05~2.48),所有肿瘤(1.12,95%CI:1.09~1.14)。BMI与肿瘤死亡率的关系与上述肿瘤发生率相似。对于结直肠癌、恶性黑素瘤、乳腺癌和子宫内膜癌而言,BMI对其发病率及死亡率的影响与绝经状态显著性相关。对英国绝经后妇女而言,5%的肿瘤是由于超重或肥胖引起的,尤其是子宫内膜癌和食管腺癌。

美国癌症研究所的研究人员在对560例自愿者(包括124例腺癌、139例鳞状细胞癌和307例非癌患者)的多种危险因素进行综合评估之后,研究人员发现:体重指数(BMI)高或腹部脂肪多的人更有可能患腺癌。体内脂肪积累过多被证实会增加雌激素的合成及分泌,进而有可能引发子宫内膜癌和宫颈癌。

《Int J Cancer》2011年发表的一项研究进一步证实了体重与子宫内膜癌的重要关联。该研究共纳入了668例偶发性子宫内膜癌患者和674例对照,体质指数(BMI)高与子宫内膜癌风险升高显著性相关。超重或肥胖女性和体重正常女性的校正后比值比分别为1.54和4.76。20~30岁或30~40岁超重(BMI≥25kg/m^2)并且终生维持超重的女性患子宫内膜癌风险显著性高于40~50岁或50~60岁超重的女性。成年早期体重增加(≥35%)的女性患子宫内膜癌的时间比体重无改变的女性早。徐望红等采用全人群病例对照研究,调查1997年1月至2000年6月确诊的上海市区497例30~69岁子宫内膜癌病例和497名对照的发育史。青少年时期的身高和体重与子宫内膜癌未见显著性关联;成年各阶段的体重指数(BMI)均与子宫内膜癌的发生有关,体重增加>7.5kg增加患子宫内膜癌的风险,但体重增加比例15%以上仅在40~50岁年龄段有显著性意义。20~30岁的体重减轻对子宫内膜癌有保护作用。体重、BMI、腰围臀围比(WHR)大均是子宫内膜癌发生的独立危险因素。

肥胖是目前所认识到的子宫内膜癌主要的危险因素之一。研究显示人体脂肪的分布可能是肥胖与子宫内膜癌关系间的一个独立因素。体脂分布也是子宫内膜癌发生的独立危险因素。向心性肥胖指患者体内脂肪沉积以心脏、腹部为中心开始发展的一种肥胖类型。患者往往有腹部脂肪堆积,腰围大于臀围,是成

39

年人发生肥胖症时的一种常见临床表现。腹部肥胖者血浆中性激素结合蛋白浓度降低,血游离雌激素水平升高,孕激素水平较低,增加了患子宫内膜癌的风险。向心性肥胖与胰岛素抵抗及全身的炎症反应相关,其子宫内膜癌发生的风险较周围性肥胖者高。

向心性肥胖发生子宫内膜癌的风险高于外周性肥胖。流行病学资料显示,肥胖特别是上腹部肥胖是子宫内膜癌的危险因素。肥胖女性罹患子宫内膜癌的风险较之消瘦型女性要大 2~3 倍,并且 40% 子宫内膜癌被归因于超重。周峰等结合 2009 年上海市恶性肿瘤登记数据估算肥胖对上海市 2009 年恶性肿瘤发病的影响。总体而言,肥胖对上海市 2009 年 5 类相关肿瘤的发病贡献比例约为11.37%,其中肥胖对子宫内膜癌的发病贡献最为突出。

在肥胖与子宫内膜癌的相关性研究中,Rosato 等提出:采用体质指数作为评定标准时,肥胖与子宫内膜癌的关系更紧密。但由于人各个时期的 BMI 不尽相同,选取何种时期的 BMI 能更好地反映肿瘤的临床关系尚无定论。多数研究采用了诊断时 BMI,但是肿瘤发生过程具有长期性,诊断时 BMI 不能反映肿瘤发生过程与 BMI 间的关系;然而目前还不能有效对肿瘤始发阶段的检测,因此所得结果可能与真实的关系有所偏颇。国内外开展了众多的 BMI 和恶性肿瘤关系的研究,单一使用 BMI 不可能完全反映肥胖和肿瘤间的关系,综合运用多种作为肥胖的指标的临床研究有待开展,以期更准确地反映两者间的关系。

流行病学资料显示无论是用 BMI 还是用腰围作为标准,肥胖都与子宫内膜癌密切相关。因此,若能尽早改变生活方式,如合理饮食、增加活动量以减少体内脂肪堆积来改善机体的胰岛素抵抗,则有可能在很大程度上预防子宫内膜癌的发生。

四、糖尿病

(一)糖尿病与子宫内膜癌

流行病学研究发现糖尿病患者恶性肿瘤的发病率明显上升。2010 年美国糖尿病学会(ADA)与美国癌症学会(ACS)ACS 官方刊物《临床医师癌症杂志》上正式发表了《糖尿病与癌症共识报告》。专家们认为,大量流行病学研究证实原发性 2 型糖尿病可以增加几种常见癌症(肝癌、胰腺癌、子宫内膜癌、结直肠癌、乳腺癌和膀胱癌)的发病风险,但降低前列腺癌的发病风险。糖尿病和癌症具有某些共同危险因素,如发病年龄均偏大、肥胖、膳食不合理、缺乏体育锻炼。

美国西雅图 Fred Hutchinson 癌症研究中心 Saltzman 等在 1985~1999 年期间开展一项以人群为基础的病例对照研究,纳入 1303 例 2 型糖尿病患者和 1779 名对照者,分析显示 2 型糖尿病与子宫内膜癌相关(OR=1.7),且该相关性在糖尿病病程较短者中更强,病程≥5 年者和<5 年者的 OR 分别为 1.3 和 2.6;进一步分析显示,糖尿病与子宫内膜癌的相关性仅见于体质指数(BMI)<35 kg/m² 的女性,较瘦者、超重者和轻中度肥胖者的 OR 分别为 1.8、2.5 和 1.6。该相关性还见于患高血压的女性(OR=2.1),而在血压正常的女性中无此相关性。此外,两者之间的相关性似乎并未受绝经后激素替代治疗、吸烟、年龄、种族、教育或分娩次数等其他子宫内膜癌危险因素的影响。研究显示,除外高血压和极度肥胖,无论是否存在子宫内膜癌其他危险因素,2 型糖尿病均与子宫内膜癌相关。

瑞典 Friberg 等对 3 项队列研究和 13 项病例对照研究,包括 96 003 名对照者和 7596 例病例的荟萃分析显示:糖尿病可增加患子宫内膜癌风险(SRR=2.10,95%CI:1.75~2.53);基于 3 项对 1 型糖尿病与子宫内膜癌风险的研究发现,1 型糖尿病可显著性增加患子宫内膜癌风险(SRR=3.15,95%CI:1.07~9.29)。Bosetti 等的病例对照研究包括 607 例 EC 患者和 12 060 名对照,Logistic 回归模型分析显示糖尿病增加 EC 的患病风险(OR=1.70)。

在 Friberg 等的一项前瞻性研究中显示,糖尿病患者较非糖尿病患者患子宫内膜癌风险增加(RR=1.94,95%CI:1.23~3.08)。而肥胖的糖尿病患者较无肥胖的非糖尿病患者的 RR 值将增加到 6.89(95%CI:3.28~12.06)。分析亦得出糖尿病增加子宫内膜癌的危险性,其危险度为 1.72(95%CI:1.19~2.48)。Esposito 等收集了 43 篇论文的 38 940 例肿瘤病例,Meta 分析显示代谢综合征与子宫内膜癌相关 (HR=1.61;P=0.001)。Friedenreich 等分析基于 2000~2006 年加拿大 Alberta 人群病例对照研究,包括 515 例 EC 和 962 例年龄匹配的对照,结果显示代谢综合征显著性增加 EC 的风险(OR=1.53,95%CI:1.17~2.00),其中腰围≥88cm (OR=1.57,95%CI:1.18~2.08), 高血压 (OR=1.57,95%CI:1.18~2.09),血

41

糖≥100mg/dl（OR=1.31,95%CI:1.03~1.67）。可见,代谢综合征能增加 EC 发生的风险。

糖尿病对子宫内膜癌发病率和死亡率的作用：一项前瞻性队列研究的荟萃分析从 PubMed 和 EMBASE 数据库选择有关糖尿病与子宫内膜癌发病、死亡的文献,截至 2012 年 6 月底,共筛选了 21 项研究,包括 12 195 例子宫内膜癌和 575 例因子宫内膜癌死亡病例,15 项研究报告了 EC 发病率,6 项研究报告 EC 死亡率,文献无发表偏倚（P=0.173）,Meta 分析显示糖尿病增加了 EC 发生的风险（SRR=1.81,95%CI:1.38~2.37）。糖尿病与 EC 的死亡率无相关性（SRR=1.23,95%CI:0.80~1.90）。而 Zanders 等回顾性分析 2000~2008 年 1644 例新确诊的 EC 病例,糖尿病的 EC 患者往往有高 BMI,合并糖尿病的 EC 患者有更高的 FIGO 分期,合并糖尿病的 EC 患者 5 年生存率低(68% *vs.* 84%)。在调整了年龄、心血管疾病和治疗方法后,糖尿病的 EC 患者的死亡风险更高（HR=1.4,95%CI:1.0~1.8）。

因此,合理饮食、适当降糖、减少胰岛素抵抗、积极对糖尿病 1~2 级预防,在糖尿病人群中筛查肿瘤,在肿瘤患者中筛查糖尿病,这样可能有效降低两者的发病率及死亡率。

（二）糖尿病与肿瘤相关性发病机制探索

虽然糖尿病与肿瘤可能存在"共同土壤",但 T2DM 患者为何肿瘤发生率增高？发生机制概括起来主要涉及以下可能学说。

1. 胰岛素/胰岛素样生长因子轴

胰岛素受体和胰岛素样生长因子(IGF)受体构成了细胞表面受体的复杂网络,而多数肿瘤细胞也有胰岛素受体和 IGF-1 受体表达。当胰岛素受体或者 IGF-1 受体与其配体相互作用后,多种信号通路因此而激活,尤其是胰岛素受体底物(IRS)家族被磷酸化后,会启动下游的信号转导。一旦激活,这些信号通路会刺激肿瘤细胞增殖,阻碍其凋亡,并促进浸润和转移等。此外,胰岛素和 IGF 还可能促使正常细胞卷入癌变过程。

虽然尚不肯定内源性和药源性高胰岛素的作用机制是否相同,但一般认为高胰岛素血症可能因为对 IGF-1 的间接作用,促进了肿瘤形成。由于胰岛素减少了肝细胞 IGF 结合蛋白-1(IGFBP-1)的生成,因而导致 IGFBP-2 更多地结合了循环中游离且有活性的 IGF-1。IGF-1 比胰岛素拥有更强的致有丝分裂和反凋亡作用,并且在表达了胰岛素受体、IGF-1 受体和混合受体的瘤前细胞及肿瘤细胞中还能作为生长刺激因子。

循环中增加的胰岛素除了对 IGF-1 的作用外,还可间接作用,如抑制肝脏的合成作用、减少血液中性激素结合球蛋白的水平而导致了体内可利用雌激素水平的增高和女性体内可利用睾酮水平的增高。高胰岛素血症会导致绝经前期女性卵巢和肾上腺的雄激素合成功能增强,而升高的性类固醇水平会增加此类患者之后罹患绝经后乳腺癌、子宫内膜癌等肿瘤的风险。

2. 高血糖症

肿瘤细胞主要依赖于糖酵解途径获取能量。因为对于等量的三磷酸腺苷(ATP),若通过糖酵解途径产生,则比氧化磷酸化途径需要更多的葡萄糖,这样对机体内葡萄糖量就有很高的需求,甚至提出了肿瘤细胞"葡萄糖成瘾"的说法。因此,关于未治疗的高血糖症是否会直接促进肿瘤的增殖扩散,还值得进一步研究。

目前尚缺乏肿瘤与葡萄糖的剂量—效应关系的直接研究数据,但可以肯定的是, 多数肿瘤细胞自身具备高效调节的非胰岛素依赖性葡萄糖摄取机制,因此,也许并不会因为高血糖而导致肿瘤细胞进一步增殖。

一些体内模型研究显示,T1DM 患者体内肿瘤生长速度反而减缓,这可能提示,在胰岛素缺乏的情况下,高血糖并不会引起肿瘤生长速度加快。因此,也有学者提出, 有关高血糖对肿瘤影响的研究并不一定是为了证明葡萄糖的介导作用,而更需探索高血糖症是否只是充当了诸如高胰岛素血症等始动因素的替代者。

3. 炎性细胞因子与免疫系统

资料表明,脂肪组织也是一种活跃的内分泌器官,其可以分泌游离脂肪酸、白细胞介素-6(IL-6)、单核细胞趋化蛋白、I 型纤溶酶原激活物抑制剂(PAI-1)、脂联素、瘦素及肿瘤坏死因子-1(TNF-1),而这些细胞因子可能在调控细胞恶变或肿瘤进展中发挥作用。目前,这些细胞因子的作用在某些情况下已得到证实。例如,PAI-1 的表达被认为与乳腺癌预后较差有关,通过细胞因子(如 IL-6)的作用,激活的信号传导及转录激活因子(STAT)通路不仅会加速肿瘤细胞的增殖、浸润等进程,还会抑制机体内的抗肿瘤免疫机制。

炎症反应可导致细胞分裂的紊乱,致使过度有丝分裂、凋亡减退、突变增加,与细胞恶性转化相关。子宫内膜增生相关性炎症的变化可促进子宫内膜细胞病理进展,是细胞恶性转化的风险因素。此外,促炎症反应环境也能直接增加雌激素生成。在子宫内膜癌的发生发展中可能存在炎症与雌激素的协同作用。

(三)糖尿病治疗与癌症发病风险

关于糖尿病治疗是否增加癌症发病风险是一个十分重要的问题。尽管目前证据有限,但早期的证据提示:二甲双胍有降低癌症发病风险的作用,外源性胰岛素则增加癌症风险,还需要进一步评价甘精胰岛素是否增加癌症发病风险。瑞士 Becker 的一项病例对照研究表明,使用二甲双胍和其他抗糖尿病药物与子宫内膜癌患病风险无关。该研究利用英国全科医学研究数据库(GPRD),探索了二甲双胍和其他抗糖尿病药物与子宫内膜癌风险的关联性,研究共纳入 2554 例子宫内膜癌患者和 15 324 名对照者。与从未使用二甲双胍相比,曾经使用二甲双胍与子宫内膜癌风险改变无关(OR=0.86,95%CI:0.63~1.18)。基于抗糖尿病药物暴露时间的分层分析显示,长期使用二甲双胍(OR=0.79,95%CI:0.54~1.17)、磺脲类药物(OR=0.96,95%CI:0.65~1.44)、噻唑烷二酮类药物(OR=1.22,95%CI:0.67~2.21)或胰岛素(OR=1.05,95%CI:0.79~1.82)均与子宫内膜癌风险无关。

有许多因素(例如体重、高胰岛素血症、高糖血症和药物治疗的复杂过程)都容易混淆特定药物对癌症风险的影响。因此,专家们认为,一般患者应该接受糖尿病治疗,但对于癌症发病(或复发)风险很高的患者,需要仔细考虑其是否适合接受糖尿病治疗。同时,要积极鼓励糖尿病患者接受专业诊疗,例如参加适当的癌症筛查。

目前,由于糖尿病不同病情的复杂性、各种肿瘤生物学的差异性及两者间可能存在的各种机制的不确定性,暂时还不能全面而肯定地回答糖尿病本身是否一定会导致肿瘤发生风险增高这一因果关系问题,也尚不能对每位糖尿病患者未来是否会发生肿瘤、发生何种肿瘤进行准确预估。但是,不要因为患有糖尿病而忽略了肿瘤的存在,从而造成误诊,同时,我们也应重视和加强降糖药物的远期安全性监测。

五、高血压

高血压与子宫内膜癌的关系还尚未有肯定结论。瑞士的一项超过 4000 例患者的研究,在调整了 BMI 差异后,表明高血压病史与子宫内膜癌并无显著性相关。但 Soler 等进行的研究得出了不同结果:在调整了 BMI 后,高血压与子宫内膜癌的发病有显著性相关。

瑞典卡罗林斯卡医学院 Weiderpass 等在瑞典进行了一项以人群为基础的病例对照研究, 绝经后妇女年龄 50~74 岁, 包括 709 例确诊的子宫内膜癌和 3368 名对照。与 BMI<2.5kg/m^2 相比,超重的妇女(BMI 28~29.99kg/m^2)患 EC 风险增加了 50%(OR=1.5,95%CI:1.0~2.1),BMI 30~33.99kg/m^2 者的 OR=2.9(95%CI:2.0~4.0)。显示高血压肥胖妇女的 EC 风险增加更明显。

六、生活方式

生活方式是个人和群体在长期的社会化过程中形成的一种行为倾向或行为模式。与健康相关的生活方式包括饮食、学习、劳作、休息、运动、个人卫生、家庭卫生、人际交流、保护环境等多方面的内容。英国癌症研究会发布报告,英国每年确诊的癌症患者中,超过 4 成由吸烟、饮酒、缺乏蔬菜水果、不运动等不良生活方式引起。 衣、食、住、行都可能会引发"生活方式癌",其中以吸烟、酗酒、饮食、运动与癌症的关系最为密切。

1. 饮食

日常饮食中总碳水化合物、糖负荷、总糖量与 EC 有相关性,尤其是对于从未接受过激素替代治疗的妇女摄入高能量 (RR=1.7,95%CI:1.1~2.5)、胆固醇(RR=2.1,95%CI:1.4~3.2)、饱和脂肪酸(RR=1.3,95%CI:0.9~2.0)可增加 EC 发病风险。经常食用豆类食品可以减少 EC 发生的风险,饮食中维生素 D、钙在EC的发展中起到负性相关作用。目前关于糖类、植物蛋白、饱和脂肪酸与 EC 的相

45

关性问题还存在争议。Littman 等研究发现,在调整了年龄、能量摄入、激素应用、吸烟及 BMI 后,从脂肪中摄入能量多者发生子宫内膜癌的风险增高(RR=1.8,95%CI:1.3~2.6),其中饱和脂肪酸及单饱和脂肪酸是主要因素;而水果与蔬菜的摄入可能降低子宫内膜癌发病风险。

水果和蔬菜中含有多种有生物活性的化合物,如纤维、叶酸、维生素、胡萝卜素和植物雌激素。人们推测水果和蔬菜能够通过抗氧化、调节解毒酶、激活免疫系统以及调节甾体激素的代谢等途径影响恶性肿瘤的发生。意大利学者Bosetti 在 2013 年 2 月 10 日在线发表于《Annals of Oncology》的一项研究表明,十字花科蔬菜对一些常见癌症有益。该研究共纳入了 1468 例口腔/咽癌、505 例食管癌、230 例胃癌、2390 例结直肠癌、185 例肝癌、326 例胰腺癌、852 例喉癌、3034 例乳腺癌、367 例子宫内膜癌、1031 例卵巢癌、1294 例前列腺癌、767 例肾癌患者和 11 492 例对照者。结果显示,每周至少进食 1 次较不/偶尔进食十字花科蔬菜可显著性降低口腔/咽癌(OR=0.83)、食管癌(OR=0.72)、结直肠癌(OR=0.83)、乳腺癌(OR=0.83)和肾癌(OR=0.68)的风险,并对胃癌(OR=0.90)、肝癌(OR=0.72)、胰腺癌(OR=0.90)、喉癌(OR=0.84)、子宫内膜癌(OR=0.93)、卵巢癌(OR=0.91)和前列腺癌(OR=0.87)风险有一定降低作用。

近年来在经过热处理的富含碳水化合物的食物中发现了丙烯酰胺,随后Hogervorst 等经 11.3 年随访发现,在 327 300 例 EC 病例中,绝经后妇女尤其是不吸烟的妇女,EC 患病高风险与饮食中丙烯酰胺的摄入呈正相关。与丙烯酰胺低摄入者比较,丙烯酰胺高摄入者 HR=1.99(95%CI:1.12~3.52,P=0.03)。此外,Akesson 等经过 16 年的随访发现,食物中镉摄入量与 EC 高风险的关联存在统计学意义,并推测环境中的镉发挥了雌激素样作用,增加了雌激素相关性癌的发病风险。

2. 咖啡、绿茶

咖啡富含咖啡因,咖啡可以降低血液中胰岛素和雌激素的水平,这可能降低子宫内膜癌的发病风险。研究表明,EC 发病风险与咖啡摄入量呈反向剂量依赖关系,且这种相关性明确地表现在绝经后妇女。

黄世金等检索 CBM、CNKI、WanFangData、PubMed、EMbase 和 Cochrane Library 数据库，收集国内外发表的关于子宫内膜癌发病风险与饮用咖啡相关性的前瞻性队列研究，最终纳入 10 个队列研究，包括 4484 例子宫内膜癌患者。Meta 分析结果显示，与饮用咖啡量少或不饮用咖啡的妇女相比，饮用咖啡量多的妇女罹患子宫内膜癌的风险降低（RR=0.69,95%CI:0.62~0.78），经常饮用咖啡的妇女罹患子宫内膜癌的风险降低（RR=0.83,95%CI:0.77~0.89）。剂量效应分析结果显示，妇女饮用咖啡每增加 2 杯/d,患子宫内膜癌的风险降低 12%。可见，妇女经常饮用咖啡（2 杯/d 以上）可降低子宫内膜癌的发病风险。Je 等收集了至 2011 年 10 月 MEDLINE 和 EMBASE 数据库中 16 项研究（10 项病例对照研究和 6 项队列研究）包括 6628 例子宫内膜癌有关咖啡与子宫内膜癌的研究入选进行Meta 分析，与低饮用咖啡量相比，高饮用咖啡量的妇女罹患子宫内膜癌的风险降低（RR=0.71,95%CI:0.62~0.81）。

　　绿茶对子宫内膜有保护作用，饮绿茶量越大、频率越高，EC 危险性越低，但该作用可能局限于绝经前女性。上海市肿瘤研究所高静等采用以人群为基础的病例对照研究，调查上海市 1997 年 1 月至 2002 年 12 月间已确诊的 30~69 岁的子宫内膜癌患者(n=995)和全人群对照(n=1087)的月经生育史、饮食及营养、个人生活习惯、激素相关因素、疾病及家族史等资料，采用非条件 Logistic 回归模型分析饮茶与子宫内膜癌的关系。结果显示，与从未饮茶者相比，有饮茶史者患子宫内膜癌的风险略降低（OR=0.82,P=0.0466）。饮茶主要对绝经前女性有保护作用（OR=0.74,95%CI:0.54~1.01）；从不饮茶者为参照组，饮淡茶、浓淡适中及浓茶者的 OR 值分别为 0.72、0.88 和 0.44（P=0.0431）。在不吸烟不饮酒者中，饮绿茶对子宫内膜癌有保护作用（OR=0.77,P=0.0199）；每周饮绿茶频率越高，患子宫内膜癌的风险性越低；以从未饮茶者为参照组，每周饮绿茶<7 次及≥7 次者 OR 值分别为 0.90（95%CI:0.53~1.54）和 0.76（95%CI:0.60~0.95）。研究提示饮茶特别是绿茶对子宫内膜癌可能有弱的保护作用。但亦有报道绿茶与 EC 低风险之间无相关性（OR=0.75,95%CI:0.48~1.18）。

　　3. 吸烟、饮酒

　　过去吸烟和目前吸烟均可降低 EC 的发生风险，并且这种关系不受 BMI 及绝经后年龄的影响。在目前吸烟者中，每天吸烟>20 支者与从未吸烟者相比，EC

47

的患病风险可降低；被动吸烟可略微降低 EC 的发病风险。Polesel 等收集 1982~2006 年意大利和瑞士 3 项研究，包括 1446 例子宫内膜癌患者和 4076 名对照，与不吸烟者比较，现在吸烟者降低子宫内膜癌的患病风险（OR=0.80,95%CI:0.66~0.96），而且这种关联不受绝经状态、激素替代治疗影响。

关于吸烟降低 EC 危险性的机制目前还不明确，一般认为与其弱的抗雌激素效应有关，吸烟者血液中雌酮及雌二醇的水平较低，而雄烯二酮水平较不吸烟者高；吸烟者体内 SHBG 的结合能力升高；吸烟可通过减少脂肪组织的数量或降低绝经年龄而降低雌激素的水平。

多数研究认为饮酒对子宫内膜有保护作用。美国学者 Liu 等发表于《Br J Cancer》的一项研究表明，饮食中叶酸、胆碱、甲硫氨酸、维生素 B2、维生素 B6 和维生素 B12 摄入量可能不影响子宫内膜癌发病率，而适度饮酒可能有助于预防子宫内膜癌（OR=0.80,95%CI:0.68~0.94）。Fedirko 等报道饮酒与子宫内膜癌有统计学关联（OR=0.80,95%CI:0.68~0.94）。但 Sun 等 Meta 分析饮酒与子宫内膜癌的关联性（包括 6 项前瞻性研究和 14 项病例对照研究），结果显示饮酒与子宫内膜癌的关联性无统计学意义（RR=1.04;95%CI:0.91~1.18）。也有报道 EC 发病风险与是否饮酒、饮酒剂量及饮酒种类均无相关性。

4. 维生素 D

美国乔治敦大学研究人员动物实验显示，补充维生素 D 可以降低肥胖实验鼠患子宫内膜癌的风险。这项研究成果 2013 年发表在美国《癌症预防研究》杂志上。补充维生素 D 的肥胖实验鼠只有 25%患子宫内膜癌，而对照组肥胖实验鼠患子宫内膜癌的比例为 67%。在细胞株和动物模型实验中，研究者发现，维生素 D 能促进细胞分化、抑制肿瘤细胞生长，并有抗炎、促凋亡及抗血管生成的作用。维生素 D 或可降低患子宫内膜癌风险。

但在目前有关维生素 D 与肿瘤间关系的报道中，尚无大样本的随机对照临床研究，而观察性研究又常受到诸如维生素 D 肠道吸收不良（肥胖或有胆汁淤积）或皮肤合成不足（日光下活动少）等多种因素的影响，因此，提高维生素 D 水平能降低肿瘤发生风险尚不明确，全民补钙也远没有必要，一切还有待未来大样本的随机对照临床研究的证实。

5. 体力活动

许多流行病学研究表明，体力活动能降低恶性肿瘤等慢性疾病的发病风险。经常性轻中等的体力活动、癌前 2 年期间规律锻炼、绝经后妇女每天锻炼可降低 EC 发病风险。缺乏运动与女性生殖系统肿瘤(卵巢癌、子宫内膜癌)的发生密切相关。Wang 分析显示 2005 年中国癌症中 0.32%肿瘤死因和 0.65%肿瘤发病归因于肥胖和超重，而 0.27%肿瘤死因和 0.39%肿瘤发病归因于缺少体育运动。体育锻炼减少肥胖妇女 EC 发病风险，是通过减肥或者减少血清中雌酮的水平而达到的。

七、遗传、种族因素

众多研究证明子宫内膜癌患者有家族聚集倾向，尤其当家族成员发病年龄较早时。子宫内膜癌有遗传倾向，有卵巢癌、乳腺癌、非息肉性结肠癌综合征家族史者发生子宫内膜癌的风险性也增加。

遗传性非息肉性结直肠癌(HNPCC)综合征是由于某些特定 DNA 错配修复基因突变所致(MSH2、MLH1、PMS1、PMS2、MSH6)。携带这些突变基因的患者在一生中结直肠癌的发生率高达 80%。患 HNPCC 综合征的女性一生中子宫内膜癌的发生率也高达 40%~60%。研究表明，HNPCC 综合征患者发生子宫内膜癌的风险与患结肠癌相当。

为评价癌症家族史一级亲属和子宫内膜癌的风险之间的关系，Lucenteforte 等于 1992~2006 年在意大利进行了一个大型的多中心病例对照研究，包括 454 例子宫内膜癌病例和 908 名非肿瘤性疾病对照。相对于无肿瘤家族史的妇女，患子宫癌家族史与子宫内膜癌的风险性相关，OR 值为 2.1(95%CI：0.7~6.4)，患子宫内膜癌家族史者的 OR=1.8(95%CI：1.0~3.2)，肠癌家族史与子宫内膜癌的风险性相关(OR=1.6，95%CI：1.0~2.7)。总之，子宫内膜癌、子宫癌或肠癌家族史的一级亲属增加患子宫内膜癌的风险性。

Seger 等利用犹他州人口数据库(UPDB)，一个与犹他州癌症登记处相链接的遗传学计算机资料库，该研究包括 3911 例子宫内膜癌患者，其中 3546 例为Ⅰ型子宫内膜癌患者，365 例为Ⅱ型子宫内膜癌患者。子宫内膜癌患者一、二和三级亲属罹患子宫内膜癌的相对风险显著性升高。伴病态肥胖的Ⅰ型患者一级和二级亲属罹患子宫内膜癌 RR 分别为 3.0 和 2.24。患者亲属罹患子宫内膜癌的风险随体质指数升高而升高。肥胖和伴病态肥胖的Ⅰ型子宫内膜癌患者的亲属罹患子宫内膜癌的风险升高,提示遗传和环境因素可能有协同作用。

美国纪念斯隆·凯特琳癌症中心 Olson 等调查的有关糖尿病、高血压和其他疾病对黑人和白人妇女中年龄≥66 岁的子宫内膜癌生存状况的影响,分析显示患有糖尿病者生存差,而高血压的黑人妇女则有更好的生存率(HR=0.74,95% CI:0.60~0.92)。对于特定疾病生存期,糖尿病白人妇女的生存期较差 (HR= 1.19,95%CI:1.06~1.35),但在黑人中则无此相关性 (HR=0.97,95%CI:0.73~ 1.30)。经临床因素调整后,黑人妇女比白人妇女的生存较差。

2013th SGO 妇科肿瘤年会上,美国研究人员的一项妇科肿瘤学组评估种族遗传混合与子宫内膜癌治疗结果之间的关联,按照国际妇产科联合会分期,有子宫内膜癌病理组织学诊断的均符合入组要求,设计一个按照分期和自我声明种族非裔美国人还是白人进行分层的病例队列设计。收集肿瘤样品用于 DNA 提取,并且使用 GoldenGate 软件在 BeadXpress 系统上进行基因型分型的检测。用 140 个定制选定的祖先信息标志物(AIMS)来获取个人的 RGA 评估值。研究人员评估了 270 例 EC 患者,自我声明种族非裔美国人和白人的 5 年无进展生存率(PFS)分别是 83%和 74%。根据 RGA 的数值分析 PFS,非洲后裔的 PFS 明显要差很多。非洲人的 RGA 每增加 10%,HR=1.27(95%CI:1.18~1.37);相反,欧洲人的 RGA 每增加 10%,HR=0.77(95%CI:0.72~0.83)。研究结果显示按照自我声明种族的分层,种族遗传混血可能对子宫内膜癌复发风险进行有意义的预测,将来要找出子宫内膜癌预后种族差异的原因以及消除这种差异,对种族遗传定义的进一步研究至关重要。

(应 倩 童玮如)

参考文献

[1]　IARC. Cancer incidence,mortality and prevalence worldwide[EB/OL] http://globocan.iarc.fr/old/burden.asp?

［2］　Zheng R,Zeng H,Zhang S,et al. National estimates of cancer prevalence in China,2011
　　　　［J］. Cancer Lett,2016,370(1):33-38.

［3］　Zeng H,Zheng R,Guo Y,et al. Cancer survival in China,2003-2005:a population-based
　　　　study［J］. Int J Cancer, 2015,136(8):1921-1930.

［4］　魏矿荣,陈万青,张思维,等.中国部分肿瘤登记地区2003-2007年子宫体癌的流行概
　　　　况［J］.中华妇产科杂志,2012,47(6):445-451.

［5］　魏矿荣,梁智恒,欧志雄.中国女性宫体癌流行概况［J］.实用预防医学,2014,21(9):
　　　　1150-1153.

［6］　魏矿荣, 陈万青, 张思维, 等. 中国2009年宫体癌发病和死亡分析 ［J］. 中国肿瘤,
　　　　2013,22(8):605-611.

［7］　李辉章,毛伟敏,汪祥辉. 2000~2009年浙江省肿瘤登记地区子宫体癌发病与死亡分析
　　　　［J］. 中国肿瘤,2014,23(3):187-191.

［8］　Arnold M,Pandeya N,Byrnes G,et al. Global burden of cancer attributable to high body-
　　　　mass index in 2012:a population-based study[J]. Lancet Oncol,2015,16(1):36-46.

［9］　国家癌症中心. 中国癌症发病与死亡2003-2007 ［M］. 北京：军事医学科学出版社,
　　　　2012.

［10］　Bray F,Dos Santos Silva I,Moller H,et al. Endometrial cancer incidence trends in Europe:
　　　　underlying determinants and prospects for prevention ［J］. Cancer Epidemiol Biomarkers
　　　　Prev,2005,14(5):1132-1142.

［11］　Duncan ME,Seagroatt V,Goldacre MJ. Cancer of the body of the uterus:trends in mortality
　　　　and incidence in England,1985-2008［J］. BJOG,2012,119(3):333-339.

［12］　Pavlidou E,Zafrakas M,Papadakis N,et al. Cervical,uterine corpus,and ovarian cancer
　　　　mortality in Greece during 1980 to 2005:a trend analysis ［J］. Int J Gynecol Cancer,
　　　　2010,20(4):482-487.

［13］　Schonfeld SJ,Hartge P,Pfeiffer RM,et al. An aggregated analysis of hormonal factors and
　　　　endometrial cancer risk by parity［J］. Cancer,2013,119(7):1393-1401.

［14］　高静,项永兵,徐望红,等.CYP17 MspA1 Ⅰ基因多态性和月经生育史与子宫内膜癌关
　　　　系的病例对照研究［J］. 中华肿瘤杂志,2007,29(4):266-269.

［15］　Phipps AI,Doherty JA,Voigt LF,et al. Long-term use of continuous-combined estrogen-
　　　　progestin hormone therapy and risk of endometrial cancer ［J］. Cancer Causes Control,

51

2011,22(12):1639-1646.

[16] Epstein E,Lindqvist PG,Olsson H. A population-based cohort study on the use of hormone treatment and endometrial cancer in southern Sweden[J]. Int J Cancer,2009,125 (2):421-425.

[17] Trabert B,Wentzensen N,Yang HP,et al. Is estrogen plus progestin menopausal hormone therapy safe with respect to endometrial cancer risk?[J]. Int J Cancer,2013,132(2):417-426.

[18] Razavi P,Lee E,Bernstein L,et al. Variations in sex hormone metabolism genes, postmenopausal hormone therapy and risk of endometrial cancer [J]. Int J Cancer, 2012,130(7):1629-1638.

[19] Yamazawa K,Miyazawa Y,Suzuki M,et al. Tamoxifen and the risk of endometrial cancer in Japanese women with breast cancer[J]. Surg Today,2006,36(1):41-46.

[20] 宋冬冬,王海波,邹存华,等.42 例乳腺癌患者服用三苯氧胺并发子宫内膜癌临床病理分析[J]. 中华内分泌外科杂志,2012,6(2):109-111.

[21] Jones ME,van Leeuwen FE,Hoogendoorn WE,et al. Endometrial cancer survival after breast cancer in relation to tamoxifen treatment:pooled results from three countries [J]. Breast Cancer Res,2012,14(3):R91.

[22] Lqbal J,Ginsburg OM,Wijeratne TD,et al. Endometrial cancer and venous thromboembolism in women under age 50 who take tamoxifen for prevention of breast cancer:a systematic review[J]. Cancer Treat Rev,2012,38(4):318-328.

[23] Bai JX,Yan B,Zhao ZN,et al. Tamoxifen represses miR-200 microRNAs and promotes epithelial-to-mesenchymal transition by p-regulating c-Myc in endometrial carcinoma cell lines [J]. Endocrinology,2013,154(2):635-645.

[24] Weiderpass E,Adami HO,Baron JA,et al. Use of oral contraceptives and endometrial cancer risk(Sweden)[J]. Cancer Causes Control,1999,10(4):277-284.

[25] Gierisch JM,Coeytaux RR,Peragallo Urrutia R,et al. Oral contraceptive use and risk of breast,cervical,colorectal,and endometrial cancers:a systematic review [J]. Cancer Epidemiol Biomarkers Prev,2013,31(33):4188-4198.

[26] Reeves GK,Pirie K,Beral V,et al. Cancer incidence and mortality in relation to body mass index in the Million Women Study:cohort study[J]. BMJ,2007,335(7630):1134.

［27］　Lu L,Risch H,Irwin ML,et al. Long-term overweight and weight gain in early adulthood in association with risk of endometrial cancer[J]. Int J Cancer,2011,129(5):1237-1243.

［28］　徐望红,戴奇,阮志贤,等.肥胖与子宫内膜癌关系的病例对照研究[J].中华流行病学杂志,2002,23(5):347-351.

［29］　Prieto-Hontoria PL,Pérez-Matute P,Fernández-Galilea M,et al. Role of obesity-associated dysfunctional adipose tissue in cancer:a molecular nutrition approach[J]. Biochim Biophys Acta,2011,1807(6):664-678.

［30］　周峰,吴春晓,柯居中,等.上海市与肥胖相关的恶性肿瘤发病趋势分析[J].环境与职业医学,2013,30(6):420-425.

［31］　Rosato V,Zucchetto A,Bosetti C,et al. Metabolic syndrome and endometrial cancer risk [J]. Ann Oncol,2011,22(4):884-889.

［32］　Modesitt SC,Tian C,Kryscio R,et al. Impact of body mass index on treatment outcomes in endometrial cancer patients receiving doxorubicin and cisplatin:a Gynecologic Oncology Group Study[J]. Gynecol Oncol,2007,105(1):59-65.

［33］　Bittoni MA,Fisher JL,Fowler JM,et al. Assessment of the effects of severe obesity and lifestyle risk factors on stage of endometrial cancer [J]. Cancer Epidemiol Biomarkers Prev,2013,22(1):76-81.

［34］　McCourt CK,Mutch DG,Gibb RK,et al. Body mass index:relationship to clinical, pathologic and features of microsatellite instability in endometrial cancer [J]. Gynecol Oncol,2007,104(3):535-539.

［35］　Arem H,Park Y,Pelser C,et al. Prediagnosis body mass index,physical activity,and mortality in endometrial cancer patients[J]. J Natl Cancer Inst,2013,105(5):342-349.

［36］　Kaaks R,Lukanova A,Kurzer MS. Obesity,endogenous hormones,and endometrial cancer risk:a synthetic review[J]. Cancer Epidemiol Biomarkers Prev,2002,11(12):1531-1543.

［37］　Giovannucci E,Harlan DM,Archer MC,et al. Diabetes and cancer:a consensus report[J]. CA Cancer J Clin,2010,60(4):207-221.

［38］　Saltzman BS,Doherty JA,Hill DA,et al. Diabetes and endometrial cancer:an evaluation of the modifying effects of other known risk factors[J]. Am J Epidemiol,2008,167(5):607-614.

［39］　Friberg E,Orsini N,Mantzoros CS,et al. Diabetes mellitus and risk of endometrial cancer:

53

a meta-analysis[J]. Diabetologia,2007,50(7):1365-1374.

[40] Bosetti C,Rosato V,Polesel J,et al. Diabetes mellitus and cancer risk in a network of case-control studies[J]. Nutr Cancer,2012,64(5):643-651.

[41] Friberg E,Mantzoros CS,Wolk A. Diabetes and risk of endometrial cancer:a population-based prospective cohort study[J]. Cancer Epidemiol Biomarkers Prev,2007,16(2):276-280.

[42] 宋力. 糖尿病作为子宫内膜癌危险因素的 Meta 分析 [J]. 内蒙古医学杂志,2009,41(11):1291-1295.

[43] Esposito K,Chiodini P,Colao A,et al. Metabolic syndrome and risk of cancer:a systematic review and meta-analysis[J]. Diabetes Care,2012,35(11):2402-2411.

[44] Friedenreich CM,Biel RK,Lau DC,et al. Case-control study of the metabolic syndrome and metabolic risk factors for endometrial cancer [J]. Cancer Epidemiol Biomarkers Prev,2011,20(11):2384-2395.

[45] Zhang ZH,Su PY,Hao JH,et al. The role of preexisting diabetes mellitus on incidence and mortality of endometrial cancer:a meta-analysis of prospective cohort studies [J]. Int J Gynecol Cancer,2013,23(2):294-303.

[46] Zanders MM,Boll D,van Steenbergen LN,et al. Effect of diabetes on endometrial cancer recurrence and survival[J]. Maturitas,2013,74(1):37-43.

[47] Wang CF,Zhang G,Zhao LJ,et al. Overexpression of the insulin receptor isoform a promotes endometrial carcinoma cell growth[J]. PLoS One,2013,8(8):e69001.

[48] Becker C,Jick SS,Meier CR,et al. Metformin and the risk of endometrial cancer:a case-control analysis[J]. Gynecol Oncol,2013,129(3):565-569.

[49] Weiderpass E,Persson I,Adami HO,et al. Body size in different periods of life,diabetes mellitus,hypertension,and risk of postmenopausal endometrial cancer(Sweden)[J]. Cancer Causes Control,2000,11(2):185-192.

[50] Lucenteforte E,Talamini R,Montella M,et al. Macronutrients,fatty acids and cholesterol intake and endometrial cancer [J]. Ann Oncol,2008,19(1):168-172.

[51] Bosetti C,Filomeno M,Riso P,et al. Cruciferous vegetables and cancer risk in a network of case-control studies[J]. Ann Oncol,2012,23(8):2198-2203.

[52] Hogervorst JG,Schouten LJ,Konings EJ,et al. A prospective study of dietary acrylamide

intake and the risk of endometrial,ovarian,and breast cancer [J]. Cancer Epidemiol Biomarkers Prev,2007,16(11):2304-2313.

[53] Akesson A,Julin B,Wolk A. Long-term dietary cadmium intake and postmenopausal endometrial cancer incidence:a population-based prospective cohort study [J]. Cancer Res,2008,68(15):6435-6341.

[54] 黄世金,徐红,韦玮. 饮用咖啡与子宫内膜癌发病风险相关性的系统评价[J]. 中国循证医学杂志,2013,13(3):313-319.

[55] Je Y,Giovannucci E. Coffee consumption and risk of endometrial cancer:findings from a large up-to-date meta-analysis[J]. Int J Cancer,2012,131(7):1700-1710.

[56] 高静,项永兵,徐望红,等. 绿茶与子宫内膜癌关系的病例对照研究[J].中华流行病学杂志,2005,26(5):323-327.

[57] Bandera EV,Williams-King MG,Sima C,et al. Coffee and tea consumption and endometrial cancer risk in a population-based study in New Jersey [J]. Cancer Causes Control,2010,21(9):1467-1473.

[58] Polesel J,Serraino D,Zucchetto A,et al. Cigarette smoking and endometrial cancer risk: the modifying effect of obesity[J]. Eur J Cancer Prev,2009,18(6):476-481.

[59] Friedenreich CM,Speidel TP,Neilson HK,et al. Case-control study of lifetime alcohol consumption and endometrial cancer risk[J]. Cancer Causes Control,2013,24(11):1995-2003.

[60] Liu JJ,Hazra A,Giovannucci E,et al. One-carbon metabolism factors and endometrial cancer risk[J]. Br J Cancer,2013,108(1):183-187.

[61] Sun Q,Xu L,Zhou B,et al. Alcohol consumption and the risk of endometrial cancer:a meta-analysis[J]. Asia Pac J Clin Nutr,2011,20(1):125-133.

[62] Fedirko V,Jenab M,Rinaldi S,et al. Alcohol drinking and endometrial cancer risk in the European Prospective Investigation into Cancer and Nutrition (EPIC) study [J]. Ann Epidemiol,2013,23(2):93-98.

[63] Yu W,Cline M,Maxwell LG,et al. Dietary vitamin D exposure prevents obesity-induced increase in endometrial cancer in PTEN+/- mice [J]. Cancer Prev Res,2010,3(10):1246-1258.

[64] Na HK,Oliynyk S. Effects of physical activity on cancer prevention [J]. Ann N Y Acad

Sci,2011,1229:176-183.

[65] Wang D,Zheng W,Wang SM,et al. Estimation of cancer incidence and mortality attributable to overweight,obesity,and physical inactivity in China [J]. Nutr Cancer, 2012,64(1):48-56.

[66] Lukowski J,Gil KM,Jenison E,et al. Endometrial cancer survivors' as sessment of the benefits of exercise[J]. Gynecol Oncol,2012,124(3):426-430.

[67] Lu KH,Dinh M,Kohlmann W,et al. Gynecologic cancer as a "sentinel cancer" for women with hereditary nonpolyposis colorectal cancer syndrome [J]. Obstet Gynecol,2005,105 (3):569-574.

[68] Lucenteforte E,Talamini R,Montella M,et al. Family history of cancer and the risk of endometrial cancer[J]. Eur J Cancer Prev,2009 ,18(2):95-99.

[69] Seger HM,Soisson AP,Dodson MK,et al. Familial clustering of endometrial cancer in a well-defined population[J] . Gynecol Oncol,2011,122(1):75-78.

[70] Smith H,Prossnitz E,Arias-Pulido H,et al. The role of racial genetic admixture with endometrial cancer outcomes:A Gynecologic Oncology Group study [J]. Gynecologic Oncology,2013,130:e168-e169.

[71] Olson SH,Atoria CL,Cote ML,et al. The impact of race and comorbidity on survival in endometrial cancer[J]. Cancer Epidemiol Biomarkers Prev,2012 ,21(5):753-760.

第三章
子宫内膜癌的发病机制

根据组织病理特征,子宫内膜癌可分为多种类型,包括:子宫内膜样腺癌(endometrioid endometrial cancer,EEC)、浆液性腺癌(serous endometrial cancer,serous EC)、透明细胞癌(clear cell endometrial cancer,clear cell EC)、癌肉瘤、黏液癌、鳞状细胞癌和移行细胞癌等。其中子宫内膜样腺癌、浆液性腺癌和透明细胞癌为子宫内膜癌最主要的三种病理分型。子宫内膜癌的发病机制十分复杂,由外界环境及自身遗传因素共同作用,不同类型子宫内膜癌有着不同的自然暴露史及遗传学病因,因此其发病机制也截然不同,并伴随着其不同的生存预后。

57

一、子宫内膜癌的分型

1983 年,Bokhman 提出了子宫内膜癌发生的二元学说,根据组织病理特征、激素受体表达,以及分级情况,将子宫内膜癌分为两型:Ⅰ型和Ⅱ型。Ⅰ型子宫内膜癌的组织类型主要为子宫内膜样腺癌,低级别,激素受体阳性,发病常与过高雌激素暴露史相关,二倍体,发现时常为早期,手术治疗效果较好,因此有较好的预后,5 年生存率能达到 90%。Ⅱ型子宫内膜癌的组织类型表现为非子宫内膜样,包括浆液型和透明细胞型,高级别,常伴 TP53 突变,激素受体阴性,除了发病年龄较Ⅰ型大,暂时未发现高度相关的流行病学风险因素,异倍体,发现时常为晚期,易转移且预后较差,5 年生存率低(表 3-1)。该分型在过去 30 年对临床诊治有较好的指导意义,然而也存在一些局限性。由于肿瘤异质性,该分类

表 3-1　子宫内膜癌二元分型

	Ⅰ 型	Ⅱ 型
相关临床特征	代谢综合征:肥胖、高血脂、高血糖、高雌激素	无
分级	低	高
激素受体表达	阳性	阴性
组织类型	子宫内膜样腺癌	非子宫内膜样腺癌(浆液性、透明细胞癌)
基因稳定性	二倍体,微卫星不稳定性(40%)	非整倍体
TP 53 突变	否	是
预后	好(5 年总生存率约 85%)	差(5 年总生存率约 55%)

并不能将子宫内膜癌完全归类。Ⅰ 型子宫内膜癌中仍有 20%子宫内膜样癌易复发,而 Ⅱ 型子宫内膜癌中,有 50%不易复发,另有 15%~20%子宫内膜样肿瘤可表现为高级别且预后较差。

　　Ⅰ 型子宫内膜癌中,PIK3CA 通路异常是最常发生的遗传学改变,该通路相关基因可在 90%的 EEC 中发生突变。KRAS 突变同样是 EEC 的常见突变,突变率约为 20%,而 FGFR2 突变率约为 12%。Ⅱ 型子宫内膜癌则可根据不同的组织类型分为几个亚型,其中不同的亚型有不同的分子机制和基因组特征。例如浆液型 EC 的基因组特征与三阴性基底样型乳腺癌和高级别浆液型卵巢癌相似,提示三者之间在治疗上可能存在一定的交叉性。透明细胞 EC 则与卵巢透明细胞癌相似, 表现为染色体重塑基因 ARID1A 的失活突变和肝细胞核因子-1β 的表达(表 3-2)。

　　子宫相关肿瘤中,子宫内膜样腺癌比例最多,占 80%~90%,浆液性腺癌其次,占 2%~10%。因此,根据两者的基因异质性及特点,癌症基因组图谱(The Cancer Genome Atlas)研究将其进一步细分为四个不同的分子亚型:超突变(ultramutated)/POLE-mutant、高突变(hypermutated)/MSI+、拷贝数低(copy-number-low)/微卫星稳定性(microsatellite stable MSS)、拷贝数高(copy-number-high)/浆液性样(serous-like)。这 4 种亚型在临床分级中表现出逐渐递增的特点,而 TP53 突变率和体细胞拷贝数变异则表现为逐渐递减(图 3-1)。四种分子分型表现出

表 3-2　不同组织类型子宫内膜癌的分子特点

	子宫内膜样	浆液性	癌肉瘤	透明细胞性
Bokhman 分型	I	II	II	II
TP53 突变	极少	>90%	60%~90%	35%
PI3K 改变	PTEN 突变 (75%~85%) PIK3CA 突变 (50%~60%) PIK3R1 突变 (40%~50%)	PTEN 突变 (11%) PIK3CA 扩增 (45%) PIK3CA 突变 (35%) PIK3R1 突变 (12%)	PTEN 突变 (19%) PIK3CA 突变 (35%) PIK3CA 扩增 (14%)	PTEN 丢失 (80%) PIK3CA 突变 (18%)
KRAS 突变	20%~30%	3%	17%	0
ERBB 改变	无	ERBB2 扩增 (25%~30%)	ERBB2 扩增 (13%~20%) ERBB3 扩增/突变 (13%)	ERBB2 突变 (12%) ERBB2 扩增 (16%)
FGFR 扩增/突变	FGFR2 突变 (12%)	FGFR2 突变 (5%) FGFR1 和 FGFR3 扩增	FGFR3 扩增 (20%)	/
Wnt/β-catenin	CTNNB1 突变 (25%)	CTNNB1 突变 (3%)	/	/
其他	ARID1A 突变 (35%~40%)	PPP2R1A 突变 (20%) FBXW7 突变 (20%未分化 EC) LRPB1 缺失 MYC,CCNE1,SOX17 扩增	PPP2R1A 突变 (28%) FBXW7 突变 (35%~40%) ARID1A 突变 (25%) CCNE1 扩增 (42%) SOX17 扩增 (25%)	ARID1A (25%) TERT 启动子突变

相同疾病的不同发病机制,这种根据肿瘤的异质性将传统组织学分型进一步细化的分类方法,不仅有利于临床上早期诊断和治疗评估,同时有利于精准医疗的落实与开展。

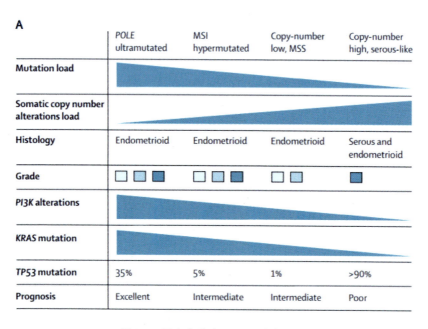

图 3-1　子宫内膜癌 TCGA 分类的特点

Ultramutated/POLE-mutant 亚型最主要的分子特征为 POLE 核酸外切酶结构域以每 Mb 出现 232 个突变的频率发生体细胞性突变。因此,如果仅仅通过 DNA 测序的结果,并不能精确地将某子宫内膜肿瘤归类为超突变亚型,需进一步检测其突变频率, 高突变频率是超突变亚型重要的特点。4 种亚型的突变频率差异分别表现出不同的预后生存,超突变亚型的无进展生存期较其他亚型更长。此外,超突变亚型的另一个特点是特异的突变标签。该突变标签为目前发现的子宫内膜癌 6 种突变标签中的一种,存在错配修复基因缺陷,5 甲基胞嘧啶自发脱氨和 APOBEC 上调。目前已发现超突变 EC 中约有 190 个显著性突变基因(significantly mutated gene,SMG),预示着潜在的病理驱动基因(图 3-2)。

Ultramutated/POLE-mutant			Hypermutated/ MSI	Copy number low/ MSS	Serous-like/ copy number high
232 mutations/Mb			18 mutations/Mb	2.9 mutations/Mb	2.3 mutations/Mb
190 SMGs :			**21 SMGs :**	**16 SMGs :**	**8 SMGs :**
PTEN(94.1%)	SI(82.3%)	L1TD1(76.5%)	PTEN(87.7%)	PTEN(76.7%)	TP53(91.7%)
MUC5B(94.1%)	MSH4(82.3%)	SYCP2(76.5%)	PIK3CA(53.8%)	PIK3CA(53.3%)	PIK3CA(46.7%)
CSMD3(94.1%)	BAI3(82.3%)	ANO5(76.5%)	PIK3R1(41.5)	CTNNB1(52.2%)	FBXW7(21.7%)
MUC16(94.1%)	ANKRD30A(82.3%)	USH2A(76.5%)	ARID1A(36.9%)	ARID1A(42.2%)	PPP2R1A(21.7%)
RGPD3(94.1%)	DNAH7(82.3%)	WDR87(76.5%)	RPL22(36.9%)	PIK3R1(33.3%)	PIK3R1(13.3%)
GPR112(94.1%)	NCAM2(82.3%)	LIFR(76.5%)	KRAS(35.4%)	CTCF(21.1%)	CHD4(13.3%)
CCNB3(94.1%)	CDH10(82.3%)	GPR158(76.5%)	ZFHX3(30.8%)	KRAS(15.6%)	PTEM(10.0%)
SLITRK3(94.1%)	UNC13C(82.3%)	BRCA2(76.5%)	ARID5B(23.1%)	FGFR2(13.3%)	CSMD3(10.0%)
DNAH5(94.1%)	MYO3A(82.3%)	BRWD3(76.5%)	CTCF(23.1%)	CHD4(12.2%)	
APOB(94.1%)	LRRIQ1(82.3%)	F5(76.5%)	CTNNB1(20.0%)	SPOP(10.0%)	
LAMA2(94.1%)	RYR2(82.3%)	CNTN6(76.5%)	ATR(18.5%)	CSMD3(10.0%)	
NBEA(94.1%)	XIRP2(82.3%)	RP1(76.5%)	GIGYF2(16.9%)	SOX17(7.8%)	
LRP2(88.2%)	EYS(82.3%)	MORC1(76.5%)	CSDE1(15.4%)	SGK1(6.7%)	
ZDBF2(88.2%)	LYST(82.3%)	FANCB(76.5%)	FGFR2(13.8%)	BCOR(6.7%)	
KIF20B(88.2%)	PPFIA2(82.3%)	ABCA12(76.5%)	CCND1(12.3%)	MECOM(4.4%)	
ASPM(88.2%)	ZNF836(82.3%)	PRDM9(76.5%)	LIMCH1(12.3%)	METTL14(3.3%)	
TEX15(88.2%)	HMCN1(82.3%)	ZNF334(76.5%)	RBMX(12.3%)		
APC(88.2%)	FBXW7(82.3%)	ZNF268(76.5%)	NKAP(10.8%)		
PTPRZ1(88.2%)	GK2(82.3%)	PPP1R3A(76.5%)	HIST1H2DB(7.7%)		
DYNC2H1(88.2%)	F8(82.3%)	GNPTAB(76.5%)	TNFAIP6(7.7%)		
ABCA5(88.2%)	ABCB5(82.3%)	LPCH2(76.5%)	MIR1277(6.2%)		
SAMD9(88.2%)	DNAH8(82.3%)				

图 3-2　TCGA 四种分子亚型的潜在驱动基因

Hypermutated/MSI+亚型以高突变率及微卫星不稳定性为特点,其中微卫星不稳定性由 MLH1 基因表达沉默导致错配修复功能缺陷所致。虽然子宫内膜癌中存在 MSI 的现象已被认同多年,通过全外显子测序发现这种 MSI 的发生主要由于 DNA 错配修复功能的缺陷导致体细胞突变不断累积所致。Kim 等通过 Bethesda 微卫星标志物将 MSI 阳性分为 MSI-高、MSI-低、MSI-稳定,发现 MSI-高的子宫内膜癌,其突变频率明显增高,而 MSI-低与 MSI-稳定的子宫内膜癌的突变频率无显著性差别。已有 21 个 SMG 被认为该亚型的潜在驱动基因,其中有 10 个基因为新发现的子宫内膜癌相关基因。其中发生 MSI 相关移码突变的基因有 RPL22、CTCF、JAK1 和 TFAM,其他突变 SMG 为 PTEN、PIK3CA 和 PIK3R1 (PI3K 通路)、KRAS(MAPK 通路)、ARID1A 和 ARID5B(染色体重塑和转录调节基因)、CTNNB1(β-catenin 与 WNT 通路)。这些 SMG 与潜在的治疗靶点相关,具有重要价值。其中靶向 PI3K 和 MAPK 通路的药物在子宫内膜癌中已经开展临床试验,而 WNT 通路相关靶点的研究也引起不少研究者的兴趣。此外,最近的临床前研究表明,ARID1A 突变的肿瘤细胞,其生存状态可能依赖于 ARID1B 的活性,提示 ARID1B 可能是 ARID1A 突变肿瘤的潜在治疗靶点。

Copy-number-low/MSS 亚型以基因组稳定和微卫星稳定为特点，其突变频率约为每 Mb 发生 2.3 个突变,并以 G_1 和 G_2 的子宫内膜样腺癌为主。该亚型有 16 个 SMG,其中有 6 个新的候选驱动基因,以非随机的方式显出有害的突变。该亚型大约 50%发生 CTNNB1 突变，大于 90%携带 PIK3CA-PIK3R1-PTEN 遗传学改变。

Copy-number-high/serous like 亚型以基因组不稳定性和 TP53 突变为特征。该亚型几乎全部肿瘤均发生 TP53 突变。除了 TP53，其他主要驱动基因有 PIK3CA、FBXW7、PTEN、PPP2R1A、PIK3R1 和 CHD4。从组织类型方面看,该亚型是四种分子亚型中组织异质性最强的,可包括子宫内膜样、浆液性和混合型。TCGA 研究中发现约 19%的高级别子宫内膜样腺癌被归类于 copy-number-high/serous like 亚型,因此对于这些亚型的子宫内膜样腺癌的治疗需谨慎对待,因为该亚型从分子水平上看与浆液性肿瘤更接近，可能更适应浆液性 EC 的治疗方案。

二、子宫内膜样腺癌分子机制

子宫内膜样腺癌的主要分子特征为高频率的微卫星不稳定、重要通路相关基因的体细胞系突变，包括 PI3K 通路、MAPK 通路、CTNNB1(β-catenin)、ARID1A(BAF250a)等。

(一)微卫星不稳定性

微卫星不稳定性(microsatellite instability,MSI)是指基因组中短核苷酸重复序列发生高频率的突变,常发生于 DNA 复制时发生复制错误而未修复的结果。子宫内膜肿瘤中约有 20%可检测到微卫星不稳定性,其中 Ⅰ 型比 Ⅱ 型发生的频率更高。散发性子宫内膜肿瘤中,DNA 修复基因体细胞性异常包括突变及拷贝数改变是导致 MSI 的主要原因,其中 MSI 阳性的子宫内膜样腺癌与 MLH1 启动子甲基化导致的表观沉默密切相关。在子宫内膜样腺癌的早期就可发生 MLH1 的甲基化,3%复杂性子宫内膜增生及 33%不典型增生中可检测到MLH1 启动子高甲基化。此外,有一部分 MSI 阳性的 EEC 发生 MSH6 突变,MSH2 蛋白表达的丢失。MSH3 突变在散发性 EC 中常发生,然而因 MSH3 突变包含了一个单核苷酸重复序列途径,因此并不能区分 MSH3 突变是造成 MSI 的原因还是结果。MSH6 突变也同样被认为可能由 MSI 所继发。MLH1 和其他一些错配修复基因通常被称为监管基因,其正常生理功能主要为保护基因组稳定性,当其失去功能时可导致其相应靶基因的突变,长期累积最终活化驱动基因,促使肿瘤发生。不少研究者在 EC 中发现了一系列错配修复基因的靶基因,然而值得注意的是当前 EC 研究暂时没有区分散发性 EC 及 Lynch 综合征。在高频率 MSI 的 EEC 中,单核苷酸重复相关的体细胞突变基因包括:BHD(13%)、BAX(29%~53%)、IGFIIR(14%~21%)、TGFβ-RII(10%~37%)、E2F4(21%)、MLH3(21%)、MSH3(14%~33%)、MSH6(7%~36%)、CDC25C(7%)、DNAPKcs(34%)、RAD50(17%)、MRE11(15%~50%)、ATR(14%~15%)、BRCA1(15%)、CtIP(12%)、CHK1(7%~28%)、MCPH1(12%),推测这些基因是 MSI 的靶基因及引起 MSI 阳性子宫内膜肿瘤发生的潜在驱动基因。其中不少靶基因参与 DNA 修复损伤,ATR 作为 DNA 损伤修复中重要的调节子,其发生与 MSI 相关的截短突变造成功能失活与 EC 患者的无病生存期和总生存期密切相关。MSI 出现在 EEC 的早期,可追溯到不典型增生甚至更早的病变,然而 MSI 阳性和 MSI 阴性的早期 EEC 者拥有不同的基因表达谱,这种差异可能直接由 MSI 所致,也可能由 MSI 阳性或阴性患者全基因组甲基化状态的不同所致。

(二)PI3K 通路

EEC 中发生异常频率最高的通路为 PI3K-PTEN-AKT 信号转导通路,调控多种细胞生物学功能包括细胞增殖、生长和生存。据统计大于 80% 的 EEC 携带一种及以上 PI3K 通路相关体细胞性遗传学改变,包括 PIK3R1(p85α)、PIK3CA(p110α)、PTEN 基因的高频突变,PIK3CA 扩增(7%~33%)、PTEN 启动子甲基化或表达丢失、AKT1(2%)低频突变、PIK3R2(5%)。此外,ECC 中 TSC2(13%)和 LKB1(21%)的表达丢失常常引发 mTOR(PI3K/AKT/mTOR)失调。PI3K 通路间不同的遗传学改变之间的相互作用机制十分复杂。PIK3R1 和 PIK3CA 的排斥性突变提示两者间功能冗余。相反,PTEN 突变常常与 PIK3R1 或 PIK3CA 突变同时存在,提示它们间存在功能性协作。PTEN 是 PI3K-AKT 通路的重要调节子,然而 PTEN 也存在非 PI3K 依赖性的功能,例如 PTEN 在维持基因组完整性中具有重要作用;近期研究发现 PTEN 缺失型子宫内膜癌细胞系对 PARP 抑制剂敏感,指出了 EC 靶向治疗中的潜在弱点。PIK3CA 突变在子宫内膜肿瘤中具有一定的组织特异性,子宫内膜肿瘤中编码 p110α 蛋白的 ABD 和C2 结构域序列的突变率远高于其他肿瘤。同时,研究也发现,与 p110α 相结合的 p85α 亚基的突变频率异常高,而在其他肿瘤中突变率极低。虽然这种组织特异性的突变特征背后的机制仍未阐明,但大量的研究结果提示通过 p85α 和 p110α 突变来破坏 p85α-p110α 相互结合及作用的分子机制可能是子宫内膜肿瘤发生的重要途径。PTEN 突变是最早发现的参与 EEC 发生过程的遗传学改变之一,可发生在 20%~27%子宫内膜增生及 55%子宫内膜上皮内瘤变。目前研究观点认为,对于散发性 EEC,PTEN 突变要早于错配修复功能的缺失,而 PIK3CA 突变在不典型增生组织中极少发现,推测 PIK3CA 突变可能是 EEC 进展中的晚期事件。

(三)RAS-RAF-MEK-ERK 通路

RAS 癌基因家族参与多种肿瘤发生发展,RAS 蛋白介导信号可通过 RAF-MEK-ERK 通路也可通过 PI3K-PTEN-AKT 通路,因此参与调节多种细胞生物学功能,包括细胞增殖及生存。20 年前,KRAS 基因第一次被发现在 EC 中发生突变,随即发现 KRAS 在 EEC(18%)中的突变率显著性高于浆液性 EC(3%),KRAS 突变是 EEC 发生过程中的早期事件,在不典型增生组织中即可发生。然而 MSI 在 EEC 进展中往往比 KRAS 突变发生的更早。KRAS 常与某些基因协同发生突变,例如 PTEN、PIK3CA、PIK3R1。通过对 RAS-RAF-MEK-ERK 和PI3K-PTEN-AKT 通路进行基因组和蛋白质组的全面分析,发现 KRAS 突变与MEK1/2、ERK1/2、p38MAPK 的磷酸化增高密切相关。Oda 等发现 KRAS 和 PIK3CA 突变对 HMLE 细胞具有功能协同作用,另一团队通过动物模型,发现 PTEN 和 KRAS 同时缺失的小鼠比只有一种基因缺损的小鼠加速了 EC 发展过程。而与 KRAS 相反,BRAF 在其他肿瘤中的热点突变位点在 EEC 中发生突变率较低,并且与 KRAS 突变及 RASSF1A 高甲基化的发生相排斥。RASSF1A 是一种多功能的抑癌基因,调节多种细胞功能和信号通路,包括 RAS 信号转导通路。RASSF1A 启动子高甲基化在 EEC 中高频发生(62%~74%)并伴随着该蛋白表达的下调。

RASSF1A 甲基化与临床分期密切相关，且更易发生在 MSI 子宫肿瘤中，提示 MSI 肿瘤和无 MSI 肿瘤具有不同的甲基化谱，并靶向不同的基因，例如错配修复基因 MLH1 及其他基因 RASSF1A 等。此外，相比于 KRAS 突变的 EC，RASSF1A 甲基化更易发生在 KRAS 未突变的 EC 中（38% vs 14%）。EEC 中其他调节 RAS-RAF-MAPK 通路活性的基因同样发生甲基化，例如 RASSF2A、HDAB2IP、BLU、SPROUTY-2 和 RSP6KA6。

(四)FGFR2

约 12%EEC 发生 FGFR2 受体酪氨酸激酶的体细胞突变，FGFR2 突变与 KRAS 突变相排斥，提示两者可能存在功能冗余，而大多 FGFR2（77%）突变和 PTEN 突变能同时发生。子宫内膜癌的 FGFR2 突变主要发生在一些胞外，跨膜及激酶结构域，并以错义突变为主。例如密码子 252（S252）是 FGFR2 胞外介导配体结合的结构域，该区域为 FGFR2 的热点突变位点。据统计，S252W 突变约占 EC 已报道突变的 41%，且这种突变具有致癌性。在 FGFR2-S252W 突变的 EC 细胞系中，细胞生存状况与这种突变蛋白的表达量密切相关。同时，FGFR2 突变的患者比 FGFR2 野生型的患者对 FGFR 抑制剂 PD173074 更敏感，是一个潜在的治疗靶点。

(五)CTNNB1(β-catenin)

65

CTNNB1 编码 β-catenin，是 WNT 信号通路的成员。CTNNB1 突变和 β-catenin 的稳定累积是 EEC 的重要特征。CTNNB1 在高达 45%EEC 中发生突变，而在 NEEC 中还没被发现突变。β-catenin 核表达在 31%~47%EEC 中可见，而在 NEEC 中只占 0~3%。可见 β-catenin 核积累和 CTNNB1 突变有高度相关性。CTNNB1/β-catenin 失调常发生在 EEC 病变早期，例如不典型增生，有异型复杂性子宫内膜增生的鳞状上皮和子宫内膜上皮内瘤变。

(六)ARID1A(BAF250a)

ARID1A 是最近发现的一种抑癌基因，编码 BAF250a 一种染色体重塑组件 SWI/SNF。ARID1A 及 BAF250 的失调与 EEC 的发生密切相关。通过免疫组化实验发现 26%~29% 的低级别（G_1/G_2）和 39% 的高级别（G_3）EEC 中表现为 BAF250 蛋白丢失。ARID1A 突变发生在 40% 低级别 EEC，而 50%ARID1A 突变的病例表现为 BAF250a 丢失。

三、浆液性腺癌及透明细胞癌的分子机制

浆液性子宫内膜癌和子宫内膜样腺癌不同,其染色体特征主要表现为非整倍体,遗传学特征包括 p53 高频突变及突变蛋白积累、cyclin E 和 ERBB2 过表达、p16 失调、PPP2R1A 突变、PI3K 通路异常。

(一)TP53(p53)

TP53 是浆液性 EC 中最易发生变异的基因,有 80%~86% 浆液性子宫内膜癌 p53 免疫组化结果阳性,53%~90% 发生 TP53 突变。p53 基因在肿瘤发生的早期即可发生异常,可以发生在形态学上良性邻近浆液性子宫内膜癌的子宫内膜腺体或上皮,并称为 p53 标记,同样发生在子宫内膜腺体异形增生(EmGD)和子宫内膜上皮内癌(EIC)。随着恶性程度的递增,p53 在正常子宫内膜(0)、EmGD(43%)、EIC(72%)、浆液性 EC(96%)中的突变率逐渐增加。因此,将组织病理描述结合 p53 标记可提出一个新的浆液性 EC 发生模型,可清晰地展现出浆液性 EC 从正常静止性上皮,逐渐发展为潜在癌前病变"p53 标记",进而进展为癌前病变 EmGD,继而继续恶变为 EIC,最终形成 EC 的过程。和浆液性 EC 相反,EEC 中 p53 突变率(12%~23%)及表达阳性率(3%~52%)较低,且高级别(G_3)EEC 较低级别(G_1/G_2)p53 突变率高。然而,由于高级别 EEC 和浆液性 EC 间的组织学形态存在分歧,也有学者认为 p53 高突变的高级别 EEC 可能是浆液性 EC。透明细胞 EC 的 p53 突变率还未权威统计,但有研究报道 p53 在 EC 中的突变率约为 9%。

(二)PPP2R1A

PP2A 丝苏氨酸磷酸酶是一种三聚体全酶,有一个催化亚基(PP2Ac),一个结构亚基(PR65)和可变的调节亚基(subunit B)。结构亚基由 PPP2R1A(p65α)或 PPP2R1B(PR65β)编码。PPP2R1A 在浆液性 EC 中发生高频率的突变(17%~41%),而在 EEC 中突变率较低(5%~7%)。然而 PPP2R1A 在透明细胞 EC 中的突变情况仍未明,只有 5 例原发性透明细胞 EC 被测序,暂未发现突变位点。基于先前关于 PPP2R1A 在卵巢癌中的研究,PPP2R1A 在 EC 中的突变位点的测

序范围局限于第五和第六外显子区域,该基因在两种肿瘤中的突变区域各不相同。卵巢癌中的主要突变位点为密码子182号的183,而EC中主要突变于密码子179、256和257。这种组织特异性的差别反映了两种肿瘤不同的突变机制。此外,EEC中PPP2R1A突变更易发生在密码子182/183,提示EEC与浆液性EC突变机制的差异。

(三)HER-2/ERBB2

HER-2/ERBB2受体酪氨酸激酶蛋白水平过表达及基因扩增在浆液性EC中发生的频率显著性高于EEC。免疫组化实验显示有17%~80%的浆液性EC过表达HER-2,FISH实验显示17%~68%的HER-2蛋白过表达的浆液性EC同时发生HER-2基因扩增。此外,HER-2表达和浆液性EC的临床病理特征密切相关,HER-2过表达的浆液性EC比HER-2阴性的EC有较短的生存期,提示HER-2表达状态可能是浆液性EC的潜在预后标志。HER-2阳性的浆液性EC比HER-2阴性患者更可能发生乳腺癌。由于有限的肿瘤病例,HER-2在透明细胞EC中的失调情况仍未知。

(四)PI3K通路

PI3K通路相关基因的遗传学异常在EC中的发生频率显著性低于EEC,但PI3K通路相关异常的总频率仍较高(39%),包括PTEN(13%)、PIK3CA(35%)和PIK3R1(8%)的突变。与浆液性EC相比,透明细胞EC的上述基因突变率并未表现出显著性差异,其突变频率分别为PTEN(5%)、PIK3CA(30%)和PIK3R1(20%)。PIK3R1突变谱在NEEC和EEC中有显著性差异,在NEEC中PIK3R1突变大多为截短突变,并与PIK3CA有协同突变的倾向,但功能未明。然而,在EEC中情况则刚好相反,PIK3R1在ECC中更倾向于发生小片段的框内缺失突变,并与PIK3CA突变相排斥,同时突变可能造成抑制AKT活化的能力受损。

(五)ARID1A(BAF250a)

据报道,约有18%浆液性EC和26%透明细胞EC中发生BAF250a表达丢失,且浆液性EC中BAF250a丢失的频率显著性低于高级别子宫内膜样腺癌。然而目前暂无报道浆液性EC及透明细胞EC中存在ARID1A基因突变,鉴于其他肿瘤中ARID1A突变与BAF250a表达存在高度相关性,推测NEEC可能也存在 ARID1A 突变。

(六)CCNE(cyclin E)

51%~80%的低分化 EC 和 31%~45%高中分化 EC 中 cyclin E 高表达,且差异有统计学意义。此外,在 NEEC 和 EEC 中 cyclin E 过表达率具有显著性差异,分别为 54.5%和 27.5%。EC 中主要存在两种分子机制造成 cyclin E 高水平表达,CCNE 基因扩增所致和 FBXW7/CDC4/Hago 抑癌基因的失活突变。FBXW7 编码 SCF 泛素连接酶复合物的底物识别组件,而 SCF 泛素连接酶能靶向 cyclin E 从而参与泛素介导的蛋白酶体降解过程。不同研究团队对 FBXW7 在 EC 中的突变率差异较大(3%~46.8%),可能伴随 cyclin E 或磷酸化 cyclin E 水平的升高,但肿瘤的组织类型也并未明确,因此,NEEC 中 FBXW7 突变情况仍需进一步研究。

(七)CDKN2A(p16)

CDKN2A/p16 抑癌基因是 G_1/S 细胞周期进展中的负性调节子。最近研究表明,大规模的肿瘤表达谱显示浆液性 EC 中 p16 高表达呈弥漫型斑点,而 EEC 中则为低表达。p16 过表达的预后意义及分子机制仍未知,但 p16 表达可能成为一种对 EC 进行分子分型的潜在标志物。CDKN2A 的 EEC 中的突变率为 10%~28%,而 NEEC 中的突变率约为 44%。

四、家族遗传性子宫内膜癌发生机制

子宫内膜癌以散发性为主,但仍有 2%~5%的子宫内膜癌为家族遗传性。家族遗传性 EC 与以下因素密切相关:错配修复基因的生殖系突变(MLH1、MSH2、MSH6、PMS2)、EPCAM 的生殖系缺失、家族性 Lynch 综合征、PTEN 生殖系突变相关的 Cowden 综合征。

(一)Lynch 综合征

Lynch 综合征,又名遗传性非息肉病性结直肠癌(HNPCC),以高风险发生结直肠癌和子宫内膜癌为特征。据相关研究统计,女性 Lynch 患者发展为结肠癌的比例为 40%~60%,而男性可高达 80%。然而,女性患者其子宫内膜癌的发生风险持续上升,多个研究表明在女性 Lynch 患者中子宫内膜癌的发生风险甚至超过了结肠癌。Lynch 综合征其他肿瘤发生的风险相对较低,例如肾癌、卵巢癌、胃癌等。Lynch 综合征的发生主要由于 DNA 错配修复基因(hMLH1、hMLH2、hMSH6、hPMS2)的生殖系突变,以常染色体显性遗传,携带者拥有一个无功能的等位基因,当另一等位基因发生丢失时,DNA 修复功能受损。其中 MLH1 和 MLH2 的生殖系突变约占 90%Lynch 综合征病例。修复基因 MLH1、MSH2、MSH6、PMS 功能缺失会导致整个基因组中核苷酸重复序列的改变,这种现象被称为微卫星不稳定,是 DNA 错配修复缺陷的典型分子标志。

(二)其他分子机制

最近,通过对患有早发型多结直肠腺瘤的个体和家族全基因组进行测序,发现了 DNA 复制聚合酶 POLD1(POLD1Ser478Asn)和 POLE(POLELeu424Val)的生殖系突变增高了携带者发生结直肠腺瘤和结直肠癌的风险,被称为聚合酶校对相关息肉病(polymerase proofreading associated polyposis,PPAP)。同时发现这种携带 POLD1 生殖系突变的患者也有很高的倾向发生子宫内膜癌,但大多 POLE 突变的携带者并无发生子宫内膜癌的倾向性。然而,近期其他研究者通过对大样本的肿瘤家族进行分析,发现 POLEAsn363Lys 突变的携带者具有发生结直肠癌、子宫内膜癌以及其他肿瘤的倾向,提示基因型与表型间存在密切相关性。此外,研究发现 Cowdens 综合征伴随着增高的子宫内膜癌发病率,目前推测主要与 Cowdens 综合征有 PTEN 生殖系突变的特点相关。

(吴怡晨　凌志强)

69

参考文献

[1] Anastas JN,Moon RT.WNT signalling pathways as therapeutic targets in cancer [J]. Nat Rev Cancer,2013,13(1):11-26.

[2] Cancer Genome Atlas Research,Kandoth C,Schultz N,et al. Integrated genomic characterization of endometrial carcinoma[J]. Nature,2013,497(7447):67-73.

[3] Dedes KJ,Wetterskog D,Ashworth A,et al. Emerging therapeutic targets in endometrial cancer[J]. Nat Rev Clin Oncol,2011,8(5):261-271.

[4]   Flemming R,Sathiyathasan S,Jackson A. Endometrioid adenocarcinoma after insertion of a levonorgestrel-releasing intrauterine system[J]. Minim Invasive Gynecol,2008,15(6):771–773.

[5]   Han J,Zhang L,Guo H,et al.Glucose promotes cell proliferation,glucose uptake and invasion in endometrial cancer cells via AMPK/mTOR/S6 and MAPK signaling [J]. Gynecol Oncol,2015,138(3):668–675.

[6]   Helming KC,Wang X,Wilson BG.ARID1B is a specific vulnerability in ARID1A-mutant cancers[J]. Nat Med,2014,20(3):251–254.

[7]   Kim TM,Laird PW,Park PJ,The landscape of microsatellite instability in colorectal and endometrial cancer genomes[J]. Cell,2013,155(4):858–868.

[8]   Kubyshkin AV,Aliev LL,Fomochkina II,et al. Endometrial hyperplasia-related inflammation:its role in the development and progression of endometrial hyperplasia[J].Inflamm Res,2016,Jun 16[Epub ahead of print]

[9]   Lee SM,Hahm JR,Jung TS,et al. A case of Cushing´s syndrome presenting as endometrial hyperplasia[J]. Korean J Inter Med,2008,23(1):49–52.

[10]   Liao C,Zhang D,Mungo C,et al.Is diabetes mellitus associated with increased incidence and disease-specific mortality in endometrial cancer? A systematic review and meta-analysis of cohort studies[J],Gynecol Oncol,2014,135(1):163–171.

[11]   Pilarski R,Eng C. Will the real Cowden syndrome please stand up (again)? Expanding mutational and clinical spectra of the PTEN hamartoma tumour syndrome[J]. J Med Genet,2004,41(5):323–326.

[12]   Simpkins SB,Bocker T,Swisher EM,et al. MLH1 promoter methylation and gene silencing is the primary cause of microsatellite instability in sporadic endometrial cancers [J]. Hum Mol Genet,1999,8(4):661–666.

70

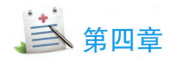

第四章
子宫内膜癌的筛查与预防

第一节　子宫内膜癌高危人群的筛查方法

子宫内膜癌 5 年总生存率约 80%，其中 I 期为 85%，II 期为 75%，III 期为 45%，IV 期为 25%。大部分子宫内膜癌患者发现于早期，这归因于子宫内膜癌常出现异常子宫出血与阴道排液等症状。由于子宫内膜癌发病率的升高，不少学者开始关注并尝试对子宫内膜癌进行筛查。WHO 规定，对人群筛查，也称普查（mass screening），是指针对某种发病率高和/或病死率高的疾病，对各年龄段人群进行大规模排查。这类疾病应当有明显且可治愈的可能；所采用的普查手段应当准确，痛苦小，费用低。目前最成功的是宫颈癌的筛查体系，通过对宫颈细胞学的检查，使宫颈癌能够在早期甚至在癌前病变期即被发现，及时诊断并处理，宫颈癌的死亡率大为下降。另一种是选择性筛查（selective screening），主要针对高危人群进行筛查。目前，对于子宫内膜癌没有标准及常规的筛查试验。

根据美国癌症协会指南，目前无证据表明针对无症状的一般人群进行子宫内膜癌筛查有价值，但建议让存在高危因素的妇女知晓其患子宫内膜癌风险及子宫内膜癌的症状，其中包括曾使用激素替代治疗、他莫昔芬治疗、绝经延迟、不孕不育、不排卵、肥胖、糖尿病的女性，一旦发现异常可以及时就诊。只有对于有 HNPCC 家族史的内膜癌极其高危的人群，指南建议每年行相关筛查。因此子宫内膜癌的筛查是一种选择性的筛查，仅仅对于高危人群进行的筛查。此外，有队列研究指出，对无症状妇女进行筛查存在一定的假阳性率，会导致不必要的活检率增加。假阳性结果会给患者带来不必要的焦虑，而不必要的活检也会带来一系列的并发症。由于子宫内膜癌最常见的临床症状是阴道不规则流血，没有特异性症状，因此主要依靠辅助检查的方法检查和诊断。目前对子宫内膜癌尚未提出成熟的筛查方法。目前采用的子宫内膜癌筛查方法有以下几种。

一、宫颈细胞学

对于子宫异常出血的妇女，宫颈细胞学可以用来排除宫颈病变。如果宫颈细胞学涂片中发现异型的子宫内膜细胞，可能提示子宫内膜恶性病变。一项囊括 128 例绝经后出血的妇女的研究发现，宫颈细胞学取样对子宫内膜癌的阳性预测值仅为 13%~17%，几乎一半病例的宫颈细胞学提示异型子宫内膜细胞。另一方面，宫颈细胞学检测即使用于子宫内膜癌的晚期患者，也仅有 25%~55% 可以发现异常。因此，宫颈细胞学不作为子宫内膜癌首选的筛查方法。

二、子宫内膜细胞学检查

使用子宫内膜细胞学检查（endometrial cytologic test，ECT）来评估子宫内膜病变已有 50 余年的历史，其取样手段经历了一系列革新，从宫腔吸引涂片、宫腔灌洗法到后来的子宫内膜刷。相对宫颈扩张与刮宫术（dialtion and curettage，D&C），子宫内膜细胞学检查无需麻醉，取材简便。

Klemi 等对 1042 例存在不规则子宫出血的患者采用子宫内膜刷收集子宫内膜细胞，予巴氏涂片，细胞学结果与随后的 D&C 或超过 3 年的随访结果进行比较。结果表明，如将巴氏Ⅳ级与Ⅴ级作为阳性，Ⅰ~Ⅲ级作为阴性，其诊断的灵敏度为 41.7%，特异性为 99.7%。但若将Ⅲ级归为阳性诊断，其诊断的灵敏度为 91.7%，特异性为 92.3%。仅有 1 例Ⅰ~Ⅱ级阴性诊断的患者，因随访中持续存在子宫出血，给予 D&C，从而临床确诊为ⅠA 期高分化子宫内膜腺癌。可见对于绝经前后不规则子宫出血的患者，子宫内膜刷是简单、方便、可靠的筛查方法。

早期子宫内膜细胞学检查并未获得妇科肿瘤医师和病理科医师的广泛认

可,主要存在两方面因素:一是取材困难,且无法避免宫颈和阴道细胞的污染;二是传统的直接涂片法,细胞学诊断重复性差。1993年美国研发的Tao Brush是一种新型的子宫内膜细胞取材装置,并很快获得美国食品与药品监督管理局(Food and Drug Administration,FDA)批准应用于临床。其独特设计使之可全面地收集足够的宫腔内膜细胞,而不损伤肌层组织,并避免宫颈及阴道上皮细胞的污染。更为重要的是,使用Tao Brush时大部分患者无疼痛,耐受性好。随后,液基细胞学的制片技术应用于包括子宫内膜细胞学的制片,其取材的满意率高于传统的直接涂片法。以Tao Brush为代表的子宫内膜细胞学检查诊断子宫内膜不典型增生与子宫内膜癌的灵敏度可达88.9%~100%,特异性为66%~100%。

目前,子宫内膜细胞学检查在子宫内膜癌高危人群中筛查的价值已得到一些研究的证实。Mathelin针对687例口服他莫昔芬的绝经妇女先行超声筛查,筛选出子宫内膜双层厚度超过8mm的妇女共189例,再先后行子宫内膜细胞学检查和D&C。研究结果显示,子宫内膜细胞学检查对子宫内膜癌诊断的灵敏度为100%,特异性为99%,阳性预测值为75%,阴性预测值为100%,对子宫内膜不典型增生诊断的灵敏度与特异性分别为100%和97%。

日本早在1987年就将子宫内膜癌的筛查纳入法律。妇瘤科医师在接受宫颈癌筛查的妇女中推荐符合子宫内膜癌筛查条件的妇女进行子宫内膜细胞学检查。这些接受子宫内膜癌筛查的妇女在近半年内有不规则阴道出血,并符合至少一个条件:①年龄≥50岁;②绝经;③未产妇且月经不规则。有一回顾性研究收集了日本多家医院的子宫内膜癌患者的资料,其中126例患者来自上述的子宫内膜细胞学检查,1069例来自门诊。筛查组的早期患者比例要明显高于门诊组;且前者较后者的肿瘤分化更好,预后更好。

三、子宫内膜活检

在20世纪70年代,因负压吸引内膜采集装置的出现,子宫内膜活检术开始应用于临床。与传统的D&C相比,子宫内膜活检术同样可获得组织病理学评价,但无需麻醉、操作简便,门诊即可完成。

在2000年发表的一项荟萃分析评估了子宫内膜活检术对子宫内膜癌与子

宫内膜不典型增生的诊断价值。各研究涉及的采样装置包括 Vabra，Novak，Z-sampler 和 Pipelle。所有研究将子宫内膜活检与随后的 D&C 或宫腔镜，或子宫切除的病理诊断作比较，结果显示其对子宫内膜癌诊断的灵敏度为 25%~100%，特异性为 93%~100%，对子宫内膜不典型增生诊断的灵敏度为 39%~100%，特异性为 93%~100%。该研究同时还发现子宫内膜活检术对绝经后妇女诊断的准确性高于绝经前妇女。各种内膜采样装置中 Pipelle 最佳，其对内膜癌诊断的灵敏度超过 90%，对子宫内膜不典型增生诊断的灵敏度达到 81%。而且，Pipelle 成本低，耐受性更好，被更广泛地接受和采用。

然而，不能采集到足够量的内膜组织来进行组织学检测，这是以 Pipelle 为代表的子宫内膜采样装置存在的局限性。该问题在绝经期妇女更为突出。在以往研究中，子宫内膜采样不足甚至未采集到内膜组织在绝经期妇女的比例可高达 47%~76%，主要受子宫内膜厚度的影响。研究还发现子宫内膜厚度小于 5mm，仅有 27% 的样本足够获得组织病理学评价。

此外，Pipelle 与子宫内膜细胞采集装置 Tao Brush 相比，其优点在于一旦获得子宫内膜癌或子宫内膜不典型增生的诊断，无需再行其他诊断方法。然而，由于两者结构的差异，Tao Brush 取材的满意率要高于 Pipelle，前者可以更全面地刷取子宫腔及子宫角的病灶。Williams 通过对接受 Pipelle 与 Tao Brush 共 200 例子宫内膜癌高危患者的研究发现，对于绝经期妇女，前者较后者在操作中更容易给患者带来不适感，而后者取材的满意度显著性优于前者（83% vs 61%）。因此，Tao Brush 较 Pipelle 更适于绝经期妇女检测。

四、诊断性刮宫

诊断性刮宫通过刮取宫腔内容物进行病理学检查，若同时怀疑宫颈受累可以行分段诊刮，必要时先行颈管扩张术（D&C）。以往诊断性刮宫是子宫内膜癌诊断首选的方法，但它是一种非直视下的盲操作，所以容易漏诊体积较小或位于宫角部病灶。

一项研究囊括 724 例术前经子宫内膜活检或 D&C 诊断为子宫内膜不典型增生患者，经过不同随访期，在 6 个月内行子宫切除手术。术后发现 298 例

(41%）子宫内膜癌。其中术前仅接受子宫内膜活检术 531 例患者中 240 例（45%）子宫内膜癌,包括 133 例（25%）肌层受侵犯;术前曾接受 D&C 193 例患者中 58 例（30%）子宫内膜癌,包括 35 例（18%）肌层受侵犯。D&C 与子宫内膜活检术对子宫内膜诊断的阴性预测值分别为 69% 和 55%。

浙江大学妇产科医院的一项回顾性研究发现,687 例临床 I 期的子宫内膜癌患者术前诊断性刮宫的病理分级与术后病理不符合达 40.9%,病理升级达 24.7%,因此术前诊刮的病理分级并不能准确预示术后病理分级,尤其是分级 I 级患者。

尽管诊断性刮宫对局限性子宫内膜癌的诊断能力有限,但其诊断的准确性仍然高于子宫内膜细胞学检查及子宫内膜活检。诊断性刮宫因其手术操作简便,在国内各级医疗机构广泛采用。而子宫内膜细胞学检查及子宫内膜活检装置在国内尚未普及,尤其是前者更依赖于细胞病理学的制片及诊断水平。

五、宫腔镜检查

相对于诊断性刮宫的盲目性,在宫腔镜直视下行子宫内膜活检术可以发现较小或早期病变,提高了对子宫内膜病变诊断的敏感性。对于子宫内膜癌,宫腔镜下子宫内膜活检诊断的灵敏度达 86.4%,特异性达 99.2%。但对于宫腔镜检查是否会造成癌细胞的扩散,目前仍存有争议。

北京大学人民医院总结了 287 例子宫内膜癌患者术前分别采用宫腔镜下子宫内膜活检术（90 例）与分段诊刮术（197 例）,前者诊断的灵敏度、特异性、阳性预测值及阴性预测值分别为 77.8%、100%、100% 和 97.6%,后者为 65.3%、92.6%、74.4% 和 90.0%,差异有统计学意义。而腹水脱落细胞学阳性率、3 年生存率和 5 年生存率在两组中无显著性差异。一项荟萃分析囊括 9 个研究,1015 例子宫内膜癌患者,根据术前是否采用宫腔镜检查分组,结果显示宫腔镜组患者腹水阳性的风险增加,但无显著性差异（$P=0.062$）。

多数学者认为宫腔镜检查并不增加肿瘤细胞播散的危险性。随着宫腔镜设备的改进,膨宫介质的选择,膨宫方式的改善,膨宫压力的控制,客观上降低了诊断过程的侵袭性。

六、经阴道超声检查

经阴道超声(transvaginal sonography,TVS)测量子宫内膜厚度经常用于发现子宫内膜癌。超声作为妇女普查的常用手段,在无症状的妇女中诊断子宫内膜癌的价值不大。如果出现异常子宫出血,特别是围绝经期的子宫出血,TVS作为一种无创性影像学检查,可以较准确地了解宫腔内情况,包括子宫内膜厚度。

通常认为,绝经后子宫内膜厚度为3~4mm,如果发生子宫内膜癌其内膜厚度增加。一项荟萃分析针对绝经后发生子宫出血妇女的超声检查的研究结果表明,绝经后子宫内膜厚度≥5mm,诊断子宫内膜癌的灵敏度达96%,诊断子宫内膜病变包括子宫内膜癌、子宫内膜不典型或复杂性增生过长与子宫内膜息肉的灵敏度达92%。然而子宫内膜病检阴性且未采用激素替代的绝经后妇女,仅有8%的内膜厚度≥5mm。

激素替代或他莫昔芬都可以引起子宫内膜厚度增加。使用超声检测激素替代的无症状妇女的子宫内膜厚度,≥5mm的子宫内膜厚度作为诊断子宫内膜癌的标准,其灵敏度和特异性分别为90%和48%。因此,超声不适于无症状的激素替代妇女筛查子宫内膜癌。同样,针对他莫昔芬治疗的无症状妇女的超声检查也存在较低的特异性,故也不作为这一人群的子宫内膜癌常规筛查手段。此外,对于早期的非激素依赖型(Ⅱ型)子宫内膜癌,即特殊病理类型的子宫内膜癌,其子宫内膜增厚不明显或非常局限,超声不易发现异常。因此TVS用于子宫内膜癌的筛查中存在一些问题:①当子宫内膜不均质、宫腔积液、内膜形态欠规则或存在局限的占位性病变时很难准确测量子宫内膜的厚度;②子宫内膜厚度在整个月经周期内发生大幅度变化,绝经前难以确定诊断子宫内膜病变的内膜厚度界值;③TVS对绝经后出血患者子宫内膜病的诊断界值是否适用于绝经激素治疗(MHT)的患者尚缺乏证据;④TVS并不适用于对乳腺癌术后三苯氧胺治疗患者的随访和筛查。

虽然通过超声检测子宫内膜厚度来判断是否存在病变存在一定局限性,但现已成为子宫异常出血人群首选的无创且经济的诊断方法,且对于浸润性子宫内膜癌,超声可以较准确地描述子宫肌层受侵犯的情况。但是没有证据表明通过超声检查(如经阴道超声)进行子宫内膜癌筛查能降低其死亡率。

七、其他影像学检查

目前常用的其他影像学手段包括 CT 与 MRI，对诊断子宫内膜癌有一定价值，其主要目的是用于术前对子宫内膜癌患者的病情进行评估，包括对于肌层浸润的发生和程度进行判断，对于有无宫外转移的判断。其中，MRI 对于了解病灶向肌层浸润的深度与广度更有优势，从而较准确估计肿瘤分期。但对盆腔较小转移灶及淋巴结转移，CT 与 MRI 诊断皆不理想。而电子计算机体层扫描(positron emission tomography，PET)提高了对宫外转移的判断。

一项荟萃分析发现，PET 对盆腔、腹主动脉旁淋巴结转移诊断的灵敏度与特异性分别为 63% 和 94.7%。另一研究表明，PET 对 ≤4mm，5~9mm，≥10mm 的淋巴结转移诊断的灵敏度分别为 16.7%、66.7% 和 93.3%。一项多中心的前瞻性研究发现，PET-CT、MRI 与超声在子宫内膜癌术前预测子宫肌层浸润的诊断能力相当，但对于宫颈受侵犯及淋巴转移的术前预测中，PET-CT 优于后两者。

八、肿瘤标志物检测

肿瘤标志物是指肿瘤组织及细胞所产生的活性物质的异常表达，在正常组织或良性疾病不产生，或产量甚微，而肿瘤患者的组织、体液及排泄物中则有大量分泌，从而诊断或监测肿瘤的发展。目前临床上尚无较好的检测子宫内膜癌的肿瘤标志物。

CA125 是传统的子宫内膜癌临床检测的肿瘤标志物，但对疾病早期诊断、评价治疗及监测复发的使用受限。研究发现，CA125 在早期子宫内膜癌、晚期子宫内膜癌与正常人群中检测的灵敏度分别为 13% 和 41%。可见 CA125 用于子宫内膜癌诊断的敏感性很低。

HE-4 是近来应用于临床的肿瘤标志物。较多研究发现其联合 CA125 可提高卵巢癌的诊断率，HE-4 较 CA125 是诊断子宫内膜癌更为敏感的指标(45.5% vs 24.6%)，尤其是针对早期子宫内膜癌的诊断。

其他肿瘤标志物包括 SAA、HK-6、Midkine、IMP3、CD151 在不同的研究中都显示有助于子宫内膜癌的诊断。

第二节　Lynch 综合征相关 EC 的检测与筛查

Lynch 综合征(Lynch syndrome,LS),即遗传性非息肉病性结直肠癌(hereditary nonpolyposis colorectal cancer,HNPCC)，是一种由 DNA 错配修复基因的胚系突变所导致的常染色体显性遗传病。患者多种组织有癌变倾向,包括泌尿系统,女性生殖系统,胃、小肠、脑、皮肤、前列腺和胆道系统。最常见的是结肠癌和子宫内膜癌。 LS 患者结直肠癌终身发病率为 40%~80%,子宫内膜癌终身发病率为 20%~60%,卵巢癌为 9%~12%,其中子宫内膜癌(endometrial cancer,EC)是 Lynch 综合征最常见的肠外肿瘤，这类子宫内膜癌称为 Lynch 综合征相关性子宫内膜癌(Lynch syndrome -endometrial cancer LS-EC);且有研究显示,子宫内膜癌患者中有 2%~6%的 LS 患者。LS-EC 患者较年轻 (平均诊断年龄为 48~49 岁)；初始诊断 EC 后 10 年内再次发生第二种癌症的风险为 25%,15 年内风险升至 50%;50%的患者子宫内膜癌出现于结直肠癌之前 (为首发恶性肿瘤),因此 EC 作为 LS 患者的"前哨癌",及时发现、诊断及治疗对于预防患者其他肿瘤的发生及提高患者生存率有重要意义。近几年,欧美等发达国家已经在 LS-EC 的筛查、诊断、预防及治疗等方面取得长足进展,但国内相应的研究仍处在起步阶段,并未受到充分重视。

一、LS-EC 的遗传学改变

Lynch 综合征或者 HNPCC 的病因是 DNA 错配修复基因 (mismatch repair gene,MMR)的失活性突变,其中最常见的是 MLH1、MSH2、MSH6、PMS2 的胚系突变。MMR 基因的主要功能是通过纠正 DNA 复制过程中 DNA 聚合酶滑移引起的碱基对错配和插入—缺失环的形成，从而消除 DNA 复制错误(replication errors,RER),以及微卫星插入或缺失导致的微卫星不稳定性(microsatellite instability,MSI)。微卫星不稳定性可导致原癌基因的激活和抑癌基因的失活,从而导致癌变。Garg 等研究发现 15%~20%的 EC 患者出现 MSI,其中 2%~5%的患者同时伴有其他 LS 相关肿瘤。但 MSI 检测对于 LS-EC 不具特异性，因为 MSI 同时出现于 MLH1 基因启动子超甲基化导致的散发性子宫内膜癌中，有研究表明，散发性子宫内膜癌患者中 MSI 发生率为 15%~25%。

　　LS-EC 患者中 MMR 基因突变频率不同：MSH2 突变率最高，为 50%~66%；MLH1 突变频率为 24%~40%；MSH6 为 10%~13%；PMS2 突变频率<5%。其基因总体突变率与 LS 相关性结直肠癌（Lynch syndrome associated with colorectal cancer，LS-CRC）相似。此外，有研究表明，所有 EC 患者中 MSH6 突变率是结直肠癌（colorectal cancer，CRC）患者的 5 倍之高，虽然 LS-EC 患者中 MSH6 突变率较低，但是 MSH6 基因突变者罹患子宫内膜癌的风险高于结直肠癌。Baglietto 等研究发现，70 岁、80 岁 MSH6 突变的女性患者患子宫内膜癌的风险分别是 26% 和 44%，同样年龄患结直肠癌的风险则仅有 10% 和 20%。

　　近来有研究表明，EPCAM 基因（非 MMR 基因，MSH2 的上游基因）3′末端的缺失导致 MSH2 启动子甲基化和基因沉默，也表现为 MSH2 蛋白表达缺失，但这是表观遗传学上的改变，并不是 MMR 基因胚系突变引起的，它占所有 MSH2 失活所致 LS 中的 30% 左右。

二、LS-EC 的临床病理特征

　　临床特点：LS-EC 患者发病较年轻，平均发病年龄为 46.4 岁，而散发子宫内膜癌平均发病年龄约>50 岁。Lu 等进行的一项队列研究发现，50 岁以下的子宫内膜癌患者发生 LS 的概率较高，为 9%。但也有研究表明 LS-EC 平均发病年龄为 54 岁，若将筛选 LS 的年龄界限定为 50 岁，将会遗漏近 60% 的患者；Ryan 等认为 25% 的 LS 患者不符合传统的筛查方法（Amsterdam，Bethesda，或是 SGO 标准，见表 4-2-1），其中年龄（<50 岁）是主要原因，若是严格按照<50 岁的筛选标准，将会遗漏约 33% 的患者。患者往往无雌激素过多刺激表现（无肥胖、糖尿病、多囊卵巢综合征等病史）；体质指数（body mass index，BMI）偏低。可能因不规则阴道出血就诊，但在诊断子宫内膜癌之前较少有内膜增生。值得注意的是，部分 LS-EC 可同时或异时伴发卵巢癌，且病理类型多为透明细胞癌。

　　组织病理学特点：LS-EC 常见的病理类型为子宫内膜样腺癌，以高分化为

表 4-2-1　LS 的传统筛查方法

Amsterdam Ⅱ 诊断标准	①家系中至少 3 例家族成员患有 Lynch 综合征相关性肿瘤（包括结直肠癌、子宫内膜癌、小肠癌、输尿管癌、肾盂癌），且必须满足以下所有条件（其中 1 例为其他 2 例的一级亲属）； ②至少 1 例在 50 岁以前确诊； ③至少连续两代受累； ④必须排除家族腺瘤性结直肠息肉病； ⑤肿瘤必须经病理检查证实。
修订后的 Bethesda 标准(rBG)	①发病年龄<50 岁的结直肠癌患者； ②同时或异时患有结直肠癌或者其他 HNPCC 综合征相关性肿瘤的患者； ③发病年龄<60 岁的结直肠癌患者存在高度 MSI(MSI-H)相关的病理学特征,包括肿瘤淋巴细胞浸润、Crohn 样淋巴细胞增生、黏液性癌或印戒细胞癌或者髓样癌； ④有 1 例或以上一级亲属患结直肠癌和 HNPCC 综合征相关性肿瘤,其中 1 种肿瘤发病于 50 岁前； ⑤2 例或以上一级或者二级亲属患结直肠癌和 HNPCC 综合征相关性肿瘤。
SGO 5%~10% 诊断模式	①发病年龄<50 岁的子宫内膜癌或结直肠癌患者； ②同时或异时患有结肠癌或者其他 Lynch/HNPCC 综合征相关性肿瘤的子宫内膜癌或卵巢癌患者； ③有一级亲属在 50 岁前诊断为患有 Lynch/HNPCC 综合征相关性肿瘤的子宫内膜癌或结直肠癌患者； ④有 2 例或以上一级或者二级亲属患有 Lynch/HNPCC 综合征相关性肿瘤的子宫内膜癌或结直肠癌患者,不论年龄大小； ⑤一级或二级亲属符合以上筛查标准的患者。
SGO 20%~25% 诊断模式	①符合修订后的 Bethesda 标准(rBG)的患者； ②同时或异时患有子宫内膜癌或者结直肠癌的患者,且其中 1 种肿瘤发病于 50 岁前； ③同时或异时患有卵巢癌或者结直肠癌的患者,且其中 1 种肿瘤发病于 50 岁前； ④伴随基因错配修复缺陷(MSI/MMR 蛋白表达缺失)的子宫内膜癌或结直肠癌患者； ⑤一级或二级亲属明确诊断为 MMR 基因突变的患者。

主,具有多样性和异质性:病理类型包括Ⅰ型(子宫内膜样癌)和Ⅱ型(透明细胞癌、浆液性癌、未分化癌,癌肉瘤);且高分化子宫内膜样癌可与不同的组织学结构(如低分化癌,黏液癌/印戒细胞癌等)并存;出现癌周淋巴细胞聚集(出现克罗恩病样炎细胞浸润)、肿瘤内浸润淋巴细胞(tumor infiltrating lymphocyty,TIL)

增多及癌细胞呈髓样生长;病变好发于宫体下段,但一般不累及宫颈内口。国内王轶英等研究发现,年轻且病变主要位于宫体下段的 LS-EC 患者易发生与肿瘤分化程度不一致的深肌层浸润及脉管癌栓,预后较差。有研究表明,LS-EC 异质性及非内膜亚型(Ⅱ型)较散发性 EC 更多见,其中 LS-EC 患者非内膜亚型比例为 14%,而散发性 EC 患者中的比例约为 2.4%;Ryan 等的队列研究结果显示,TILs 和肿瘤异质性是 LS-EC 的独立预测因素,且其中 23% 的 LS-EC 患者为非内膜亚型(Ⅱ型)。LS-EC 的内异症相关卵巢上皮肿瘤发病率增加。

三、LS-EC 的筛查人群与诊断

(一)传统标准下的筛查人群

1971 年,美国德州大学的 Lynch 教授报道了癌易感家族 Family"G"的随访结果,并描述了该病以结直肠癌为主的多部位发病特点,因而命名为 Lynch 综合征。国际 HNPCC 协会先后于 1991 年和 1998 年制定了 LS 的 Amsterdam Ⅰ 和 Amsterdam Ⅱ 诊断标准,其中 Amsterdam Ⅱ 诊断标准与 LS-EC 有关。1997 年美国国立癌症研究所制定了 Bethesda 筛选标准,并在 2004 年对其进行了修订。且近来越来越多的证据表明<50 岁的 EC 患者也应当纳入 Bethesda 标准。其后妇科肿瘤协会(Society of Gynecologic Oncology,SGO)又制订了 LS-EC 的 SGO 5%~10% 和 SGO 20%~25% 诊断模式。Ryan 等的研究表明,传统筛查方法中,修订后的 Bethesda 标准(revised Bethesda guideline,rBG)筛查 LS-EC 的有效率最低,其筛查率为 36%,Amsterdam Ⅱ 的筛查率为 58%,SGO 20%~25% 和 SGO 5%~10% 模式的筛查率分别为 71% 和 93%;说明 SGO 5%~10% 模式比其他标准有更高的诊断率,其差异有统计学意义($P<0.0002$)。

近年有研究证据表明,75% 的 LS-EC 患者年龄>50 岁。有学者提出对 60 岁以下的所有子宫内膜癌患者进行 LS 筛查,而对 60 岁以上患者根据临床病理表现有选择地进行筛查,因为老年患者更可能发生 MMR 基因功能异常。结合 Amsterdam、Bethesda、SGO 标准推荐以下 EC 患者进行进一步的 LS 筛查:①<60 岁的患者;②>60 岁符合 LS-EC 临床病理组织学表现(如无肥胖、多囊卵巢综合征或雌激素增高的患者)或既往有直肠癌病史/LS 家族史的患者。

81

(二)分子水平上的筛查方法

1. 错配修复蛋白免疫组化 (mismatch-repair protein-immunohistochemical, MMR-IHC)

LS-EC 可出现不同程度的 MMR 蛋白表达异常。MLH1 和 PMS2 蛋白,以及 MSH2 和 MSH6 蛋白配对组成异质二聚体发挥功能。MLH1 基因突变或甲基化会导致 MLH1 和 PMS2 蛋白缺失,而 PMS2 突变通常只表现为 PMS2 蛋白缺失;同样,MSH2 基因突变通常导致 MSH2 和 MSH6 蛋白表达缺失,而单独的 MSH6 突变通常只是导致 MSH6 蛋白缺失,而保留有 MSH2 蛋白。

对于 MLH1 蛋白缺失或 MLH1 和 PMS2 蛋白同时缺失(考虑 MLH1 缺失是主要的),需要进一步行甲基化检测以判定 MLH1 基因启动子有无超甲基化。如果存在甲基化,更可能是散发性子宫内膜癌,而非 LS-EC;若不存在启动子甲基化,则建议继续予以 MLH1 基因突变检测。美国国家癌症综合网(National Comprehensive Cancer Network, NCCN)指南中指出,结直肠癌中 BRAF 基因突变也是造成 MLH1 蛋白表达缺失的原因;然而,EC 中 BRAF 基因突变非常罕见,因此 MLH1 蛋白缺失的 EC 患者不建议行 BRAF 基因突变检测。如果 MSH2 蛋白缺失或 MSH2 和 MSH6 蛋白同时缺失(考虑 MSH2 缺失是主要的),则建议检测 MSH2 基因是否突变,并且检测 EPCAM 蛋白表达或 EPCAM 基因是否突变;若 MSH6 或 PMS2 蛋白单独发生缺失,则继续检测这些基因是否发生胚系突变。

2. MSI

MMR 基因失活可导致微卫星不稳定性(MSI)——微卫星或简单重复 DNA 序列插入或缺失。MSI 标志物较多见的包括:①单核苷酸标志物:BAT-25、BAT-26、MONO-27、NR-21、NR-24;②双核苷酸标志物:D5S346、D2S123、D17S250;③五核苷酸标志物:Penta C、Penta D。当肿瘤组织 DNA 的 MSI 标记≥2/5 时,定义为高频 MSI;仅 1 个标记显示 MSI 则为低频 MSI;标记阴性为微卫星稳定(microsatellite stability, MSS)。有研究表明,15%CRC 患者出现 MSI,20%EC 患者出现 MSI;而 99%的 LS-CRC 属于高频 MSI,只有 70%的 LS-EC 属于高频 MSI。若筛查结果为低频/高频 MSI,则需行进一步基因检测。

以上两种筛查方法均需子宫内膜癌患者的常规组织病理标本与正常组织进行对照。其中 IHC 与 MSI 筛查方法的假阴性均为 5%~10%，两者之间有相似的意义与筛查价值，没有证据说明哪种筛查方法更有效，但考虑经济原因，建议先行 IHC 筛查，必要时再行 MSI 筛查。有学者认为<60 岁的 EC 患者行 IHC 筛查伴或不伴 MLH1 甲基化测定最有预测价值。

3. 基因测序诊断

基因水平上，利用 DNA 测序检测 MMR 基因是否突变是诊断 Lynch 综合征的最可靠方法。目前多采用基因二代测序法（next-generation sequencing，NGS），与传统的单基因测序相比，NGS 的多基因同时测序可以更有效地检测 LS，其费用更低、通量更高、速度更快。NGS 的基本原理是边合成边测序，在 Sanger(基因一代测序——末端终止测序法)等测序方法的基础上，通过技术创新，用不同颜色的荧光标记四种不同的 dNTP(dATP、dCTP、dGTP 和 dTTP)，当 DNA 聚合酶合成互补链时，每添加一种 dNTP 就会释放出不同的荧光，根据捕捉的荧光信号并经过特定的计算机软件处理，从而获得待测 DNA 的序列信息。现有的技术平台主要包括 Roche 公司的 454 技术，illumina 公司的 Solexa、Hiseq 技术和 ABI(Applied Biosystems)公司的 Solid 技术。Sapari 等曾对 94 个基因(包括 MLH1、MSH2、MSH6、PMS2 等)和 284 个多样性核苷酸进行了测序。但是随之而来的复杂结果的说明，以及不可预测的意外发现使得 NGS 的推广受到了限制。

实验室进行 NGS 需要 3 个条件：①最优的实验条件；②进行实验结果的验证；③质量保证。NGS 包括专业设计的面板测序、商业化的现有面板测序等各种不同的测序方法(其因测基因数目不同、范围不同而不同)。NGS 标本一般为患者外周血或是正常组织；福尔马林浸泡或蜡块包埋的肿瘤组织也可作为 NGS 样本，但是福尔马林会损伤 DNA 导致 DNA 产生化学变化，进而降低 DNA 质量、数量，产生更多的 DNA 碎片。目前实验室评估基因突变状态有 4 种途径：①靶向热点基因面板测序；②靶向多基因面板测序；③全基因外显子测序(whole exome sequencing，WES)；④全基因测序。尚不包括 sRNA、miRNA 等的测序。美国医学遗传学与基因组学学会 (American College of Medical Genetics and Genomics,ACMG)指南对基因变异结果进行了分类:①致病的;②可能致病的;③意义不明的;④可能良性的;⑤良性的。

NGS 的意外发现可能会对患者及其家属造成困扰与恐慌,有调查显示63%的患者愿意接受所有检测结果,32%的患者只愿意了解与自己医疗有关的结果。NGS 面临的挑战及道德困境需要世界各研究所、机构之间的充分交流与合作。

据统计,至少有25%的 LS 患者不符合传统的筛查标准,所以有学者提出对所有 EC 患者均应进行分子水平上的 LS 筛查,这样才能避免相当数量的 LS 漏诊。实际上,欧美发达国家的多个医疗中心已经对所有新发 EC 患者实施了分子水平上的 LS 普查。但考虑到经济条件等诸多因素,目前国内较普遍的是以上两种筛查方法(传统筛查与分子水平筛查)的联合运用,具体流程如图 4-2-1。

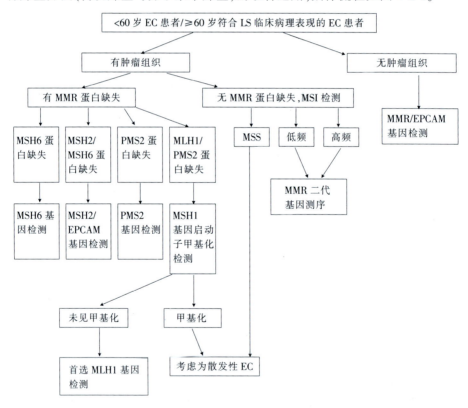

EC:子宫内膜癌;MSI:微卫星不稳定性;MMR:错配修复基因;MSS:微卫星稳定

图 4-2-1 LS-EC 筛查诊断流程图

四、LS-EC 的预防

LS 患者终身都有患 EC 的风险，所以对 LS 患者实施密切的妇科肿瘤临床监测与适当的预防措施很有必要。

门诊患者进行监测的方式有两种：经阴道超声（transvaginal sonography，TVS）检查和宫腔镜下活检，但 TVS 检查受月经周期影响，其对子宫内膜癌的筛查缺乏敏感性。美国国立综合癌症网络（National Comprehensive Cancer Network，NCCN）指南指出，虽然没有明确证据支持对 LS 患者进行 EC 的监测，但是每年一次的门诊子宫内膜活检是个不错的选择。也有学者建议对 LS 妇女自 30~35 岁开始进行每年一次的子宫内膜活检和阴道超声检查。在对有 LS 相关症状的患者进行 EC 筛查的同时进行肠镜的检查有利于减少患者重复检查的痛苦。若 LS 患者出现功能失调性子宫出血(包括绝经后阴道出血及绝经前不规则出血)时则需引起足够的重视。

LS-EC 的预防措施包括化学预防和手术预防。化学预防指口服避孕药或甲羟孕酮等，其可有效预防 LS 相关性妇科恶性肿瘤(包括相关性子宫内膜癌、卵巢癌)，但能否有效地延长患者的生存时间和降低死亡率，尚有待进一步的研究；手术预防则是指行预防性手术切除子宫和双侧附件（total hysterectomy and bilateral salpingo-oophorectomy，THBSO)，其可有效降低 LS-EC 发病率。更有研究表明，手术预防的人群应为≥40 岁或是已生育的妇女，但影响 LS 相关妇科肿瘤发病率和死亡率的手术范围仍不明确，这需要更多更广泛的临床研究加以统计。

85

五、LS 其他相关肿瘤的监测

LS-EC 作为 LS 患者的"前哨癌"，对其进行早期筛查、诊断的意义在于对这些患者及其家族中的高危成员进行其他预后更差的 LS 相关肿瘤的监测。NCCN 指南(2015)建议：①对结肠癌的监测：自 20~25 岁起或比在 25 岁前诊断为结肠癌患者的最小年龄小 2~5 岁开始行结肠镜检查，每 1~2 年重复 1 次；②对卵巢癌的监测，可行阴道超声检查和 CA125 的检测；③对胃癌、小肠癌的监测：自 30~35 岁起每 3~5 年进行一次上消化道内镜的检查(直达十二指肠末端或进入空肠);④对泌尿系统肿瘤的监测:自 25~30 岁起,每年进行 1 次尿液检查;⑤对神经系统的监测:自 25~30 岁开始,每年进行 1 次体格检查和神经系统检查;⑥对于胰腺癌、乳腺癌暂无监测建议。

目前,关于 LS-EC 的研究数据大多来自欧美等发达国家,国内相关方面的研究明显滞后。在发达国家,已将分子诊断技术(如 NGS)应用于临床,大大地提高了 LS 的诊断率。虽然国内专家对 LS-CRC 的研究已经比较透彻,也有少数大型医疗机构对 LS-CRC 进行了基因水平的诊断,但妇产科医生对 LS-EC 还不够重视。因此,国内更应开展大规模研究,获得中国 LS-EC 的发生率、遗传学改变、临床病理组织学特征等信息,制订出国内的 LS-EC 诊治方案,为 LS 相关肿瘤患者提供理想的诊治和预防措施。临床上,妇产科医生应建议符合 LS-EC 临床病理表现或是有结直肠癌病史、LS 家族史的患者行影像学检查,内膜活检,分子水平的筛查并密切随访;与病理科、腹部外科等多学科医生充分沟通及交流,尽早干预,尽量避免漏诊、误诊。

(邵株燕　陈　曦　张　平)

参考文献

[1] Jemal A, Siegel R, Xu J, et al. Cancer statistics, 2010[J]. CA Cancer J Clin, 2010, 60(5): 277–300.

[2] 张乃怿, 吴成, 廖秦平. 子宫内膜癌的现状和筛查[J]. 中华临床医师杂志(电子版), 2011, 5(3): 804–809.

[3] Zucchetto A, Serraino D, Polesel J, et al. Hormone-related factors and gynecological conditions in relation to endometrial cancer risk[J]. Eur J Cancer Prev, 2009, 18:316–321.

[4] Albrektsen G, Heuchi I, Wik E, et al. Parity and time interval since childbirth influence survival in endometrial cancer patients[J]. Int J Gynecol Cancer, 2009, 19: 665–669.

[5] Zhang Y, Liu Z, Yu X, et al. The association between metabolic abnormality and endometrial cancer: a large case-control study in China[J]. Gynecol Oncol, 2010, 117(1):41–46.

[6] Friedenreich CM, Biel RK, Lau DC, et al. Case-control study of the metabolic syndrome and metabolic risk factors for endometrial cancer [J]. Cancer Epidemiol Biomarkers Prev, 2011, 20(11):2384–2395.

[7] Zhang Y,Liu H,Yang S,et al. Overweight,obesity and endometrial cancer risk: results from a systematic review and meta-analysis[J]. Int J Biol Markers,2014,29:e21-e29.

[8] Key TJ,Ne Allen,Verkasalo PK,et al. Energy balance and cancer: the role of sex hormones[J]. Proc Nutr Soc,2001,60: 81-89.

[9] Rosato V,Zucchetto A,Bosetti C,et al. Metabolic syndrome and endometrial cancer risk [J]. Ann Oncol,2011,22: 884-889.

[10] Ashbeck EL,Jacobs ET,Martinez ME,et al. Components of metabolic syndrome and metachronous colorectal neoplasia [J]. Cancer Epideninol Biomarkers Prev,2009,18(4): 1134-1143.

[11] Bershtein LM,Gamaiunova VB,Kvachevskaia IuO,et al. The nature of hyperinsulinemia (insulin resistance) in endometrial carcinoma of plasma levels of insulin and c-peptide[J]. Vopr Onkol,2000,46(2):191-195.

[12] Ito K,Utsunomiya H,Yaegashi N,et al. Biological roles of estrogen and progesterone in human endometrial carcinoma- new developments in potential endocrine therapy for endometrial cancer[J]. Endocr J,2007,54(5):667-679.

[13] Lawlor MA,Alessi DR. PKB/Akt: a key mediator of cell proliferation,survival and insulin responses?[J]. J Cell Sci,2001,114(Pt 16):2903-2910.

[14] Sherman ME,Sturgeon S,Brinton LA,et al. Risk factors and hormone levels in patients with serous and endometrioid uterine carcinomas[J]. Mod Pathol,1997,10(10):963-968.

[15] Nq TW,Chan DC,Barrett PH,et al. Effect of weight loss on HDL-apoA-II kinetics in the metabolic syndrome[J]. Clin Sci (Lond),2009,118(1):79-85.

[16] Kitawaki J,Koshiba H,Ishihara H,et al. Expression of leptin receptor in human endometrium and fluctuation during the menstrual cycle [J]. J Clin Endocrinol Metab, 2000,85(5):1946-1950.

[17] Ntyintyane L,Panz V,Raal FJ,et al. Leptin,adiponectin,and high-sensitivity C-reactive protein in relation to the metabolic syndrome in urban south African blacks with and without coronary artery disease[J]. Metab Syndr Relat Disord,2009,7(3):243-248.

[18] Yang G,Badeanlou L,Bielawski J,et al. Central role of ceramide biosynthesis in body weight regulation,energy metabolism and the metabolic syndrome [J]. Am J Physiol Endocrinol Metab,2009,297(1):E211-E214.

[19] Esteghamati A,Khalilzadeh O,Anvari M,et al. Association of serum leptin levels with

homeostasis model assessment-estimated insulin resistance and metabolic syndrome: the key role of central obesity[J]. Metab Syndr Relat Disord,2009,7(5):447-452.

[20] Gurrola-Díaz CM,Sánchez-Enriquez S,Oregon-Romero E,et al. Establishment of a cut-point value of serum TNF-alpha levels in the metabolic syndrome [J]. J Clin Lab Anal, 2009,23(1):51-56.

[21] Soliman PT,Wu D,Tortolero-Luna G,et al. Association between adiponectin,insulin resistance,and endometrial cancer[J]. Cancer,2006,106(11):2376-2381.

[22] Petridou E,Mantzoros C,Dessypris N,et al. Plasma adiponectin concentrations in relation to endometrial cancer: a case-control study in Greece [J]. J Clin Endocrinol Metab, 2003,88(3):993-997.

[23] Ashbeck EL,Jacobs ET,Martinez ME,et al. Components of metabolic syndrome and metachronous colorectal neoplasia [J]. Cancer Epideninol Biomarkers Prol,2009,18(4): 1134-1143.

[24] Haoula Z,Salman M,Atiomo W. Evaluating the association between endometrial cancer and polycystic ovary syndrome[J]. Hum Reprod,2012,27(5):1327-1331.

[25] 朱关珍,归绥琪,葛汝珍,等. 139 例卵巢颗粒细胞瘤及卵泡膜细胞瘤临床分析[J]. 肿瘤,1984,4(4): 155-159.

[26] Peiretti M,Colombo N. Sex cord-stromal tumors of the ovary[A]. Textbook of Gynaecological Oncology[M]. Ankara and Istanbul: Günes Publishing,2012. 453-456.

[27] Smith DC,Prentice R,Thompson DJ,et al. Association of exogenous estrogen and endometrial carcinoma[J]. N Engl J Med,1975,293(23):1164-1167.

[28] Ali AT. Reproductive factors and the risk of endometrial cancer [J]. Int J Gynecol Cancer,2014,24:384-393.

[29] Pike MC,Peters RK,Cozen W,et al. Estrogen-progestin replacement therapy and endometrial cancer[J]. J Natl Cancer Inst,1997,89: 1110-1116.

[30] Lethaby A,Suckling J,Barlow D,et al. Hormone replacement therapy in postmenopausal women: endometrial hyperplasia and irregular bleeding [J]. Cochrane Database Syst Rev, 2004,(3):CD000402.

[31] Trabert B,Wentzensen N,Yang HP,et al. Is estrogen plus progestin menopausal hormone therapy safe with respect to endometrial cancer risk?[J]. Int J Cancer,2013,132(2):417-426.

[32] Mueck AO, Seeger H, Rabe T. Hormonal contraception and risk of endometrial cancer: a systematic review[J]. Endocr Relat Cancer, 2010, 17(4):R263-271.

[33] Rosenblatt KA, Thomas DB. WHO Collaborative Study of Neoplasia and Steroid Contraceptives 1991a Hormonal content of combined oral contraceptives in relation to the reduced risk of endometrial carcinoma[J]. Int J Cancer, 1991, 49(6):870-874.

[34] Polin SA, Ascher SM. The effect of tamoxifen on the genital tract [J]. Cancer Imaging, 2008, 8:135-145.

[35] Goldstein SR. The effect of SERMs on the endometrium [J]. Ann N Y Acad Sci, 2001, 949:237-242.

[36] Cook LS, Weiss NS, Schwartz SM, et al. Population-based study of tamoxifen therapy and subsequent ovarian, endometrial, and breast cancers[J]. J Natl Cancer Inst, 1995, 87(18): 1359-1364.

[37] Watson P, Vasen HF, Mecklin JP, et al. The risk of extra-colonic, extra-endometrial cancer in the Lynch syndrome[J]. Int J Cancer, 2008, 123(2):444-449.

[38] Vasen HF, Wijnen JT, Menko FH, et al. Cancer risk in families with hereditary nonpolyposis colorectal cancer diagnosed by mutation analysis [J]. Gastroenterology, 1996, 110(4): 1020-1027.

[39] Hendriks YM, Wagner A, Morreau H, et al. Cancer risk in hereditary nonpolyposis colorectal cancer due to MSH6 mutations: impact on counseling and surveillance [J]. Gastroenterology, 2004, 127(1):17-25.

[40] Mecklin JP, Jarvinen HJ. Clinical features of colorectal carcinoma in cancer family syndrome[J]. Dis Colon Rectum, 1986, 29(3):160-164.

[41] Lynch HT, Harris RE, Lynch PM, et al. Role of heredity in multiple primary cancer[J]. Cancer, 1977, 40(4 Suppl):1849-1854.

[42] Lu KH, Schorge JO, Rodabaugh KJ, et al. Prospective determination of prevalence of Lynch syndrome in young women with endometrial cancer[J]. J Clin Oncol, 2007, 25(33):5158-5164.

[43] Berends MJ, Wu Y, Sijmons RH, et al. Toward new strategies to select young endometrial cancer patients for mismatch repair gene mutation analysis[J]. J Clin Oncol, 2003, 21(23): 4364-4370.

[44] Millar AL, Pal T, Madlensky L, et al. Mismatch repair gene defects contribute to the genet-

ic basis of double primary cancers of the colorectum and endometrium [J]. Hum Mol Genet,1999,8(5):823-829.

[45] Folkins AK,Longacre TA. Hereditary gynaecological malignancies: advances in screening and treatment[J]. Histopathology,2013,62(1):2-30.

[46] Broaddus RR,Lynch HT,Chen LM,et al. Pathologic features of endometrial carcinoma associated with HNPCC: a comparison with sporadic endometrial carcinoma [J]. Cancer, 2006,106(1):87-94.

[47] Shia J,Black D,Hummer AJ,et al. Routinely assessed morphological features correlate with microsatellite instability status in endometrial cancer [J]. Hum Pathol,2008,39(1): 116-125.

[48] Westin SN,Lacour RA,Urbauer DL,et al. Carcinoma of the lower uterine segment: a newly described association with Lynch syndrome[J]. J Clin Oncol,2008,26(36):5965-5971.

[49] Soliman PT,Broaddus RR,Schmeler KM,et al. Women with synchronous primary cancers of the endometrium and ovary: do they have Lynch syndrome? [J]. J Clin Oncol,2005,23 (36):9344-9350.

[50] Hampel H,Frankel W,Panescu J,et al. Screening for Lynch syndrome (hereditary nonpolyposis colorectal cancer) among endometrial cancer patients [J]. Cancer Res,2006,66 (15):7810-7817.

[51] Modica I,Soslow RA,Black D,et al. Utility of immunohistochemistry in predicting microsatellite instability in endometrial carcinoma [J]. Am J Surg Pathol,2007,31 (5):744- 751.

[52] Baudhuin LM,Burgart LJ,Leontovich O,et al. Use of microsatellite instability and immunohistochemistry testing for the identification of individuals at risk for Lynch syndrome[J]. Fam Cancer,2005,4(3):255-265.

[53] Vasen HF,Moslein G,Alonso A,et al. Guidelines for the clinical management of Lynch syndrome (hereditary non-polyposis cancer)[J]. J Med Genet,2007,44(6):353-362.

[54] Amant F,Moerman P,Neven P,et al. Endometrial cancer [J]. Lancet,2005,366(9484): 491-505.

[55] Sonoda Y,Barakat RR. Screening and the prevention of gynecologic cancer: endometrial cancer[J]. Best Pract Res Clin Obstet Gynaecol, 2006,20(2):363-377.

[56] Van den Bosch T,Vandendael A,Wranz PAB,et al. Cervical cytology in menopausal wom-

en at high risk for endometrial disease[J]. Eur J Cancer Prev,1998,7:149-152.

[57] Fadare O,Ghofrani M,Chacho M,et al. The significance of benign endometrial cells in cervicovaginal smears[J]. Adv Anat Pathol,2005,12:274-287.

[58] Wu HH,Harshbarger KE,Berner HW,et al. Endometrial brush biopsy (Tao brush). Histologic diagnosis of 200 cases with complementary cytology: an accurate sampling technique for the detection of endometrial abnormalities [J]. Am J Clin Pathol,2000,114(3): 412-418.

[59] Kipp BR,Medeiros F,Campion MB,et al. Direct uterine sampling with the Tao brush sampler using a liquid-based preparation method for the detection of endometrial cancer and atypical hyperplasia: a feasibility study[J]. Cancer,2008,114(4):228-235.

[60] Wu HH,Casto BD,Elsheikh TM. Endometrial brush biopsy. An accurate outpatient method of detecting endometrial malignancy[J]. J Reprod Med,2003,48(1):41-45.

[61] Iavazzo C,Vorgias G,Mastorakos G,et al. Uterobrush method in the detection of endometrial pathology [J]. Anticancer Res,2011,31(10):3469-3474.

[62] Mathelin C,Youssef C,Annane K,et al. Endometrial brush cytology in the surveillance of post-menopausal patients under tamoxifen: a prospective longitudinal study[J]. Eur J Obstet Gynecol Reprod Biol, 2007,132(1):126-128.

[63] Nakagawa-Okamura C,Sato S,Tsuji I,et al. Effectiveness of mass screening for endometrial cancer[J]. Acta Cytol,2002,46(2):277-283.

[64] Dijkhuizen FP,Mol BW,Brolmann HA,et al. The accuracy of endometrial sampling in the diagnosis of patients with endometrial carcinoma and hyperplasia: a meta-analysis [J]. Cancer,2000,89(8):1765-1772.

[65] Elsandabesee D,Greenwood P. The performance of Pipelle endometrial sampling in a dedicated postmenopausal bleeding clinic[J]. J Obstet Gynaecol,2005,25(1):32-34.

[66] Williams AR,Brechin S,Porter AJ,et al. Factors affecting adequacy of Pipelle and Tao Brush endometrial sampling[J]. BJOG,2008,115(8):1028-1036.

[67] Suh-Burgmann E,Hung YY,Armstrong MA. Complex atypical endometrial hyperplasia: the risk of unrecognized adenocarcinoma and value of preoperative dilation and curettage [J]. Obstet Gynecol, 2009,114(3):523-529.

[68] Wang XY,Pan ZM,Chen XD,et al. Accuracy of tumor grade by preoperative curettage and associated clinicopathologic factors in clinical stage I endometriod adenocarcinoma [J].

Chin Med J (Engl),2009,122(16):1843–1846.

[69] Clark TJ,Voit D,Gupta JK,et al. Accuracy of hysteroscopy in the diagnosis of endometrial cancer and hyperplasia: a systematic quantitative review[J]. JAMA,2002,288(13):1610–1621.

[70] Zhu HL,Liang XD,Wang JL,et al. Hysteroscopy and directed biopsy in the diagnosis of endometrial carcinoma[J]. Chin Med J (Engl),2010,123(24):3524–3528.

[71] Polyzos NP,Mauri D,Tsioras S,et al. Intraperitoneal dissemination of endometrial cancer cells after hysteroscopy: a systematic review and meta-analysis [J]. Int J Gynecol Cancer, 2010,20(2):261–267.

[72] Smith-Bindman R,Kerlikowske K,Feldstein VA,et al. Endovaginal ultrasound to exclude endometrial cancer and other endometrial abnormalities[J]. JAMA,1998,280(17):1510–1517.

[73] Langer RD,Pierce JJ,O'Hanlan KA,et al. Transvaginal ultrasonography compared with endometrial biops for the detection of endometrial disease. Postmenopausal estrogen/pro-gestin interventions trial[J]. N Engl J Med,1997,337(25): 1792–1798.

[74] Fung MF,Reid A,Faught W,et al. Prospective longitudinal study of ultrasound screening for endometrial abnormalities in women with breast cancer receiving tamoxifen[J]. Gynecol Oncol,2003,91: 154–159.

[75] Chang MC,Chen JH,Liang JA,et al. 18F-FDG PET or PET/CT for detection of metastatic lymph nodes in patients with endometrial cancer: a systematic review and meta-analysis [J]. Eur J Radiol,2012,81(11):3511–3517.

[76] Kitajima K,Murakami K,Yamasaki E,et al. Accuracy of 18F-FDG PET/CT in detecting pelvic and paraaortic lymph node metastasis in patients with endometrial cancer [J]. AJR Am J Roentgenol,2008,190:1652–1658.

[77] Antonsen SL,Jensen LN,Loft A,et al. MRI,PET/CT and ultrasound in the preoperative staging of endometrial cancer - a multicenter prospective comparative study [J]. Gynecol Oncol,2013,128(2):300–308.

[78] Farias-Eisner G,Su F,Robbins T,et al. Validation of serum biomarkers for detection of early- and late-stage endometrial cancer[J]. Am J Obstet Gynecol,2010,202(1):73.e1–5.

[79] Moore RG,Brown AK,Miller MC,et al. Utility of a novel serum tumor biomarker HE4 in patients with endometrioid adenocarcinoma of the uterus [J]. Gynecol Oncol,2008,110

(2):196-201.

[80] Ambeba E, Linkov F. Advancements in the use of blood tests for cancer screening in women at high risk for endometrial and breast cancer [J]. Future Oncol,2011,7(12): 1399.

[81] Kato A, Sato N, Sugawara T, et al. Isolated Loss of PMS2 Immunohistochemical Expression is Frequently Caused by Heterogenous MLH1 Promoter Hypermethylation in Lynch Syndrome Screening for Endometrial Cancer Patients[J]. Am J Surg Pathol,2016,40(6):770-776.

[82] Barrow E, Hill J, Evans DG. Cancer risk in Lynch syndrome [J]. Fam Cancer,2013,12 (2):229-240.

[83] Tafe LJ, Riggs ER, Tsongalis GJ. Lynch syndrome presenting as endometrial cancer[J]. Clin Chem,2014,60(1):111-121.

[84] Ferguson SE, Aronson M, Pollett A, et al. Performance characteristics of screening strategies for Lynch syndrome in unselected women with newly diagnosed endometrial cancer who have undergone universal germline mutation testing [J]. Cancer,2014,120 (24): 3932-3939.

[85] Buchanan DD, Tan YY, Walsh MD, et al. Tumor mismatch repair immunohistochemistry and DNA MLH1 methylation testing of patients with endometrial cancer diagnosed at age younger than 60 years optimizes triage for population-level germline mismatch repair gene mutation testing[J]. J Clin Oncol,2013:JCO. 2013.51. 2129.

[86] Song T, Kim MK, Lee YY, et al. Women with double primary cancers of the colorectum and endometrium:do they have Lynch syndrome?[J]. Eur J Obstet Gynecol Reprod Biol, 2016,199:208-212.

[87] 王轶英,王悦,宁燕,等. Lynch 综合征相关妇科肿瘤的临床思考[J]. 现代妇产科进展, 2013,22(007):523-526.

[88] Mills AM, Liou S, Ford JM, et al. Lynch syndrome screening should be considered for all patients with newly diagnosed endometrial cancer [J]. Am J Surg Pathol,2014,38(11): 1501-1509.

[89] Garg K, Soslow RA. Lynch syndrome (hereditary non-polyposis colorectal cancer)and endometrial carcinoma[J]. J Clin Pathol,2009,62(8):679-684.

[90] Ryan P, Mulligan AM, Aronson M, et al. Comparison of clinical schemas and morphologic

93

features in predicting Lynch syndrome in mutation - positive patients with endometrial cancer encountered in the context of familial gastrointestinal cancer registries[J]. Cancer, 2012,118(3):681-688.

[91] Baglietto L,Lindor NM,Dowty JG,et al. Risks of lynch syndrome cancers for MSH6 mutation carriers[J]. J Natl Cancer Inst,2010,102(3):193-201.

[92] Rumilla K,Schowalter KV,Lindor NM,et al. Frequency of deletions of EPCAM (TAC-STD1) in MSH2-associated Lynch syndrome cases[J]. J Mol Diag,2011,13(1):93-99.

[93] Tutlewska K,Lubinski J,Kurzawski G. Germline deletions in the EPCAM gene as a cause of Lynch syndrome-literature review[J]. Hered Cancer Clin Pract,2013,11(1):1.

[94] Ligtenberg MJ,Kuiper RP,Geurts van Kessel A,et al. EPCAM deletion carriers constitute a unique subgroup of Lynch syndrome patients [J]. Fam Cancer,2013,12(2):169-174.

[95] Tan YY,McGaughran J,Ferguson K,et al. Improving identification of lynch syndrome patients:a comparison of research data with clinical records [J]. Int J Cancer,2013,132 (12):2876-2883.

[96] Garg K,Leitao MM Jr,Kauff ND,et al. Selection of endometrial carcinomas for DNA mismatch repair protein immunohistochemistry using patient age and tumor morphology enhances detection of mismatch repair abnormalities [J]. Am J Surg Pathol,2012,33(6):925-933.

[97] Lu KH,Schorge JO,Rodabaugh KJ,et al. Prospective determination of prevalence of lynch syndrome in young women with endometrial cancer[J]. J Clin Oncol,2007,25(33):5158-5164.

[98] Masuda K,Banno K,Hirasawa A,et al. Relationship of lower uterine segment cancer with Lynch syndrome:A novel case with an hMLH1 germline mutation [J]. Oncology Reports, 2012,28(5):1537-1543.

[99] Tafe LJ. Targeted Next-Generation Sequencing for Hereditary Cancer Syndromes:A Focus on Lynch Syndrome and Associated Endometrial Cancer [J]. J Mol Diagn,2015,17(5):472-482.

[100] Conklin CMJ,Longacre TA. Lynch Syndrome in Endometrial Carcinoma:A Sentinel Diagnosis[J]. Pathol Case Rev,2014,19(2):78-84.

[101] Lancaster JM,Powell CB,Kauff ND,et al. Society of Gynecologic Oncologists Education Committee statement on risk assessment for inherited gynecologic cancer predispositions

[J]. Gynecol Oncol,2007,107(2):159-162.

[102] Egoavil C,Alenda C,Castillejo A,et al. Prevalence of Lynch syndrome among patients with newly diagnosed endometrial cancers[J]. PloS One,2013,8(11):e79737.

[103] Musulén E,Sanz C,Muñoz-Mármol AM,et al. Mismatch repair protein immunohistochemistry:a useful population screening strategy for Lynch syndrome [J]. Hum Pathol,2014,45(7):1388-1396.

[104] Mojtahed A,Schrijver I,Ford J M,et al. A two-antibody mismatch repair protein immunohistochemistry screening approach for colorectal carcinomas,skin sebaceous tumors,and gynecologic tract carcinomas[J]. Mod Pathol,2011,24(7):1004-1014.

[105] National Comprehensive Cancer Network. Genetic/familial high-risk assessment:Colorectal (version 2.2015)[J]. National Comprehensive Cancer Network Web site. Available online: http://www. nccn. org. Updated,2015.

[106] Riggi M C,Wernicke A,Salvo G,et al. Endometrial cancer and Lynch syndrome:Immunohistochemical characterization of endometrial cancer associated with changes in mismatch repair protein expression[J]. Gynecol Oncol,2016,141:155.

[107] Sapari NS,Elahi E,Wu M,et al. Feasibility of low-throughput next generation sequencing for germline DNA screening[J]. Clin Chem,2014,60(12):1549-1557.

[108] Fecteau H,Vogel KJ,Hanson K,et al. The evolution of cancer risk assessment in the era of next generation sequencing[J]. J Genetic Counsel,2014,23(4):633-639.

[109] Pritchard CC,Smith C,Salipante SJ,et al. ColoSeq provides comprehensive lynch and polyposis syndrome mutational analysis using massively parallel sequencing [J]. J Mol Diagn,2012,14(4):357-366.

[110] Sah S,Chen L,Houghton J,et al. Functional DNA quantification guides accurate next-generation sequencing mutation detection in formalin-fixed,paraffin-embedded tumor biopsies [J]. Genome Med,2013,5(8):1.

[111] Aziz N,Zhao Q,Bry L,et al. College of American Pathologists′ laboratory standards for next-generation sequencing clinical tests[J]. Arch Pathol Lab Med,2014,139(4):481-493.

[112] Richards CS,Bale S,Bellissimo DB,et al. ACMG recommendations for standards for interpretation and reporting of sequence variations:Revisions 2007 [J]. Genet Med,2008,10(4):294-300.

[113] Weissman SM,Burt R,Church J,et al. Identification of individuals at risk for Lynch syn-

95

drome using targeted evaluations and genetic testing:National Society of Genetic Counselors and the Collaborative Group of the Americas on Inherited Colorectal Cancer joint practice guideline[J]. J Genet Counsel,2012,21(4):484-493.

[114] Lu KH,Daniels M. Endometrial and ovarian cancer in women with Lynch syndrome:update in screening and prevention[J]. Fam Cancer,2013,12(2):273-277.

[115] Bartley AN,Luthra R,Saraiya DS,et al. Identification of cancer patients with Lynch syndrome:clinically significant discordances and problems in tissue-based mismatch repair testing[J]. Cancer Prevent Res,2012,5(2):320-327.

[116] Rabban JT,Calkins SM,Karnezis AN,et al. Association of tumor morphology with mismatch-repair protein status in older endometrial cancer patients:implications for universal versus selective screening strategies for Lynch syndrome [J]. Am J Surg Pathol,2014,38(6):793-800.

[117] Buza N,Ziai J,Hui P. Mismatch repair deficiency testing in clinical practice [J]. Expert Rev Mol Diagn,2016,16(5):591-604.

[118] Singh N,Ganesan R. Mixed Endometrioid and Clear Cell Carcinoma of the Endometrium:A Plethora of Issues for the Diagnostic Pathologist[J]. AJSP:Reviews & Reports,2016,21(2):51-56.

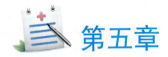

第五章
子宫内膜癌的肿瘤标志物及其临床意义

近些年来,肿瘤标志物在肿瘤的诊断、治疗方案的选择、疗效预测、预后判断中的作用受到广泛重视。本章节重点阐述子宫内膜癌肿瘤标志物的研究进展及其临床意义。

第一节　肿瘤标志物

一、肿瘤标志物的概念

肿瘤标志物(tumour markers,TM)是指由肿瘤细胞自身或由宿主应答肿瘤刺激而产生的,并能在治疗干预下客观地监测或评估肿瘤状态的一类特征性物质。可用于临床肿瘤发生及复发的监测,疗效及预后的评价,部分也可作为肿瘤靶向治疗的靶点。

"理想"的肿瘤标志物应具备:灵敏度及特异性高、与肿瘤大小或肿瘤分期相关性好、存在器官特异性、能评价预后、操作简便等特点。

二、肿瘤标志物的来源

(一)肿瘤细胞的代谢产物

肿瘤细胞代谢旺盛,其糖酵解产物,组织多肽及核酸分解产物较多。这些产物作为肿瘤标志物的特异性虽然不高,但随着测定方法的改进,此类物质在诊断和监测肿瘤中的意义也将随之提高。

(二)分化紊乱的细胞基因产物

细胞癌变,原来处于沉默的基因被激活,这些基因的产物在细胞恶化中过量表达。如在卵巢癌患者血清中糖类抗原125,这类物质在成人正常组织中不表达或极少量表达,癌变后被重新合成或大量分泌,是一类特异性较高的肿瘤标志物。

(三)癌基因、抑癌基因及其产物

癌基因或抑癌基因种类繁多,在癌变组织中通常可以检测到各种癌基因或突变的抑癌基因及其产物。它们是导致细胞恶变的关键,检测这类标志物可以作为恶性肿瘤早期诊断或靶向治疗的依据。

(四)肿瘤细胞坏死崩解产物

主要是某些细胞骨架蛋白成分,这些物质多在肿瘤晚期或治疗后肿瘤细胞坏死时出现,可以作为治疗效果动态观察的指标。

(五)宿主反应类产物

机体对肿瘤的反应性可产生一些特有产物。这些非肿瘤细胞特异性可以随肿瘤的存在或治疗而变化。

从上述肿瘤标志物来源可以看出,同一种肿瘤可能存在多种标志物,同一种标志物也可能会在不同肿瘤出现。即某一种肿瘤特异性较高的标志物对另一肿瘤来说不一定是好的标志物,而某一组织的正常产物对另一组织来源的肿瘤却可能为较好的肿瘤标志物。

三、肿瘤标志物常用的检测技术

鉴于肿瘤标志物在临床应用中的复杂性,为保证肿瘤标志物能在肿瘤的诊断治疗中发挥应有的作用,美国国家临床生化委员会(NACB)和欧洲肿瘤标志物专家组 (EGTM) 对肿瘤标志物的检测制定了比较详细的规定和临床应用指南。常用技术如下:

(一)免疫学技术

免疫学技术是目前临床最常用的肿瘤标志物检测技术,主要包括酶联免疫吸附法(ELISA)、化学发光法(CLIA)和放射免疫技术(RIA)等。该技术通过抗原抗体反应的特异性与肿瘤标志物敏感性相结合,具有特异性、快速等优点,且试剂标准化,操作简便,易于自动化,可定性、定量检测肿瘤细胞分泌到体液中的各种具有免疫原性的肿瘤标志物。

(二)其他技术

1. 生化技术

如电泳、酶生物学活性法等,特别适用于各种酶及同工酶的测定。

2. 免疫组化技术

可以从形态学上详细阐明细胞分化、增殖和功能变化的情况,因而有助于确定肿瘤组织类型、预后判断及临床特征的分析。

3. 基因诊断技术

利用 Real-time PCR、芯片技术,分析癌基因和抑癌基因的表达水平和其 DNA 序列结构改变,进行肿瘤发病机制研究和诊断的一种方法。该技术以其特有的高灵敏度和高特异性,以及能直接查明在基因水平上的变化等优点,已开始应用于肿瘤的分子诊断和肿瘤病因学的研究。

4. 蛋白质组技术

在恶性肿瘤生长过程中,由于基因的突变、异常转录与翻译,必然导致不同程度的蛋白质异常表达与修饰。蛋白质组学主要应用高分辨率的电泳、色谱和质谱指数分析与鉴定细胞内动态变化的蛋白质组成成分, 表达水平与修饰状态,高通量地对比分析健康与疾病时蛋白质表达谱的改变,可应用于肿瘤标志物的筛选和鉴定、肿瘤分类、疗效评价及肿瘤发生机制等方面的研究,使得肿瘤的诊断、分类、疗效评价由过去单一肿瘤标志物进行判断发展成为现在的应用蛋白质谱或基因谱的改变来进行综合判断。

第二节 子宫内膜癌的肿瘤标志物及其临床应用

子宫内膜癌的肿瘤标志物依据其表达的部位不同,分为血清生物学标志物和组织生物学标志物。血清生物学标志物是指子宫内膜癌组织细胞分泌或脱落或是宿主对体内子宫内膜癌组织细胞反应而产生并进入机体血清中的物质,通过测定其在患者血清中是否存在或含量变化,可辅助诊断肿瘤、分析病程、指导治疗、监测复发或转移、判断预后。组织生物学标志物是指一类存在于子宫内膜癌组织细胞膜上或细胞内的物质,包括癌基因、抑癌基因及其产物(如激素受体、生长因子受体等),以及 DNA 错配修复基因,其基因结构或功能的改变,以及基因产物的非正常表达均与肿瘤的发生、发展及患者预后密切相关。

分子遗传学研究发现不同类型的子宫内膜癌在发生发展过程中有不同的遗传学改变:Ⅰ型子宫内膜癌往往出现 DNA 错配修复基因、PTEN、K-ras 基因的变化及 β-catenin 的突变;Ⅱ型子宫内膜癌则经常出现 p53、p16 和 C-erbB-2 (HER2/neu) 基因的突变和扩增,E-cadherin 表达下降及部分染色体杂合性丢失。较常见的子宫内膜癌相关基因的改变频率如表 5-2-1 所示。

表 5-2-1　Ⅰ型与Ⅱ型子宫内膜癌相关基因改变频率的比较

相关基因及改变	Ⅰ型子宫内膜癌	Ⅱ型子宫内膜癌
PTEN 失活	50%~80%	10%
微卫星不稳定性	20%~45%	<5%
K-ras 突变	10%~30%	<5%
β-catenin 突变	25%~40%	<5%
p53 突变	10%~20%	90%
C-erbB-2(HER2/neu)高表达	10%~30%	45%~80%
p16 失活	10%	40%~45%
E-cadherin 表达下降	10%~20%	89%~90%
IMP3 高表达	<10%	>90%

本章节介绍几种目前实验室检查中较常用的子宫内膜癌肿瘤标志物及其在子宫内膜癌诊断和预后中的临床应用。

一、血清生物学标志物

(一)CA125

CA125 是一种由体腔上皮细胞分泌的糖蛋白,为膜抗原,广泛存在于体腔上皮起源的各种组织,以及这些组织发生的肿瘤细胞表面,如胸膜、心包膜、腹膜、输卵管内膜、子宫内膜、宫颈内膜等。Duk 等提出，在人体内自然屏障遭到破坏时，肿瘤细胞的脱落使抗原进入血液循环，从而引起血清 CA125 升高。

CA125 已被认为是子宫内膜癌最常用的肿瘤标志物，但与卵巢癌相比，其测定值及阳性率均较低，灵敏度不高，目前研究指出只有 20%~50% 的患者有 CA125 的升高，并与子宫内膜癌的肿瘤大小及分期相关。另有研究指出，只有 15% 的 Ⅰ 期、33% Ⅱ 期及 62% 的 Ⅲ 期患者有 CA125 表达升高。虽然血清 CA125 水平对子宫内膜癌的早期诊断意义不大，但对子宫外转移等晚期及复发患者有一定的参考价值，其可能原因是肿瘤位于子宫内时限制了 CA125 抗原进入血液循环，而当肿瘤侵犯淋巴系统或呈大块病灶，或者多个部位转移时，血清中 CA125 可出现升高。Nicklin 等在一项国际多中心前瞻性随机试验中，对 760 例子宫内膜癌患者进行分析，发现 CA125>30U/ml 是预测子宫内膜癌存在子宫外转移的高危因素，其灵敏度、特异性、阳性预测值及阴性预测值分别为 31.0%、88.5%、36.7% 及 85.7%。许多学者也证实，术前 CA125 升高是子宫内膜癌淋巴结转移的独立高危因素，对术中是否需行淋巴清扫有指导意义。Scambia 等研究发现，CA125>65U/ml 的子宫内膜癌患者，22% 临床检查未提示淋巴结受累，但术后组织病理学提示 58% 的患者淋巴结阳性（$P=0.022$）。CA125 也是诊断子宫内膜癌复发的有效指标之一，术后 CA125 上升提示肿瘤的复发可能。王志启等研究发现，血清 CA125 水平升高与病理分化程度、宫颈受累和盆腔淋巴结转移相关（P 值分别为 0.014、0.006、0.018）。Chung 等研究发现，CA125<28.5U/ml 时，患者术后 5 年无瘤生存率明显高于 CA125 升高者。

综上，血清 CA125 水平对早期子宫内膜癌的诊断意义不大，但是其与肿瘤分期、组织学分级、肌层浸润深度、子宫外转移、淋巴结转移等相关，可作为预后判断的重要指标之一，也可用于监测肿瘤的复发。

（二）人附睾分泌蛋白 4

人附睾分泌蛋白 4（human epididymis secretory protein 4, HE4）是近年来研究较多的肿瘤生物学标志物之一，在妇科肿瘤中有广阔的应用前景。HE4 是 WFDC2 基因的编码产物，是一种分泌性糖蛋白，最早是 Kirchhoff 等于 1991 年在人附睾远端上皮细胞中发现的。HE4 基因位于染色体 20q12~13.1，全长

11.78kb 左右,由 5 个外显子和 4 个内含子组成。免疫组化及基因芯片检测结果显示,HE4 在女性生殖系统上皮包括输卵管上皮、子宫内膜腺体、宫颈内腺体和前庭大腺,以及男性生殖系统的附睾和输精管上皮中高表达,在卵巢浆液性癌及卵巢子宫内膜样癌细胞中高表达,在子宫内膜癌细胞中也可检测到。

　　HE4 在子宫内膜癌、浆液性和子宫内膜样卵巢癌及肺腺癌显著表达,但在内膜良性病变,如中重度子宫内膜异位症及卵巢子宫内膜异位囊肿中升高不明显。Moore 等收集 171 例子宫内膜腺癌患者(其中 122 例 FIGO Ⅰ 期),检测其术前血清 HE4、血清可溶性间皮素相关肽(SMRP)、CA72-4 和 CA125 的水平,分析发现作为子宫内膜癌的单独标志物,HE4 是最准确的。HE4 的受试者特征曲线下面积(ROC-AUC)在任何期别的子宫内膜癌组中都是最高的,其灵敏度也最高(当特异性为 90% 时,灵敏度分别为:Ⅰ 期 48.4%,Ⅱ~Ⅳ 期 71.4%,所有期别为 55%)。CA125 与 HE4 联用时的灵敏度高于单用 CA125(当特异性为 95% 时,灵敏度分别为 50.1% 和 4.6%)。根据 ROC-AUC 分析,在 Ⅱ~Ⅳ 期组中,联用 CA125 与 HE4 优于单用 HE4 (ROC-AUC 值分别为 86.6% 和 83.6%),但在 Ⅰ 期组中 HE4 与联用 2 种标志物的 ROC-AUC 值均为 76.7%。在总样本中,联用 CA125 与 HE4 及单用 HE4 的 ROC-AUC 值分别为 79.4% 和 78.7%。以上数据提示,HE4 可能是目前对子宫内膜癌最准确、灵敏度最高的肿瘤标志物。当以 70pmol/L 为参考值时,HE4 对子宫内膜癌的诊断灵敏度和特异性为最佳, 均高于 CA125,灵敏度分别为 59.4% 和 19.8%,特异性分别为 100% 和 62.14%,联合检测 CA125 和 HE4,则其灵敏度为 60.4%,特异性为 100%。HE4 联合 CA125 并不增加检测的灵敏度,但在准确率上优于单一标志物。此外,有研究发现,HE4 与肌层浸润深度有关,在术前预测肿瘤的期别中有独特价值。Kalogera 等收集 75 例子宫内膜腺癌患者检测其术前血清 CA125 值,其中 Ⅰ 型 54 例,Ⅱ 型 21 例,HE4 平均值在两组中与健康对照组相比都显著性升高。HE4 均值与 Ⅰ 型子宫内膜癌、深肌层浸润(MI)及原发肿瘤直径(PTD)>2cm 间有显著性相关。低危组的患者(Ⅰ 型子宫内膜癌、MI≤50%、PTD≤2cm)的 HE4 均值明显低于其他非低危组($P<0.01$)。该研究提示,HE4 在大多数子宫内膜癌患者中升高,而且与 PTD 大小及肌层浸润相关,而且其灵敏度高于 CA125。HE4 表达水平还是子宫内膜癌

预后的一个独立因素,其高水平与 FIGO 分期晚、肿瘤分化差、深肌层浸润、淋巴结阳性、腹水阳性等密切相关;同时也与总体生存率低、无瘤生存期短等子宫内膜癌的不良预后明显相关。

综上,血清 HE4 的检测有利于子宫内膜癌的早期诊断,并与肿瘤分期、分级、肌层浸润深度、淋巴转移等相关,可作为子宫内膜癌早期筛查、预后判断和监测肿瘤复发的指标之一。

(三)YKL-40

YKL-40 又称人软骨糖蛋白 39(human cartilage glycoprotein-39),是哺乳动物壳多糖酶样蛋白家族成员之一。可由巨噬细胞、中性粒细胞、软骨细胞、内皮细胞、血管平滑肌细胞及一些恶性肿瘤细胞分泌。YKL-40 基因位于染色体 1q31~1q32,其分子量约为 40kD,氨基酸序列 N 端为 Tyr-Lys-Leu(YKL),因此得名。YKL-40 分布广泛,在多种恶性肿瘤组织及患者血清中呈高表达,如乳腺癌、结肠癌、子宫颈癌、卵巢癌等。YKL-40 在细胞增殖分化、有丝分裂、抑制凋亡、炎症发生、刺激血管形成及细胞外组织重塑中起重要作用。

目前,国内外关于 YKL-40 在子宫内膜癌中作用的研究较少。Diefenbach 等首次对子宫内膜癌患者血清 YKL-40 进行研究,结果发现,血清中 YKL-40 水平明显增高,与患者年龄、肿瘤分期、组织学分级无相关性,在单因素分析中,YKL-40 升高与临床不良结局相关,当血清中 YKL-4>80ng/ml 时,往往预示患者的 5 年生存率及无瘤生存期将明显降低。另有研究表明,YKL-40 在子宫内膜癌的组织中呈高表达,且组织中的阳性表达与肿瘤的组织学分级呈正相关,血清中表达与肿瘤分期呈正相关,血清 YKL-40 界值为 106.6μg/L 时,诊断子宫内膜癌的灵敏度与特异性分别为 73.5% 和 81.6%,优于 CA125(55.8% 和 76.7%)。YKL-40 的高表达水平还与淋巴结转移及淋巴血管浸润呈正相关,YKL-40 阳性提示子宫内膜癌预后不良。

目前,已有一系列研究提示,YKL-40 可能与子宫内膜癌的发生、发展有关,有望成为子宫内膜癌诊断和评估预后的分子标志物,但尚需进一步的临床和基础研究进行验证。

(四)恶性肿瘤特异性生长因子

恶性肿瘤特异性生长因子(TSGF)是由肿瘤细胞产生的一种多肽类物质,对恶性肿瘤血管增生起重要作用,而与非肿瘤血管增生无明显关系。TSGF 随着肿瘤细胞的形成与增长逐渐释放到外周血液中,在恶性肿瘤形成的早期就明显升高。血清 TSGF 检测对恶性肿瘤的早期诊断具有广谱、灵敏的特点,有重要的诊断价值。有研究发现,血清 TSGF 的检测对子宫内膜癌具有一定的诊断价值,癌旁静脉血中 TSGF 升高更为明显,其水平可能与病理分级及临床分期有一定关系;联合检测 TSGF 和 CA125 具有更高的诊断价值,并可作为随访指标。

(五)CP2

CP2,一种与 CA125 类似的肿瘤标志物,有研究显示,CP2 在不同分期和有无淋巴结转移之间有显著性差异。Ⅲ~Ⅳ期子宫内膜癌患者血清 CP2 水平显著性高于Ⅰ~Ⅱ期,其诊断Ⅲ~Ⅳ期的灵敏度与 CA125 类似,而且术前 CP2 正常者术后均无瘤存活;有淋巴结转移者显著性高于无淋巴结转移者,并随着病理分级的增高 CP2 水平逐渐增高,但差异无显著性;高危组与低危组中 CP2 检测差异有显著性。术前 CP2 检查对于协助判断患者分期及是否存在转移、明确手术范围及判断预后等有一定帮助。

(六)γ-synuclein

γ-synuclein 最先从乳腺癌 cDNA 文库中分离出来,也叫乳腺癌基因 1。范余娟等研究发现 γ-synuclein 在正常子宫内膜组织中不表达,在不典型增生子宫内膜、子宫内膜样腺癌中阳性表达。在癌组织中,γ-synuclein 的表达随着临床分期、病理分级、肌层浸润深度的增加而升高,提示 γ-synuclein 的表达在肿瘤的进行性发展过程中发挥了重要的生物学作用,可能是子宫内膜癌进展、侵袭、预后不良的分子标志之一。

(七)其他血清肿瘤标志物

1. CA153

有文献报道,在 24%~32% 子宫内膜癌患者中,CA153 的表达升高与肿瘤分期相关;CA153>30U/ml 的患者在Ⅲ期子宫内膜癌患者中占 47%,而在Ⅰ~Ⅱ期患者中仅占 18%(P=0.01)。CA153 与 CA125 联合检测能提高子宫内膜癌患者的预后及生存时间预测。

2. CEA

有研究发现,CEA 在子宫内膜癌中的异常率为 30.3%, 明显高于CP2 及 CA125,对患者预后有一定作用。

3. CA199

特异性则相对较低,广泛存在于多种器官来源的肿瘤细胞中。但CA199 与 CA125 联合应用有助于判断肿瘤的的分期及预后。

4. 唾液酸(SA)

是一种氨基糖类物质,为细胞膜糖蛋白和糖脂的重要组分,与细胞癌变,以及癌的进展、转移和复发等密切相关。研究发现,SA 在子宫内膜癌患者中异常率为 36.8%,高于 CP2、CA125 及 CEA 的异常率,但是 SA 除与附件受累和腹腔细胞学检查阳性相关外, 与包括肿瘤分期在内的其他临床病理特征无明显相关,对预后也没有提示作用。所以 SA 可用于术前协助诊断,但不适用于进行分期及预后判断等。

5. 血管内皮生长因子(VEGF)

McMeekin 等通过对子宫内膜癌患者血清 VEFG 的检测, 认为其与肿瘤分期无关,对术前评估并无临床意义。但是,另有学者通过对 24 例子宫内膜癌患者的随访研究发现,血清 VEGF 的升高与患者的疾病进展及死亡相关。

虽然以上血清肿瘤学标志物对子宫内膜癌的诊断、预后及复发有一定的预测作用,但是由于缺乏大样本证据,除 CA125 及 HE4 外,其余均暂时未应用于临床。

二、组织生物学标志物

随着分子生物学的发展, 子宫内膜癌分子水平致癌机制的研究日益深入,现已发现多种基因与肿瘤的发生、发展有关,如癌基因、抑癌基因、DNA 错配修复基因(mismatch repair,MMR)、β-catenin 基因等。癌基因是指在细胞或病毒中存在的、能诱导细胞恶性转化的核酸片段。正常情况下,原癌基因处于静止或低表达状态,编码蛋白质以维持细胞的生长、分化功能。当机体受到化学致癌物、辐射或病毒等因素刺激,原癌基因通过基因易位、扩增、点突变、插入等方式被激活,导致细胞癌变。目前子宫内膜癌相关癌基因的报道较少,主要有 K-ras、C-erbB-2 等。抑癌基因则是一类抑制细胞生长的基因,具有抑癌功能。与子宫内膜癌相关的抑癌基因主要有 PTEN、p53 等。MMR 通过其产物的识别和修复错配的 DNA 以维持基因的稳定性。β-catenin 基因是 E-cadherin 家族的成员之一,参与维持细胞分化及正常组织结构。其中,Ⅰ型子宫内膜癌主要与 4 种类型的基因改变有关, 即 PTEN 基因表达缺失、MMR 基因突变导致的微卫星不稳定性、K-ras 基因突变、β-catenin 基因改变, 而 p53 突变及 C-erbB-2 过表达主要与Ⅱ型子宫内膜癌关系密切。

(一)癌基因及产物

1. Ras-MAPK-ERK 通路

Ras 癌基因属于 GPT 结合类癌基因,包括 H-ras、K-ras 及 N-ras 三种,编码膜结合蛋白 ras p21 蛋白,功能为传导细胞信号,主要与肿瘤生长和分化有关;基因突变后编码的 p21 水解 GPT 的能力下降,导致细胞内信号传导异常,使细胞持续增殖和恶性转化。在子宫内膜癌的发生、发展中发挥作用的主要是 K-ras 基因,且 K-ras 基因的突变往往发生于Ⅰ型子宫内膜癌,突变率为 19%~46%,多发生于密码子 12 的点突变。Lax 等分析 103 例子宫内膜癌标本中发现,子宫内膜腺癌 K-ras 密码子突变发生率为 26%, 而子宫内膜乳头状浆液性腺癌中的突变率仅为 2%,而且 K-ras 基因的改变往往出现于肿瘤早期。除子宫内膜癌外,子宫内膜增生过长的病例中也发现有 K-ras 基因突变, 表明 K-ras 基因突变是子宫内膜癌的早期事件。Velasco 等通过免疫组织化学方法,对子宫内膜癌、不典型增生内膜组织、单纯型增生内膜组织及正常子宫内膜进行了研究,发现子宫内膜癌及不典型增生组织中 K-ras 癌基因阳性表达率明显高于正常子宫内膜及单纯型增生组织, 且子宫内膜癌中 K-ras 癌基因表达率随着病变程度的加重而升高,进一步说明 K-ras 癌基因的被激活存在于子宫内膜癌的演变过程中,导致细胞周期增殖失控,是子宫内膜癌发生、发展的一个重要环节,有助于子宫内膜癌的早期诊断。子宫内膜癌中 K-ras 基因的表达还与其组织学分级及临床分期有关。组织学分级越差,K-ras 癌基因的阳性表达率越高;临床分期越晚,K-ras

癌基因的阳性表达率越高，说明 K-ras 癌基因表达可反映子宫内膜癌的恶性程度。雌激素是 Ⅰ 型子宫内膜癌的重要致病因素,雌激素/雌激素受体信号途径在其发生、发展过程中起促进作用。有学者利用子宫内膜癌细胞株进行体外实验,发现 K-ras 基因突变诱导子宫内膜发生癌变的转化过程中有雌激素受体参与。Tu 等用子宫内膜癌细胞株 HEC-1-A 中 12 位 Asp 突变的 K-ras 基因构建重组质粒转染 NIH3T3 细胞，转染后细胞增殖显著性增强，转染后 10d，重组质粒组 NIH3T3 细胞集落数为 13.48%,比空质粒组(4.26%)和阴性对照组(2.33%)明显增多,重组质粒组 NIH3T3 细胞雌激素受体 α 和 β 均增加,注射 Balb/c 裸鼠 12d 后形成低分化肿瘤。说明 K-ras 基因发生突变能诱导子宫内膜发生癌变,而且这种恶性转化途径有雌激素受体参与。参见图 5-2-1。

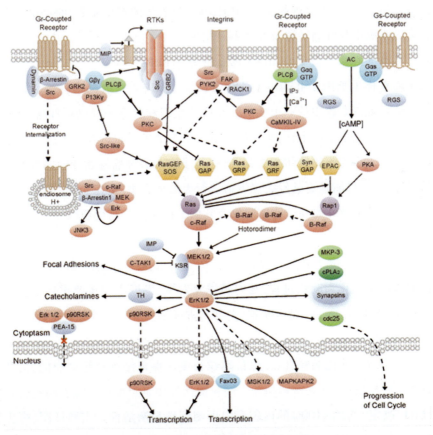

图 5-2-1 Ras-MAPK-ERK 信号通路

K-ras 癌基因作为一种原癌基因在子宫内膜癌发病机制过程中起很重要的作用,其突变是子宫内膜癌的早期事件,K-ras 癌基因检测在子宫内膜癌早期诊断中具有实用价值, 很多学者认为可以把 K-ras 基因作为子宫内膜癌变的筛检指标。

2. C-erbB-2(HER2/neu)基因

C-erbB-2(HER2/neu)基因编码一个 185kD 的跨膜糖蛋白——HER2/neu,有酪氨酸激酶活性,与表皮生长因子受体类似。在正常情况下,C-erbB-2 基因处于非激活状态,参与细胞生长、分化调节。但受到某些致癌因素作用后,主要以基因扩增方式激活。Lazar 等研究发现,过度表达与子宫内膜癌组织学类型、分化程度相关,表明 C-erbB-2 蛋白改变可能提示肿瘤进展,是子宫内膜癌的不良预后因素。另有报道,子宫内膜癌中 HER2/neu 过表达的发生率为 9%~30%,在 Ⅱ 型子宫内膜癌中与肿瘤转移及预后不良相关。

3. 胰岛素样生长因子Ⅱ mRNA 结合蛋白 3(IMP3)

胰岛素样生长因子Ⅱ mRNA 结合蛋白 3(IMP3)是胰岛素样生长因子Ⅱ mRNA 结合蛋白家族中的一个成员。在胚胎组织和胰腺癌、肺癌、胃癌、结肠癌等恶性肿瘤组织中呈高表达,而在成人良性组织中呈低表达或不表达。IMP3 的表达与Ⅱ型子宫内膜癌密切相关,其表达与子宫内膜肿瘤性病变中的侵袭性组织学形态有关,可能是更具侵袭性生物学行为的标志物。IMP3 弥漫性高表达对诊断子宫内膜浆液性癌和透明细胞癌及它们的前驱病变高度敏感。

4. C-myc 基因

C-myc 基因定位于 8q24.1,编码具有调节转录作用的 DNA 结合蛋白,通过调控细胞增殖分化和凋亡过程,在内膜样癌发生、发展中起重要作用。已发现 27%的内膜样癌有 C-myc 基因扩增,尤其与进展期和分化差者关系密切。

5. hTERT 基因

端粒酶通过催化端粒合成,保持端粒长度而保证细胞持续分裂能力,其异常激活与肿瘤发生、发展密切相关。端粒酶活性由其重要组分端粒酶逆转录酶(hTERT)决定。82%~100%的内膜癌中可测到端粒酶活性。实验证明,野生型 p53 基因突变与 hTERT 的激活存在于大多数恶性肿瘤细胞中,两者的高表达与肿瘤恶性程度高、细胞分化差、转移率高呈正相关。

6. Survivin 基因

Survivin 基因编码的蛋白是一种凋亡抑制蛋白（inhibitor of apoptosis protein, IAP）家族中的新成员，位于 17q25。Survivin 蛋白是迄今为止分子量最小，也是抗凋亡作用最强的 IAP。通过抑制 caspase 活性及促进细胞有丝分裂两种途径抑制细胞凋亡。在成人正常组织中极少表达或不表达，但在恶性肿瘤中呈现高表达，且其含量越高，肿瘤恶性程度越高，淋巴结转移越广泛。目前在六十多种肿瘤细胞中都发现了 survivin 的表达，包括乳腺癌、结肠癌、淋巴瘤、卵巢癌、子宫颈癌等。研究表明，在子宫内膜癌和子宫内膜不典型增生中 survivin 阳性表达率分别为 46% 和 41.6%，均明显高于正常内膜。而子宫内膜癌和子宫内膜不典型增生的 survivin 阳性表达率无明显差异。这些表达特点显示：survivin 基因是在子宫内膜癌发生的早期阶段（不典型增生阶段）被激活，表达出大量 survivin 蛋白。因此，survivin 表达可能是子宫内膜癌变过程中的早期分子事件。survivin 的过度表达可使细胞失去正常增殖周期中凋亡关卡的限制，通过有丝分裂促进转化细胞的异常增殖，是子宫内膜样腺癌发展过程中的重要因素。Takai 等用荧光免疫组化法研究发现，survivin 基因在正常子宫内膜中有微弱表达，其中增生期子宫内膜阳性表达率为 5.1%，分泌期为 15.8%，但子宫内膜癌中阳性表达率高达 88%，且与子宫内膜癌的增殖细胞核抗原（proliferating cell nuclear antigen, PCNA）标记指数、临床分期、组织学分级、肌层浸润深度、临床疗效、生存率等均明显相关，说明其蛋白产物的出现可作为子宫内膜癌的诊断依据，以及判断是否有转移性的预后因子。Erkanli 等的研究结果与此一致，发现在子宫内膜增生过长中也有 survivin 表达，且从正常子宫内膜增生期到子宫内膜增生过长，到子宫内膜癌的发生、发展中，其蛋白表达呈递增趋势，但与肌层浸润、临床分期、淋巴结转移无明显相关性，对预后和生存率也无影响。

7. bcl-2 基因

bcl-2 基因是从小鼠 B 细胞淋巴瘤中分离出的一种原癌基因，位于染色体 18q21，能抑制细胞凋亡，延长细胞寿命，从而增加细胞内遗传物质发生突变的可能性，提高肿瘤发生的机会。bcl-2 基因不仅在正常子宫内膜中表达，而且随月经周期发生变化,主要在增生期子宫内膜中表达。bcl-2 在子宫内膜增生过长中的表达比增生期子宫内膜更明显,子宫内膜从增生、不典型增生、高分化癌到低分化癌的发展过程中,bcl-2 基因表达有下降趋势,且有显著性差异,同时发现 bcl-2 蛋白表达与肿瘤分化程度关系密切,随着分化程度的降低,bcl-2 表达阳性率下降。Kapucuoglu 等利用免疫组化法研究后报道 bcl-2 在增生期子宫内膜、子宫内膜增生过长中的表达率均为 100%,在不典型增生、子宫内膜癌中的表达率分别为 80% 和 94.3%。

(二)抑癌基因及产物

1. PTEN

PTEN 为抑癌基因,位于染色体 10q23.3,含有 9 个外显子和 8 个内含子,全长 200kb,由 403 个氨基酸组成的多肽,相对分子质量为 $47×10^3$,编码蛋白酪氨磷酸酶,是目前发现的唯一具有特异性脂质磷酸酶和蛋白质磷酸酶双重磷酸酶活性的抑癌基因,其缺失突变与多种人类恶性肿瘤的发生、发展密切相关。

PTEN 抑癌作用机制目前普遍认为与它的蛋白酪氨酸磷酸酶和脂质磷酸酶两种磷酸酶的活性有关。PTEN 是一种多功能蛋白,位于细胞膜上的磷脂酰肌醇-3,4,5-三磷酸,是它的第一个生理性底物。PTEN 通过使 PIP3 去磷酸化,达到阻止细胞生长和促进细胞凋亡的目的,通过多种作用机制发挥作用(图 5-2-2)。①PTEN 可通过阻断 PI3K/AKT/mTOR 信号通路,加速细胞凋亡、抑制细胞生存。②黏着斑激酶(focal adhesion kinase,FAK)是整合素介导的信号转导途径中一个重要分子,在介导细胞与细胞外基质黏附时被活化,致使 FAK 酪氨酸磷酸化水平增高。PTEN 通过下调 FAK 的酪氨酸磷酸化水平来抑制 FAK 的功能,影响整合素介导的细胞扩散和局灶黏附的形成,从而抑制细胞的转移和侵袭。③PTEN 可抑制整合素介导的丝裂原活化蛋白激酶(MAPK)通路中的细胞外信号调节激酶(ERK)活化,抑制 C-ras 依赖的细胞生长与转化。④PTEN 通过诱导细胞周期依赖性激酶(cyclin-dependent protein kinases,CDK)调控细胞周期。

抑癌基因 PTEN 的失活可表现为突变或(和)丢失,PTEN 蛋白表达降低,甚至不表达,免疫组化检测结果为阴性。PTEN 突变或缺失导致磷酸酶活性丧失,可引起 AKT/mTOR 等信号通路的激活,失去对细胞增殖的负调控作用,诱导细

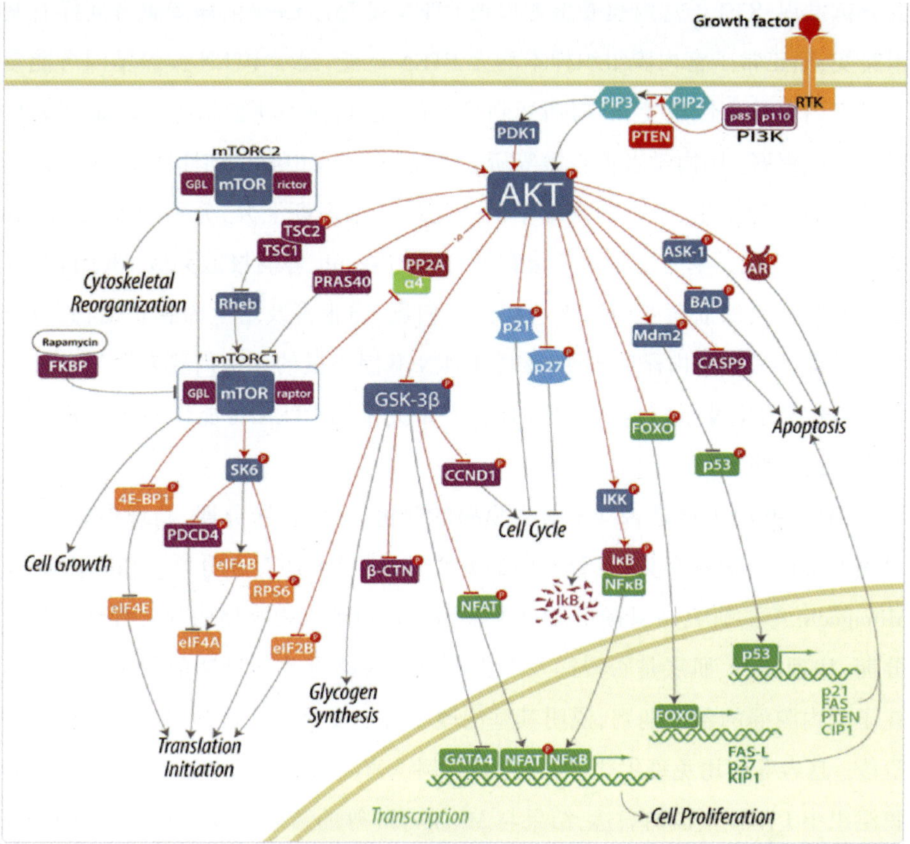

图 5-2-2　PTEN 抑癌作用机制

胞持续增殖、恶性转化,促进肿瘤的形成。

在妇科恶性肿瘤中,PTEN 基因与子宫内膜癌的关系最密切,是子宫内膜癌中突变率最高的基因,而子宫内膜癌也是至今发现的 PTEN 基因突变率最高的肿瘤。因此,把 PTEN 基因称为子宫内膜癌的看家基因。PTEN 基因的缺失或突变,可以加速子宫内膜的复杂性,使得子宫内膜由不典型增生发展为癌变。

许多研究表明,PTEN 突变是Ⅰ型子宫内膜癌的早期分子事件,而Ⅱ型子宫内膜癌的发生与 PTEN 突变无关,说明两者的致癌机制有着不同的分子途径。Erkanli 等报道,PTEN 蛋白在Ⅰ型子宫内膜癌中的突变率或缺失率为 34%~55%,甚至 >80%。Mutter 等对子宫内膜癌及癌前病变的患者进行 PTEN 基因突变分析发现,83%子宫内膜癌患者出现 PTEN 突变,55%癌前病变患者同样有基因突变,而正常子宫内膜组织样本均无 PTEN 突变,提示 PTEN 抑癌基因可能参与子宫内膜从良性病变、癌前病变到癌变的过程,使不典型增生组织最终发展为子宫内膜癌。国内学者古吉敏等研究发现,在子宫内膜单纯性增生、子宫内膜复杂性不典型增生、子宫内膜癌中的表达缺失率逐渐上升,分别为 5%、33% 和 60%,且表达缺失率与组织学分级有关,这与 Erkanli 等的报道类似,即 PTEN 在子宫内膜癌及癌前病变中的表达缺失率相近,与正常及增生内膜相比,具有显著性差异。另有体内研究表明,敲除 PTEN 基因小鼠的子宫内膜发生复杂性增生、不典型增生及子宫内膜腺癌的改变,由此推测 PTEN 可能作用于子宫内膜癌发生的早期。

PTEN 基因表达是否与子宫内膜癌的分化程度、临床分期、病理类型、肌层浸润及淋巴结转移有关,有着不同的研究结果,目前还存在分歧。Erkanli 等及 Minaguchi 等的研究结果提示,PTEN 基因表达与子宫内膜癌的分化程度、临床分期、病理类型、肌层是否浸润及有无淋巴结转移无关,PTEN 的异常表达散布在子宫内膜癌的各个期别,说明其基因改变可能发生在子宫内膜癌发生的早期阶段。赵岩等应用免疫组化方法检测 40 例子宫内膜癌组织和 23 例正常子宫内膜组织中 PTEN 蛋白的表达,结果与 Minaguchi 等的结果一致。赵剑虹等的研究结果显示,PTEN 蛋白表达与细胞分化程度、组织学类型及肌层浸润深度有关,而与手术病理分期无关。Konopka 等认为 PTEN 蛋白在子宫内膜癌病理分级中,表达缺失率随着组织学分级的增高而增强($P<0.05$),提示 PTEN 表达与细胞分化程度有关,而与临床分期无关。PTEN 与子宫内膜癌的预后研究相对少见。Kanamori 等通过对 784 例子宫内膜癌患者的多因素分析显示,PTEN 蛋白的阳性表达是一个有利于生存的独立预后因素,是晚期子宫内膜癌患者预后良好的指标之一。

2. p53

p53 基因是与人类肿瘤关系最密切的肿瘤相关基因,是约半数恶性肿瘤的代表性抑癌基因,定位于染色体 17p13.1,含 11 个外显子和 10 个内含子,编码 393 个氨基酸组成的 53kD 的核内磷酸化蛋白,具有蛋白质—DNA 和蛋白质—

蛋白质结合的功能,在细胞周期的调控和凋亡中起重要作用。p53可分为野生型和突变型,其突变形式主要有点突变、缺失、重排或插入,常为外显子5~8突变,与肿瘤的发生、发展关系密切。在正常条件下p53是一种不稳定的调节蛋白,即野生型p53蛋白,其半衰期短,故组织中几乎不能检测到,也不对正常细胞生长起抑制作用。当细胞DNA损伤,即发生肿瘤时,p53蛋白积聚,便可通过PCR或免疫组化法检测出突变型p53,因此p53在正常子宫内膜和增殖型子宫内膜中无表达,但在子宫内膜癌中呈阳性表达。许多研究证实,p53基因突变在子宫内膜癌发病机制中有重要作用,阳性表达率为16.7%~75%。Erkanli等运用免疫组化法研究发现p53在Ⅰ型子宫内膜癌中表达低,仅占16%,而在Ⅱ型子宫内膜癌中的表达高,达75%。Elhafey等报道p53在子宫内膜癌中的表达率为65%,在Ⅱ型子宫内膜癌中的表达(75%)明显高于Ⅰ型(55%),在不典型子宫内膜增生中的表达率为30%,在正常和增殖型子宫内膜中均为阴性表达,且p53阳性表达与子宫内膜癌的临床分级、病理分型、肌层浸润呈正相关,伴有p53表达的患者病程进展快,预后较差。

p53在正常子宫内膜和子宫内膜增生过长的患者中无表达,但在子宫内膜复杂性不典型增生、子宫内膜癌中的阳性表达率呈上升趋势,分别为15%、46%,且阳性率与组织学分级有关。p53表达阳性者绝大部分是组织分化差的Ⅲ级子宫内膜癌和Ⅱ型子宫内膜癌。有研究表明,在7%~42%的子宫内膜癌患者中出现p53细胞核表达或基因突变,这些患者分别为晚期、高级别或深肌层浸润、淋巴结转移及非子宫内膜样腺癌患者。Lee等学者对131例子宫内膜癌患者研究发现,p53蛋白过表达或p53基因突变的子宫内膜癌患者,其生存率明显低于无p53异常表达的患者。多因素分析发现,p53表达与子宫内膜癌的临床分期、病理分级、肌层浸润、淋巴转移等呈正相关。

因此,p53基因的突变被看作是子宫内膜癌变的相对晚期事件,且p53过表达可以作为一个独立预测预后的指标,此类患者病情进展快,预后差,生存率低。

3. β-catenin

β-catenin是一条由多肽链组成的蛋白质,其编码基因称为CTNNB1,定位于染色体上3p21,3p22,编码部分膜性蛋白。β-catenin有两个独立的功能:①作为细胞黏附因子,促进细胞骨架肌丝接合到跨膜的 E-cadherin,形成 E-cadherin/catenin 复合体,维持上皮细胞极性和完整性;在胚胎形成和癌变过程中也发挥一定作用。②作为 Wnt 信号转导通路的下游转录激活因子,在这个通路中β-catenin 的活性是被 APC 肿瘤抑制基因调控的。在第二个功能中,β-catenin 涉及包括子宫内膜癌在内的多种恶性肿瘤。β-catenin 在信号传导上伴同 T 细胞家族发挥作用;突变导致核蛋白过度表达,引起靶基因包括周期素 D1 传导,有利于细胞转化;使肿瘤细胞具有更多的浸润性和转移性。

β-catenin 突变在子宫内膜癌中的发生率约为 20%,也存在于不典型增生的子宫内膜中,由此猜测其可能参与子宫内膜癌发生的早期事件。另有研究报道,β-catenin 在子宫内膜癌中阳性表达率明显低于正常子宫组织($P<0.05$),阳性表达定位于细胞膜/细胞质,表明 β-catenin 的阳性表达异常和子宫内膜癌的发生具有密切的关系。另外,研究发现 β-catenin 的阳性表达与子宫内膜癌组织学分级呈负相关($P<0.05$),提示 β-catenin 表达降低可能在子宫内膜的发生、发展过程中起着一定的作用。Saegusa 等研究显示,正常增生期内膜、单纯性或复杂性增生内膜、不典型增生内膜和 I 型子宫内膜样腺癌中 β-catenin 异常表达率分别为 0、10.8%、31.3% 和 27.6%。研究结果显示,增生期子宫内膜均无细胞核阳性表达(0/22),单纯性增生细胞核阳性表达率为 14.3%(3/21),复杂性增生为16.7%(5/30),不典型增生为 32.2%(10/31),I 型子宫内膜样腺癌为 20.4%(19/93),II 型子宫内膜浆液性癌无细胞核阳性表达(0/13)。该研究结果与文献报道基本一致,但 β-catenin 在不同子宫内膜病变中的异常表达率无显著性差异($P>0.05$)。研究还显示,β-catenin 的异常表达常见于 I 型子宫内膜样腺癌,而 II 型子宫内膜浆液性癌未见异常表达,这与文献报道相似。在基因水平上,约29%的子宫内膜样癌检测到 β-catenin 外显子 3 的突变,该外显子的突变与 β-catenin 的细胞核表达有关,更支持了其在免疫组化中的表现。部分 I 型子宫内膜样腺癌中还可观察到 β-catenin 的细胞膜表达缺失,这可能与癌变细胞间的黏附性降低有关。

4. RB 基因

RB 基因是第一个被发现的肿瘤抑制基因,编码 RB 蛋白。RB 基因座位杂合子丢失,导致细胞周期依赖性 G_1/S 期调控机制异常,在子宫内膜癌的早期和较晚期中均可发现。研究表明 RB 基因杂合丢失发生在肿瘤的克隆扩增之前。RB 基因杂合丢失导致蛋白表达减弱或缺失,促进子宫内膜癌的发生。

(三)DNA 错配修复基因

DNA 错配修复基因(mismatch repair,MMR)通过其产物的识别和修复错配的 DNA,是人体细胞中修复 DNA 碱基错配的安全系统。它对保持遗传物质的完整性和稳定性,避免遗传突变的产生具有重要作用。MMR 系统主要通过以下途径导致肿瘤发生:①MMR 基因自身发生突变,失去错配修复功能,在 DNA 复制过程中产生大量的复制错误及微卫星不稳定(MSI)。②MMR 功能缺陷导致细胞表现为突变表型,引起某些癌基因、抑癌基因多位点突变如基因扩增、易位、染色体丢失等,突变细胞群体持续优势生长,促进肿瘤形成。研究发现这类基因有 BAX、ERB-2 和 BRCA-2 等。③改变某些生长因子(如 TGF-β)活性,使之丧失对细胞周期调控的功能,从而使细胞周期紊乱,进而肿瘤细胞恶性增殖。④通过一些化学物质(如烷化剂)损伤细胞,导致肿瘤的发生。⑤改变细胞周期。子宫内膜细胞是不稳定细胞,其基因复制活跃,错配概率高,对错配修复系统的依赖性较高。

DNA 错配修复基因与子宫内膜癌发生、发展相关的主要为 hMLH1、Hmsh2、Hmsh6 基因。朱艳宾等用免疫组化方法检测了 104 例子宫内膜癌、8 例子宫内膜不典型增生及 35 例正常子宫内膜(其中增生期 17 例,分泌期 18 例)中 hMSH2、hMLH1 蛋白表达情况,结果显示子宫内膜癌、子宫内膜不典型增生、正常子宫内膜增生期和分泌期 hMSH2 表达缺失率分别为 68.3%、50.0%、5.9% 和 5.6%。hMLH1 表达缺失率分别为 64.4%、37.5%、11.8% 和 5.6%。子宫内膜癌及子宫内膜不典型增生 hMSH2、hMLH1 的表达缺失率明显高于正常增生期及分泌期子宫内膜 (P 均为 0.0001);子宫内膜不典型增生和子宫内膜癌组织 hMSH2、hMLH1 表达缺失率无明显差异(P 分别为 0.294、0.132),说明 hMSH2、hMLH1 表达缺失可能与子宫内膜癌发生早期有关。

微卫星是长度多态性 DNA 短串重复序列,分布于整个基因组,大多为二核苷酸。微卫星不稳定(MSI)指基因组中简单重复序列次数的增加或减少,其中至少有 2 个位点出现微卫星长度的改变,是肿瘤组织与其对应的非肿瘤组织 DNA

结构性等位基因大小发生改变,从而改变了细胞修复 DNA 复制错误的能力。微卫星不稳定最先是在 15 例散发或家族遗传的结直肠癌中被发现。近年来发现 DNA 修复基因的突变常伴随 MSI 阳性。MSI 是子宫内膜癌常见的基因异常,多发生于内膜癌 I 型,且常见于早期患者。Devlin 等发现 Hshm6 突变在子宫内膜癌中比遗传性非息肉性结直肠癌中更多见。在散发性子宫内膜癌中有超过 30% 的患者具有 MSI,这部分患者的 MSI 一般是由 MLH1 启动子的高甲基化造成的,MSI 阳性/MLH1 启动子甲基化的子宫内膜癌患者与 MSI 阴性/MLH1 启动子非甲基化的子宫内膜癌患者相比,肌层浸润和淋巴转移的发生率增加。

(四)肿瘤微血管生成调节因子

微血管密度(MVD)是衡量血管生成的定量指标,与子宫内膜癌的预后有关,是判断预后的独立可靠指标。血管生成是由一系列不连续的反应所构成的高度控制过程。要产生新的毛细血管,内皮细胞必须增生、移动、穿透宿主的间质。这些过程受宿主的微环境和血管生成调节因子,如血管内皮生长因子(VEGF)、成纤维细胞生长因子(FGF)和肝细胞生长因子(HGF)等的影响。研究发现,子宫内膜癌组织的新生血管形成与 VEGF 的高表达相一致。VEGF 使血管内皮细胞生长,促使血管生成,而血管生成是肿瘤发生、发展必不可少的。

(五)甾体激素代谢酶及其受体相关基因

在雌激素生物代谢过程中,许多酶参与雌激素的合成,这些酶基因的多态性影响酶的活性,导致雌激素依赖性子宫内膜癌的发病风险发生改变。在所有这些酶中最为重要的为细胞色素 C(cytochrome,CYP)。其中 CYP17 控制雌激素的早期合成,CPY19 控制雌激素合成的最后一步,CYP1A1 在雌酮形成 2-羟雌酮的过程中起催化作用,CYP1B1 在雌酮形成 4-羟雌酮的过程中起催化作用。目前已有研究显示 CYP17、CYP1A1 和 CYP1B1 基因呈多态性改变后将增加患子宫内膜癌的风险。

ER 和 PR 属于甾体激素受体,两者同为配基依赖型转录因子。I 型子宫内膜癌为雌激素依赖型,其发生机制与缺乏孕激素拮抗的高雌激素长期刺激有关,II 型子宫内膜癌为非雌激素依赖型。故 ER 和 PR 在 I 型中表达高(32%~69%),在 II 型中表达较低(仅 2.8%)。近年来研究发现,ER 亚型的比值(ERα/

ERβ)在评估子宫内膜癌临床结局的价值上优于单一亚型结果,提示联合使用肿瘤标志物能更好地评估患者预后。PR是内分泌治疗中重要且有效的作用位点,子宫内膜基质中PR的表达水平可能成为预测子宫内膜腺癌内分泌治疗效果的一项可靠指标。多项研究显示,子宫内膜癌ER、PR的表达程度与组织学类型、肌层浸润等生物学行为有关,ER、PR表达程度愈低,肿瘤恶性程度愈高,激素的治疗效果及预后也更差。还有研究认为,PR阳性者淋巴结转移率低于阴性者,ER、PR均为阳性者淋巴结转移率显著性低于ER、PR均为阴性者。因此,了解ER和PR在子宫内膜癌中的表达情况,不仅为子宫内膜癌的激素治疗提供了理论依据,也对临床评估预后有重要意义。

(六)胰岛素受体

胰岛素受体(IR)广泛分布于全身各组织细胞膜上,是胰岛素发挥效应的物质基础。IR是跨膜受体,由2个α亚基和2个β亚基构成,其中β亚基具有酪氨酸转移酶活性,α亚基对β亚基的酪氨酸起抑制作用,胰岛素与α亚基结合后,对β亚基的抑制作用解除,酪氨酸激酶自身活化,IR活化,通过一系列蛋白激酶的级联反应将胰岛素信号进一步下传,激活信号传导通路下游的相关底物(insulin receptor substrate,IRS),从而发挥生物学效应。研究表明,多种恶性肿瘤存在IR过表达,如乳腺癌、结肠癌、前列腺癌、肾癌等。研究发现,IR、IRS-1与子宫内膜癌的发生与发展有关,提示其表达的改变可能是子宫内膜腺癌发生的早期事件。IR亚型(IR-A和IR-B)在子宫内膜癌中呈高表达,其中,IR-A高表达在子宫内膜癌细胞生长中起着重要作用。在治疗方面,尚无有效针对IR的抗肿瘤药物,理论上来说,选择性抑制IR-A,尤其是抑制其促肿瘤生长作用而不干扰其代谢作用,是未来药物研发的方向。

(七)DNA非整倍体性

从细胞生物学角度分析,人体正常细胞是二倍体细胞,当受到致癌因素刺激时,DNA受到损伤,导致DNA含量的异常,原有细胞生物学特性发生改变,成为DNA非整倍体细胞。DNA非整倍体细胞群的出现反映了一个细胞从量变到质变的过程,证明已具有癌变的可能。DNA非整倍体的出现是癌前病变发生癌变的一个重要标志,对早期预测和诊断癌变是一个很有价值的指标。

117

国外研究认为，DNA 倍性是子宫内膜癌重要的预后因素之一。子宫内膜癌的 DNA 倍性与临床分期、组织学分级和肌层浸润密切相关。低分化内膜癌的 DNA 异倍体率明显大于高分化内膜癌，深肌层浸润 DNA 异倍体率明显大于浅肌层浸润。晚期患者的 DNA 异倍体率高于临床早期患者。

第三节　运用蛋白组学技术研究的肿瘤标志物

基因的功能活动最终要靠蛋白质来体现，由于转录和转录后的修饰，基因和 mRNA 的水平与其蛋白产物的水平并不一致甚至相反，因此，从蛋白质整体水平来揭示相关机制更为必要。蛋白组学是以蛋白质组为研究对象，从一个整体、动态的水平上来研究蛋白质的组成与活动规律。包括蛋白质组成、蛋白质的丰度、蛋白质的定位、蛋白质的翻译后修饰、蛋白质间的相互作用。差异蛋白质组学通过比较肿瘤组织与其起源的正常组织的蛋白质在表达数量、表达水平和修饰状态上的差异，揭示细胞生理和病理状态的进程与本质，可以发现与肿瘤发生、发展相关的特异蛋白质，有发掘和寻求潜在肿瘤标志物的能力。因其快速、准确、高通量、高灵敏度的特点，已在多种肿瘤（如肺癌、胰腺癌、肝癌、卵巢癌等）早期诊断、治疗、监测，以及发现药物靶点等方面得到了广泛的应用。但其在子宫内膜癌中的研究仍较多处于基础研究阶段，且主要集中在组织蛋白质组学，通过分析子宫内膜癌组织和正常内膜组织中的差异表达蛋白来发现其相关的肿瘤标志物。

一、组织蛋白质组学

目前在实验诊断和临床研究中应用较广泛的是基质辅助激光解吸及电离飞行时间质谱（MALDI-TOF-MS）。Leroi 等多名学者研究发现，在子宫内膜癌患者的内膜组织中有一种特异质蛋白，其表达明显高于非肿瘤患者，经鉴定发现为 Chaperonin 10，这种蛋白在子宫内膜癌中的高表达也通过 Westen Blot 和免疫组化的方法得到了确认。这些研究表明 Chaperonin 10 有望成为子宫内膜癌早期诊断的组织标志物。Yoshizaki 等应用表面增强激光解吸/电离飞行时间质谱(SELDI-TOF-MS)对 19 例子宫内膜癌患者和 20 例非肿瘤患者的内膜组织进行检测,发现了 2 种差异蛋白 EC1 和 EC2。EC1 在内膜癌组织中高表达,而EC2则呈低表达。此项研究认为 EC1 和 EC2 可能成为子宫内膜癌的特异性蛋白。

二、血清蛋白质组学

国内学者韩娟等应用 SELDI-TOF-MS 技术检测分析 52 例子宫内膜癌患者和 44 例非肿瘤患者的血清蛋白质谱,在分子质量 0~50000U 范围内发现了 6 个有统计学意义的差异蛋白质:2748U、4106U、4708U、8895U、9412U 和 18344U。并且在不同临床分期及病理分级的子宫内膜癌中均发现了差异性蛋白,且分子量为 2748U 的差异蛋白被认为与富组蛋白 Histatin-31/24(Histatin-5)相符。Zhu等通过检测子宫内膜癌患者的血清标本,在分子量 2000~50000 间发现了 13 个表达差异的蛋白峰,并建立了子宫内膜癌诊断的多肽谱模型,其特异性和灵敏度可达 100%和 92.5%,总的符合率为 95.7%。该项研究认为血清蛋白质组学有望成为子宫内膜癌早期诊断和筛查的一项新技术。

蛋白质组学技术由于操作的高度精密性,以及标本的取材、保存、预处理等众多影响因素,使得数据的重复性较差。此外,蛋白质本身及肿瘤组织的复杂性使得蛋白分离及分析难度增加。因此,蛋白质组学技术应用于子宫内膜癌仍处于基础研究阶段,研究标本多集中在子宫内膜癌组织,血清方面的研究较少,并且所找到的血清差异蛋白诊断子宫内膜癌的灵敏度和特异性并不高,结果也并不一致。

综上所述,肿瘤标志物在子宫内膜癌的的早期诊断、预后判断和转归、评价治疗效果及高危人群随访方面都具有重要意义。从研究结果来看,血清 CA125目前仍是评估和监测子宫内膜癌的主要指标, 其与 HE4 等另外的肿瘤标志物联合检测可进一步提高灵敏度和特异性。组织生物学标志物中 PTEN 及 p53 的研究较深入,对子宫内膜癌患者的预后有较强的预示作用。蛋白质组学是一门较新的技术,尤其是血清蛋白质组学因其无创和简单经济成为子宫内膜癌早期诊断和筛查的新希望;但蛋白质组学技术需继续完善,更需要进行大样本的分析,以期在差异表达蛋白中找到特异性和灵敏度均较高的肿瘤标志物。因此,目

119

前仍需探索一种更简洁、方便、有效的实验室检查方法用于子宫内膜癌的早期筛查和疗效监测,且需对新的肿瘤标志物进行大样本临床验证研究。

(陈瑞芳　周建松　鹿　欣)

参考文献

[1]　曹泽毅.中国妇科肿瘤学[M].北京:人民军医出版社,2011.

[2]　Ahmed Q,Alosh B,Bandyopadhyay S,et al. Gynecologic cancers:molecular updates[J]. Clin Lab Med,2013,33(4):911-925.

[3]　Duk JM,Aalders JG,Fleuren GJ,et al. CA 125:a useful marker in endometrial carcinoma [J]. Am J Obstet Gynecol,1986,155(5):1097-1102.

[4]　Nicklin J,Janda M,Gebski V,et al. The utility of serum CA-125 in predicting extra-uterine disease in apparent early-stage endometrial cancer[J]. Int J Cancer,2012,131(4):885-890.

[5]　Scambia G,Gadducci A,Panici PB,et al. Combined use of CA125 and CA 15-3 in patients with endometrial carcinoma[J]. Gynecol Oncol,1994,54(3):292-297.

[6]　王志启,王建六,杨静华,等.子宫内膜癌患者血清 CP2、CA125、唾液酸和癌胚抗原检测的临床意义[J].中华妇产科杂志,2008,43(1):18-22.

[7]　Chung HH,Kim JW,Park NH,et al. Use of preoperative serum CA-125 levels for prediction of lymph node metastasis and prognosis in endometrial cancer[J]. Acta Obstet Gynecol Scand,2006,85(12):1501-1505.

[8]　Bignotti E,Ragnoli M,Zanotti L,et al. Diagnostic and prognostic impact of serum HE4 detection in endometrial carcinoma patients[J]. Br J Cancer,2011,104(9):1418-1425.

[9]　Angioli R,Plotti F,Capriglione S,et al. The role of novel biomarker HE4 in endometrial cancer:a case control prospective study[J]. Tumour Biol,2013,34(1):571-576.

[10]　Drapkin R,von Horsten HH,Lin Y,et al. Human epididymis protein 4 (HE4) is a secreted glycoprotein that is over expressed by serous and endometrioid ovarian carcinomas[J]. Cancer Res,2005,65(6):2162‒2169.

[11]　Saarelainen SK,Peltonen N,Lehtimki T,et al. Predictive value of serum human epididymis protein 4 and cancer antigen 125 concentrations in endometrial carcinoma[J]. Am J Obstet Gynecol,2013,209(2):142.e1-6.

[12]　Kalogera E,Scholler N,Powless C,et al. Correlation of serum HE4 with tumor size and my-

ometrial invasion in endometrial cancer[J].Gynecol Oncol,2012,124(2):270-275.

[13]　Mutz-Dehbalaie I,Egle D,Fessler S,et al. HE4 is an independent prognostic marker in endometrial cancer patients[J]. Gynecol Oncol,2012,126(2):186-191.

[14]　Moore RG,Brown AK,Miller MC,et al. Utility of a novel serum tumor　biomarker HE4 in patients with endometrioid adenocarcinoma of the uterus[J]. Gynecol Oncol,2008,110(2):196-201.

[15]　张爱敏,张鹏.血清人附睾分泌蛋白 E4 和 CA125 联合检测对子宫内膜癌诊断 的临床价值[J]. 中华妇产科杂志,2012,47(2):125-128.

[16]　虞斌,许培箴,王秋伟,等.肿瘤特异性生长因子在子宫内膜癌的应用价值[J].中国现代医学杂志,2005,15(14):2199-2200.

[17]　范余娟,邹靖,徐红,等. 子宫内膜癌 γ-synuclein 表达和血清 CA125 水平及与临床病理特征关系的研究[J].实用妇产科杂志,2012,28(3):221-224.

[18]　Diefenbach CS,Shah Z,Iasonos A,et al. Preoperative serum YKL-40 is a marker for detection and prognosis of endometrial cancer[J]. Gynecol Oncol,2007,104(2):435-442.

[19]　Dupont J,Tanwar MK,Thaler HT,et al. Early detection and prognosis of ovarian cancer using serum YKL-40[J]. J Clin Oncol,2004,22(16):3330-3339.

[20]　尹绪爱,于宁.YKL-40 在妇科恶性肿瘤中的表达和意义[J].国际妇产科学杂志,2013,40(2):146-148.

[21]　Peng C,Peng J,Jiang L,et al. YKL-40 protein levels and clinical outcome of human endometrial cancer[J]. J Int Med Res,2010,38(4):1448-1457.

[22]　McMeekin DS,Sill MW,Benbrook D,et al. A phase Ⅱ trial of thalidomide in patients with refractory endometrial cancer and correlation with angiogenesis biomarkers:a Gynecologic Oncology Group study[J]. Gynecol Oncol,2007,105 (2):508-516.

[23]　Konopka B,Paszko Z,Janiec-Jankowska A,et al. Assessment of the quality and frequency of mutations occurrence in PTEN gene in endometrial carcinomas and hyperplasias[J].Cancer Lett,2002,178(1):43-51.

[24]　Doll A,Abal M,Rigau M,et al. Novel molecular profiles of endometrial cancer-new light through old windows[J]. J Steroid Biochem Mol Biol,2008,108 (3-5):221-229.

[25]　古吉敏,华平,李天永. PTEN 蛋白及 p53 蛋白在子宫内膜癌中的异常表达[J]. 四川医学,2008,29(11):1527-1529.

[26]　Minaguchi T,Yoshikawa H,Oda K,et al. PTEN mutation located only outside exons 5,6 and 7 is an independent predictor of favorable survival in endometrial carcinomas[J].Clin

121

Cancer Res,2001,7(9):2636–2642.

[27] Downes CP,Perera N,Ross S,et al. Substrate specificity and acute regulation of the tumour suppressor phosphatase,PTEN[J]. Biochem Soc Symp,2007,74(1):69– 80.

[28] Gupta A,Dey CS. PTEN and SHIP2 regulates PI3K/Akt pathway through focal adhesion kinase[J].Mol Cell Endocrinol,2009,309(1–2):55–62.

[29] Brzezianska E,Pastuszak-Lewandoska D. A minireview:the role of MAPK/ERK and PI3K/ Akt pathways in thyroid follicular cell-derived neoplasm[J]. Front Biosci,2011,16:422–439.

[30] Bansal N,Yendluri V,Wenham RM. The molecular biology of endometrial cancers and the implications for pathogenesis,classification,and targeted therapies [J].Cancer Control, 2009,16(1):8–13.

[31] Llobet D,Pallares J,Yeramian A,et al. Molecular pathology of endometrial carcinoma: practical aspects from the diagnostic and therapeutic viewpoints[J]. J Clin Pathol,2009,62 (9):777–785.

[32] Doll A,Abal M,Rigau M,et al. Novel molecular profiles of endometrial cancer-new light through old windows[J]. J Steroid Biochem Mol Biol,2008,108 (3–5):221–229.

[33] Erkanli S,Kayaselcuk F,Kuscu E,et al. Demirhan B. Expression of survivin,PTEN and p27 in normal,hyperplastic,and carcinomatous endometrium [J]. Int J Gynecol Cancer, 2006,16(3):1412–1418.

[34] 赵岩,银铎,杨清,等.PTEN 和 p53 蛋白在子宫内膜癌组织中的表达及临床意义[J]. 中华肿瘤防治杂志,2007,14(6):443–446.

[35] 赵剑虹,万小云,谢幸,等.Beclin1、PTEN 在子宫内膜癌组织中的表达及其意义[J].癌症, 2006,25(6):753–757.

[36] Mutter GL,Lin MC,Fitzerald JT,et al. Altered PTEN expression as a diagnostic marker for the earliest endometrial precancers[J]. J Natl Cancer Inst,2000,92(11):924–931.

[37] Liu FS.Molecular carcinogenesis of endometrial cancer[J]. Taiwan J Obstet Gynecol,2007, 46(1):26–32.

[38] Erkanli S,Kayaselcuk F,Kuseu E,et al. Expression of surviving,PTEN and p27 in normal,hyperplastic,and carcinomatous endometrium [J]. Int J Gynecol Cancer,2006,16(3): 1412–1418.

[39] Steinbakk A,Skaland I,Gudlaugsson E,et al. The prognostic value of molecular biomarkers in tissue removed by curettage from FIGO stage 1 and 2 endometrioid type endometrial cancer[J]. Am J Obstet Gynecol,2009,200(1):78.e1–8.

122

[40] Lee EJ,Kim TJ,Kim DS,et al. p53 alteration independently predicts poor outcomes in patients with endometrial cancer:a clinicopathologic study of 131 cases and literature review [J]. Gynecol Oncol,2010,116(3):533-538.

[41] Semczuk A,Marzec B,Roessner A,et al. Loss of heterozygosity of the retinoblastoma gene is correlated with the altered pRb expression in human endometrial cancer [J]. Virchows Arch,2002,441(6):577-583.

[42] Velasco A,Pallares J,Santacana M,et al. Promoter hypermethylation and expression of sprouty 2 in endometrial carcinoma[J]. Hum Pathol,2011,42(2):185-193.

[43] Lax SF,Kendall B,Tashiro H,et al. The frequency of p53,K-ras mutations,and microsatellite instability differs in uterine endometrioid and serous carcinoma:evidence of distinct molecular genetic pathways [J]. Cancer,2000,88(4):814-824.

[44] Nollet F,Berx G,Molemans F,et al. Genomic organization of the human beta-catenin gene (CTNNB1) [J]. Genomics,1996,32(3):413-424.

[45] Bansal N,Yendluri V,Wenham RM. The molecular biology of endometrial cancers and the implications for pathogenesis,classification,and targeted therapies [J]. Cancer Control, 2009,16(1):8-13.

[46] Saegusa M,Hashimura M,Yoshida T,et al.β-catenin mutations and aberrant nuclear expression during endometrial tumorigenesis[J].Br J Cancer,2001,84 (2):209-217.

[47] Matias-Guiu X,Prat J. Molecular pathology of endometrial carcinoma [J]. Histopathol, 2013,62(1):111-123.

[48] Moreno-Bueno G,Hardisson D,Sánchez C,et al. Abnormalities of the APC/beta-catenin pathway in endometrial cancer[J]. Oncogene,2002,21(52):7981- 7990.

[49] Saegusa M,Okayasu I. Down-regulation of bcl-2 expression is closely related to squamous differentiation and progesterone therapy in endometrial carcinomas [J]. J Pathol,1997,182 (4):429-436.

[50] Kalogiannidis I,Bobos M,Papanikolaou A,et al. Immunohisto-chemical bcl-2 expression,p53 overexpression,PR and ER status in endometrial carcinoma and survival outcomes[J]. Eur J Gynaecol Oncol,2008,29(1):19-25.

[51] Machin P,Catasus L,Pons C,et al. CTNNB1 mutations and beta-catenin expression in endometrial carcinomas[J]. Hum Pathol,2002,33(2):206-212.

[52] Mirabelli-Primdahl L,Gryfe R,Kim H,et al. Beta-catenin mutations are specific for colorectal carcinomas with microsatellite instability but occur in endometrial carcinomas irre-

123

spective of mutator pathway[J].Cancer Res,1999,59(14):3346- 3351.

[53] Yasue A,Hasegawa K,Udagawa Y. Effects of tamoxifen on the endometrium and its mech-anism of carcinogenicity[J]. Hum Cell,2011,24(2):65–73.

[54] Lagarda H,Catasus L,Arguelles R,et al. K-ras mutations in endometrial carcinomas with microsatellite instability[J]. J Pathol,2001,193(2):193–199.

[55] Tu Z,Gui L,Wang J,et al. Tumorigenesis of K-ras mutation in human endometrial carcino-ma via upregulation of estrogen receptor[J]. Gynecol Oncol,2006,101(2):274–279.

[56] Jongen VH,Briët JM,de Jong RA,et al.Aromatase,cyclooxygenase 2,HER-2/neu,and p53 as prognostic factors in endometrioid endometrial cancer[J]. Int J Gynecol Cancer,2009,19(4):670–676.

[57] Takai N,Miyazaki T,Nishika M,et al. Survivin expression correlates with clinical stage,histological grade,invasive behavior and survival rate in endometrial carcinoma[J].Cancer Lett,2002,184(1):105–116.

[58] Erkanli S,Bolat F,Kayaselcuk F,et al. COX-2 and surviving are overexpressed and posi-tively correlated in endometrial carcinoma [J]. Gynecol Oncol,2007,104(2):320–325.

[59] Kapucuoglu N,Aktepe F,Kaya H,et al. Immunohistochemical expression of PTEN in nor-mal,hyperplastic and malignant endometrium and its correlation with hormone receptors,bcl-2,bax and apoptotic index [J]. Pathol Res Pract,2007,203(3):153–162.

[60] Erkanli S,Eren F,Pekin S,et al. Bcl-2 and p53 expression in endometrial carcinoma [J]. J Exp Clin Cancer Res,2004,23(1):97–103.

[61] Elhafey AS,Papadimitriou JC,EI-Hakim MS,et al. Computerized image analysis of p53 and proliferating cell nuclear antigen expression in benign,hyperplastic,and malignant en-dometrium[J]. Arch Pathol Lab Med,2001,125(7):872– 879.

[62] Imai K,Yamamoto H. Carcinogenesis and microsatellite instability:the interrelationship between genetics and epigenetics[J]. Carcinogenesis,2008,29(4):673–680.

[63] Devlin LA,Graham CA,Price JH,et al.Germline MSH6 mutations are more prevalent in endometrial cancer patient cohorts than hereditary non polyposis colorectal cancer cohorts [J].Ulster Med J,2008,77(1):25–30.

[64] Sasaki M,Tanaka Y,Kaneuchi M,et al.CYPlBl gene polymorphisms have higher risk for endometrial cancer,and positive correlations with estrogen receptor alpha and estrogen re-ceptor beta expressions [J]. Cancer Res,2003,63(14):3913–3918.

[65] Jean YT,Park IA,Kim YB,et al. Steroid receptor expressions in endometrial cancer:clini-

cal significance and epidemiological implication[J]. Cancer Lett,2006,239(2):198–204.

[66]　Jeon YT,Park IA,Kim YB,et al. Steroid receptor expressions in endometrial cancer:clinical significance and epidemiological implication[J].Cancer Lett,2006,239(2):198–204.

[67]　Zannoni GF,Monterossi G,De Stefano I,et al. The expression ratios of estrogen receptor α (ERα) to estrogen receptor β1　(ERβ1) and ERα to ERβ2 identify poor clinical outcome in endometrioid endometrial cancer[J].Hum Pathol,2013,44(6):1047–1054.

[68]　Janzen DM,Rosales MA,Paik DY,et al. Progesterone receptor signaling in the microenvironment of endometrial cancer influences its response to hormonal therapy[J]. Cancer Res,2013,73(15):4697–4710.

[69]　陈雅卿,楼洪坤.甾体激素受体 PR、ER 表达与子宫内膜癌淋巴结转移关系的研究[J].肿瘤防治杂志,2002,9(5):478–479.

[70]　Frasca F,Pandini G,Sciacca AL,et al. The role of insulin receptors and IGF-I receptors in cancer and other diseases[J].Arch Physiol Biochem,2008,114(1):23–37.

[71]　张峻霄, 王建六, 魏丽惠. 胰岛素与子宫内膜癌关系研究进展 [J]. 实用妇产科杂志,2010,26(12):897–899.

[72]　Wang CF,Zhang G,Zhao LJ,et al. Overexpression of the insulin receptor isoform A promotes endometrial carcinoma cell growth[J].PLoS One,2013,8(8):e69001.

[73]　Malaguarnera R,Belfiore A. The insulin receptor:a new target for cancer therapy[J].Front Endocrinol (Lausanne),2011,2:93.

[74]　Mingzhu L,Lijun Z,Wenjuan Q,et al.Clinical implications and prognostic value offive biomarkers in endometrial carcinoma[J]. Chinese-German J Clin Oncol,2013,12(12):586–591.

[75]　DeSouza L,Diehl G,Rodrigues MJ,et al. Search for cancer markers from endometrial tissues using differentially labeled tags iTRAQ and ICAT with multidimensional liquid chromatography and tandem mass spectrometry[J]. J Proteome Res,2005,4(2):377–386.

[76]　Yoshizaki T,Enomoto T,Nakashima R,et al. Altered protein expression in endometrial carcinogenesis[J]. Cancer Lett,2005,226(2):101–106.

[77]　韩娟,戴淑珍,王斌等. 子宫内膜癌患者的血清蛋白质谱分析[J]. 中国实用妇科与产科杂志,2006,22 (8):584–587.

[78]　Zhu LR,Zhang WY,Yu L,et al. Serum proteomic features for detection of endometrial cancer [J]. Int J Gynecol Cancer,2006,16(3):1374–1378.

125

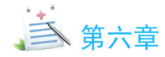

第六章

子宫内膜癌的影像学诊断

临床上用于子宫内膜癌的影像学检查方法主要包括超声、CT、MRI、PET-CT 等检查。超声检查方法简单，无侵入性，费用低，作为筛查的首选方法。经阴道超声可以较准确地了解宫腔内情况，尤其适合对绝经后出血进行子宫内膜情况的评估。CT 和 MR 检查技术是目前用于子宫内膜癌患者病情诊断和评价的重要影像学方法，但 CT 在子宫结构层次上显示较差，不能清晰区分各层结构，同时由于存在 X 射线对患者有一定的损害，其作用不及 MR，正被 MR 逐步取代。随着 MR 设备和成像技术的发展，其良好的软组织分辨率，任意方位成像，丰富的成像序列和技术，且无射线的损害，MR 已成为盆腔疾病的重要检查手段，尤其对于子宫内膜癌病灶是否侵犯肌层、宫颈、宫旁结构及有无宫外转移等情况可以作出较为精确的判断。临床研究表明，对于子宫内膜癌的分期评估，MR 准确性明显高于超声和 CT，被认为是一种最有效的影像学检查方法。PET-CT 是融合 PET 和 CT 技术的一种新的影像学检查方法，是在解剖形态学基础上融合人体的功能、代谢和受体显像，目前已较多地应用于宫颈癌、卵巢癌等妇科疾病的诊断及复发转移的评价，但对子宫内膜癌的特异性较低，术前诊断价值有限，且价格昂贵，可用于对治疗后复发及转移的监测。

第一节　子宫正常解剖及 CT、MRI 表现

子宫位于小骨盆腔内,在正常情况下,子宫体稍向前与阴道几乎以直角相连,称为子宫前倾。子宫全形如倒置扁梨形,分为子宫底、子宫体及子宫颈。子宫上端钝圆,为子宫底,位于膀胱上方,下端较细,为子宫颈,子宫颈的下 1/3 突入阴道,为子宫颈阴道部,中央有子宫外口。子宫颈阴道上部以上,属于颈的狭细部,称为子宫峡。子宫内部为子宫腔,全长约 7cm,分为子宫体腔、峡管及颈管三部分。

子宫体壁由内膜层、肌层及浆膜层所组成。内膜层受卵巢激素的影响,呈周期性变化。肌层很厚,由平滑肌构成,肌纤维排列很不规则,有环形、纵行、螺旋形等。肌束之间有许多弹性结缔组织,并含有大量血管。子宫底部及体部的外面被浆膜层所覆盖,与肌层紧贴不能分离。子宫峡部的腹膜比较疏松,此处腹膜向前覆盖于膀胱顶部,形成一反折,称为膀胱子宫反折;向后覆盖于直肠前壁,形成直肠陷凹。子宫前后壁的腹膜向两侧延伸至子宫两旁会合成阔韧带。

子宫颈也由内膜层、肌层及浆膜层组成。子宫颈管内膜所分泌的黏液受卵巢激素的影响有周期性的改变。正常情况下子宫颈鳞状上皮与子宫颈管内膜柱状上皮以子宫颈外口为分界。子宫颈管黏膜坚实而紧,形成多数棕铜色的皱襞。肌层主要由纤维组织、弹性纤维及平滑肌组成。外膜则是纤维膜。

CT 扫描子宫呈方锥形或椭圆形,边缘光滑,密度与盆壁肌肉几乎相等,但当宫腔内有分泌液时,其中央可呈略低密度;增强扫描子宫肌层呈明显的均匀强化,内膜也呈均匀强化,但不及肌层强化明显,宫腔无强化(图 6-1-1)。宫旁两侧可见脂肪密度阴影,其中可见斑点状软组织密度影,为输尿管、静脉丛、淋巴管、神经等结构。增强扫描血管可呈明显的强化改变。而子宫角向盆壁两侧伸展的索带状结构,则为阔韧带、圆韧带、输卵管等结构,内粗外细,平扫和增强扫描其密度与子宫相仿。子宫颈在 CT 扫描图上表现为与子宫体类似的软组织密度影,横断位上呈扁圆形,增强扫描可见较明显的强化。

MRI 显示子宫、阴道的效果最佳。T1 加权像(T1 weighted image ,T1WI)能清楚分辨子宫和阴道的形态结构,但子宫各层结构信号对比不明显,不能明确

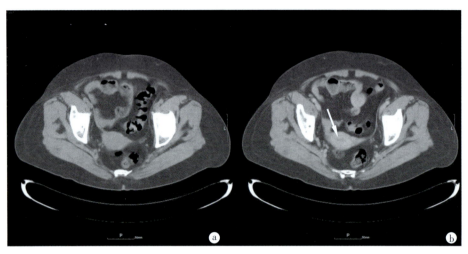

a:平扫:子宫边缘光滑,密度与盆壁肌肉几乎相等;b:增强扫描:子宫肌层呈明显的均匀强化,内膜也呈均匀强化,但不及肌层强化明显(箭头)。

图 6-1-1　正常子宫 CT 图像

区分各层结构,而 T2 加权像(T2 weighted image,T2WI)则能确定子宫、阴道各层次区带的解剖,子宫的病理改变,以及显示阴道与膀胱、直肠的关系,采用动态增强 MR (dynamic contrast enhanced MR,DCE-MR) 扫描技术和扩散加权成像(diffusion weighted imagine,DWI) 技术可动态显示病灶与周围组织的强化情况和扩散方式。

子宫结构在 T2WI 上显示清晰,可分为内膜层、结合带和子宫肌层三层结构,各层结构在 MRI 信号上不相同,可加以明确地区分,但可因年龄、月经周期和是否绝经等情况而有所变化。在通常情况下, 子宫内膜在 T1WI 上呈略高信号,T2WI 上呈长带样高信号,位于子宫中央,有时高信号包含宫腔内分泌液。子宫内膜在不同的周期厚薄不　,修复期最薄,厚度仅 1~3mm,分泌期最厚,一般为 4~6mm,但不超过 10mm。在生育期内膜信号较高,绝经期后随着宫体萎缩,内膜变薄, 信号降低。子宫肌层在 T1WI 上通常为略低信号,T2WI 上为中等信号。在月经周期的不同时期内,肌层的信号强度也可有一定变化。T2WI 上分泌期子宫肌层的信号比增殖期稍高。青春期与绝经期后子宫肌层为中等信号,生育期则为高信号。子宫肌层厚度一般为 1~3cm(从子宫外缘至子宫内膜外缘包括结合带)。结合带(或称暗带)位于子宫内膜与肌层之间,在 T2WI 上显示清晰,表现为内膜与肌层之间的一条低信号带,宽度 2~8mm,是由纵行的平滑肌构成。该带系致密肌纤维束,其细胞外间隙小,不受月经周期的影响而发生信号或厚度的变化。结合带作为一个部位标志对于子宫内膜癌的分期具有重大意义(图6-1-2)。但在初潮前少女和绝经后女性,T2WI 只能显示内膜和肌层,结合带不能明确显示。

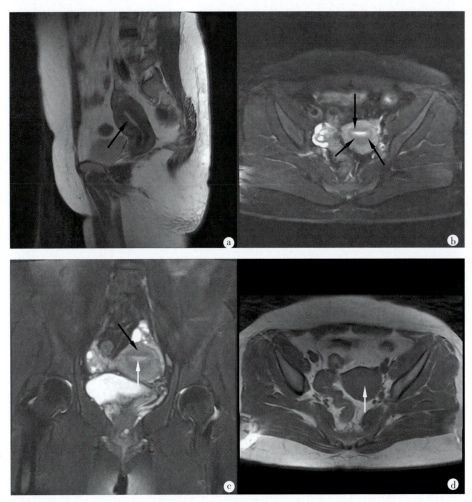

　　a:T2WI 矢状位;b:T2WI-FS 轴位;c:T2WI-FS 冠状位;d:T1WI 轴位, 子宫内膜在 T1WI 上呈略高信号,T2WI 上呈长带样高信号(白箭头),结合带位于子宫内膜与肌层之间,在 T2WI 上显示清晰,表现为内膜与肌层之间的一条低信号带(黑箭头)。

图 6-1-2　正常子宫 MRI 图像

子宫颈在 T2WI 上也可清楚显示三层结构。最内层为宫颈管黏膜和腺体，呈均匀高信号。中间层和外层均为宫颈的纤维肌肉性基质层，由纤维母细胞及平滑肌细胞组成，中间层厚为 3~8mm，呈低信号，外层厚为 2~8mm，呈中高信号。以上三层结构分别与子宫体部的内膜、结合带及肌层相延续，因而可清楚地观测宫颈是否受到肿瘤的侵犯及受侵程度，并作为 MR 分期判断的相关依据。

阴道结构虽然在 T1 加权像可以显示，但 T2 加权像对区分其周围组织结构的效果好，尤其矢状位、冠状位 T2WI 上观测更为清晰。

第二节　子宫内膜癌的 CT 检查

一、CT 检查方法

同常规盆腔扫描方法。扫描范围从髂骨上缘到耻骨联合下缘，横断位平扫，层厚 3~10mm，然后再进行冠状位和矢状位的重建。增强扫描采用非离子型碘对比剂，造影剂 60~80ml，经高压注射器在肘前静脉注入，注射后 20~30s 和 50~60s 分别进行动脉期和静脉期的扫描。

二、子宫内膜癌 CT 表现

CT 扫描对于子宫内膜癌早期病变和肌层浸润深度的评估作用有限，但对显示局部淋巴结及肿瘤远处转移方面有较大价值。CT 增强检查、薄层扫描和三维重建技术的应用是诊断的关键。根据国际妇产科联盟(FIGO)2009 年制定的子宫内膜癌新分期方案，子宫内膜癌在 CT 上的各期表现如下。

(一)子宫内膜癌Ⅰ期

病灶局限在宫腔内，子宫大小可正常;也可表现为子宫体局部或弥漫性增大，或宫腔扩大积液改变。CT 平扫因肿瘤密度与子宫肌组织密度相似，难以显示，尤其当子宫大小正常时，常容易漏诊。在 CT 增强扫描图像上，子宫内膜癌病灶与周围正常子宫内膜组织和肌组织的明显强化相比较，表现为低密度影。当肿瘤侵及肌层时，可表现为向肌层延伸的低密度灶(图 6-2-1，图 6-2-2)，但需仔细观察。

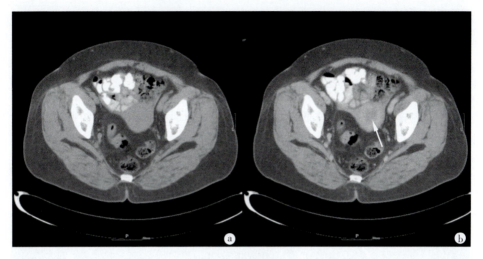

　　a:CT平扫:子宫体积稍增大,子宫内膜癌病灶因密度与子宫肌组织相似,显示不清;b:CT增强扫描:与周围正常子宫内膜组织和肌组织的明显强化相比较,病灶表现为低密度影,与肌组织分界模糊(箭头)。

图 6-2-1　子宫内膜癌 Ⅰa 期,侵犯浅肌层

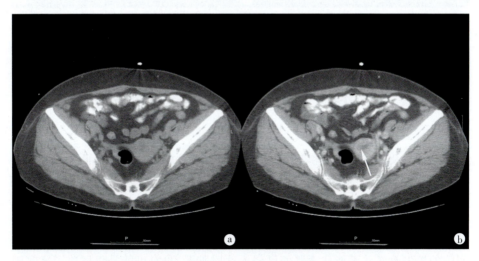

　　a:CT平扫:子宫体积略饱满,子宫内膜癌病灶密度与子宫肌组织相比较略呈低密度,边界不清;b:CT增强扫描:病灶与周围正常子宫内膜组织和肌组织的明显强化相比较,表现为低密度影,病灶侵及深肌层,与肌层分界模糊不清(箭头)。

图 6-2-2　子宫内膜癌 Ⅰb 期,侵犯深肌层

(二)子宫内膜癌Ⅱ期

该期子宫内膜癌侵犯宫颈,表现为宫体增大伴宫颈增大,但宫颈边缘尚光整。增强扫描肿瘤可有不均匀强化,但相比较正常肌组织,可表现为不均匀低密度。子宫内膜癌阻塞宫颈内口时可见到宫腔积水、积脓或积血,CT上表现为宫腔扩大,内含水样密度影或低密度区,当宫腔积血时则为高密度,如见到气体则支持为脓液(图6-2-3)。

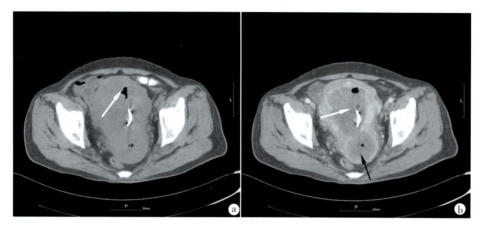

a:CT平扫:子宫宫体及宫颈均不规则增大,内见气体影(白箭头),宫颈边缘尚光整;b:CT增强扫描:肿瘤不均匀强化,相比较正常肌组织,表现为不均匀低密度(白箭头),肿瘤从子宫体向宫颈延伸,子宫内口、子宫颈管扩大、变形,宫颈受侵(黑箭头),宫颈边缘尚光整。

图6-2-3 子宫内膜癌Ⅱ期,侵犯宫颈基质并宫腔积脓

(三)子宫内膜癌Ⅲ~Ⅳ期

病灶侵及到宫旁组织和邻近组织。Ⅲ期表现为宫旁和阴道旁低密度脂肪影消失,代之不规则软组织肿块(图6-2-4);Ⅳ期,肿瘤侵犯膀胱、直肠、盆壁时,CT表现为这些脏器与子宫之间脂肪间隙消失,界限不清,可见结节状软组织肿块,肿块可突入膀胱或直肠,增强扫描有助于判断肿块的确切边界。但如仅凭脂肪间隙的消失改变并不能代表肿瘤已侵入这些脏器,也有可能是仅压迫了这些脏器。子宫内膜癌的淋巴结转移主要见于髂内、髂外、闭孔等盆腔淋巴结和腹主动脉旁淋巴结,在CT上判断淋巴结有无转移主要还是根据淋巴结大小,当淋巴结直径>1cm时考虑转移,文献报道其阳性率达到73%~80%。

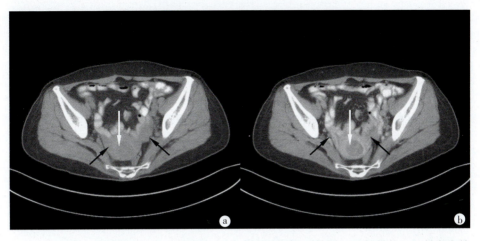

a:CT平扫:子宫增大,子宫内膜癌病灶呈相对低密度(白箭头),两侧附件区见低密度结节,左侧较明显(黑箭头);b:CT增强扫描:肿瘤不均匀强化,但相比较正常肌组织,表现为不均匀低密度(白箭头),两侧附件区低密度结节影也见强化改变。

图6-2-4　子宫内膜癌Ⅲ期,侵犯双侧输卵管及卵巢

(四)子宫内膜癌复发

对于子宫内膜癌治疗后有无复发,CT检查也有较高的价值。子宫内膜癌复发主要表现是盆腔内新出现的肿块,CT不仅可以发现肿块,还可以判断肿瘤的范围,有助于选择进一步治疗方案,其准确率可达80%。但需要与放疗后纤维增生灶鉴别,主要依赖CT增强的表现,放疗后纤维增生灶一般无强化改变,当难以鉴别时行MR检查有助于诊断,必要时活检。

133

第三节　子宫内膜癌的MR检查

一、MR检查技术

由于子宫位于盆腔,受到的呼吸运动和肠道蠕动对成像的影响小,故MR检查可获得较为满意的图像,尤其是随着3.0TMR的广泛应用,其高分辨率数据采集,在显示子宫内膜的位置、病灶范围和定性方面更加准确。在行子宫MR检查时膀胱适度充盈可增加与邻近结构的对比,有助于子宫更好地显示,但不必过度充盈,以免在 MR 检查过程中因所需时间较长导致患者不适,并引起患者躁动而影响了 MR 的图像质量。

(一)常规 MR 检查序列

MR 盆腔扫描包括横轴位、冠状位及矢状位,其定位方法有两种:一种同常规盆腔定位方法;另一种是子宫扫描定位方法。后者横轴位定位线垂直于子宫宫体长轴,冠状位定位线平行于子宫宫体长轴,矢状位用冠状位有子宫腔的层面定位,定位线平行于子宫内膜长轴。沿子宫长轴的矢状位 T2WI 在显示膀胱、子宫、直肠的关系上最佳。MR 扫描常规采用体线圈,扫描顺序如下:①T1WI 自旋回波(spin echo,SE)序列 ,横断面扫描。 ②T2WI 快速自旋回波(FSE,TSE)序列,横断面和矢状面扫描,必要时加扫冠状位。由于女性盆腔脂肪较多,在 MR 扫描时常加脂肪抑制技术 ,可以排除脂肪信号对病变的干扰 ,其中矢状位 T2WI+脂肪抑制是子宫内膜癌临床最主要采用的 MR 扫描技术。

(二)MR 动态增强扫描

MR 动态增强扫描(DCE)主要观察在不同时间点子宫组织或内膜癌病灶的强化方式。其扫描序列宜选择快速的 T1WI 序列,如快速稳态梯度回波序列。常规采用矢状位扫描,也可行横轴位及冠状位扫描。为保证增强的效果,对比剂(马根维显,钆双胺等)一般采用高压注射器经肘前静脉注入,剂量为 0.1~0.2 mmol/kg,速率 2~3ml/s,在开始注射后 20~50s,60~120s,120~180s 扫描分别获取动脉期、静脉期及平衡期图像,之后也可采集延时期图像。

(三)MR 扩散加权成像(DWI)

与传统的 MRI 成像技术不同,DWI 主要依赖于水分子的运动,而非组织的自旋质子密度、T1 和 T2 值。它依靠不同组织间水分子扩散的差异性造成的图像信号衰减来反映组织的结构特性, 提供了与以往 T1WI、T2WI 不同的新的成像方式,可反映人体组织的空间组成信息及病理、生理状态下各组织成分之间水分子交换的功能状况。MR 是目前检测活体组织中水分子扩散运动的最理想方法。其中,表观扩散系数(apparent diffusion coefficient ,ADC)是用于描述 DWI 中不同方向的分子扩散运动的速度和范围。

二、子宫内膜癌 MR 表现

MR 是目前诊断子宫内膜癌的一种有效的影像学方法，特别是其对子宫内膜癌的术前评估和临床分期有较高的价值，其异常的 MR 征象与临床分期有非常好的对应性。在子宫内膜癌 MR 的诊断中，观测主要参数包括：病灶信号、大小、范围、子宫内膜的厚度，结合带的完整性，病灶有无侵犯宫颈、宫旁组织和盆壁，盆腔内、主动脉旁有无肿大淋巴结。而在 T2WI 表现为低信号的结合带的完整性是评估子宫肌层侵犯的重要标志，完整结合带存在则基本可以排除有肌层的侵犯。

根据国际妇产科联盟（FIGO）2009 年制定的子宫内膜癌的新分期方案，各期 MR 的表现如下。

（一）子宫内膜癌Ⅰ期

子宫内膜癌局限于子宫体内。根据子宫肌层受侵的深度，子宫内膜癌肌层浸润深度的 MRI 诊断标准为：测量子宫内膜—肌层分界线至肿瘤延伸最远点之间的距离，即肿瘤肌层浸润深度，计算其与正常部位肌层厚度之间的比值，当比值<50%即为浅肌层浸润，当比值≥50%为深肌层浸润。Ⅰa 期子宫内膜癌为无肌层浸润或子宫肌层浸润的深度<50%；Ⅰb 期为子宫肌层浸润的深度≥50%。Ⅰa 期子宫内膜癌在 MRI 可无异常表现，或者表现为子宫内膜条带状增宽，可为局灶性或弥漫性，其厚度超过正常值的上限（生育期妇女正常子宫内膜的厚度不超过 10mm，绝经期不超过 3mm）。增厚内膜在 T2WI 可呈均匀较高信号，也有部分与正常内膜信号相似。个别病例病灶可向宫腔内突出而不破坏邻近区带。当结合带中断或肿瘤越过结合带在肌层内出现异常信号时表明肿瘤已侵犯到肌层，但Ⅰa 期子宫内膜癌肌层浸润的深度<50%。当子宫肌层浸润的深度≥50%时，病变已属Ⅰb 期。肌层的侵犯在常规 MRI 上以 T2WI 观察为佳，可见高信号病灶侵及邻近的低信号结合带和肌层内，其准确率为 70%~85%。如 T2WI 结合 DCE 或 DWI 技术，其准确率将明显提高。陈丽娟等回顾性报道 38 例病例，单纯以 T2WI 诊断子宫内膜癌肌层浸润的准确率为 73.7%，T2WI 联合 DCE-MRI 为 84.2%，T2WI 联合 DWI 为 91.2%。特别是随着 DWI 技术的广泛应

用,其诊断早期子宫内膜癌的准确率、灵敏度和特异性均优于其他 MR 检查方法。

随着 MR 的各种成像技术的综合运用,其诊断子宫内膜癌侵犯深肌层的准确率明显提高,达到 92%~97%,但诊断表浅肌层受侵的准确率仍有待提高,仅为 69%~74%,且对于微小的侵犯病灶有时 MR 不能显示。在绝经后和老年妇女中,由于内膜薄、结合带模糊、子宫三层肌肉结构欠清晰,在判断肌层浸润深度方面,需结合 MRI 动态增强扫描黏膜下的强化带是否完整来综合评估,动态增强早期图像内膜下强化连续判为无肌层侵犯,否则判为肌层侵犯;当内膜下强化与结合带均未显示时, 则可观察动态增强延迟期图像上肿瘤与肌层的交界面,交界面光滑判为无肌层侵犯,否则判为肌层侵犯(图 6-3-1 至图 6-3-3)。

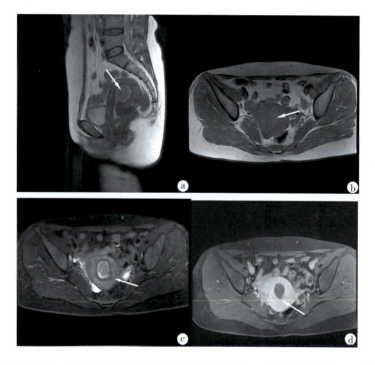

a:T2WI 矢状位:示肿瘤与肌层相比呈高信号 (白箭头), 低信号结合带显示尚完整;b:T1WI 轴位:示肿瘤与肌层相比呈略高信号(白箭头);c:T2WI-FS 轴位:示子宫左后壁结合带低信号欠连续(白箭头);d:增强 T1WI-FS 轴位:动态增强延迟期示肿瘤轻度强化,与肌层强化相比呈低信号,子宫左后壁肿瘤与肌层交界面不光整(白箭头)。

图 6-3-1　子宫内膜癌Ⅰa 期,侵犯浅肌层

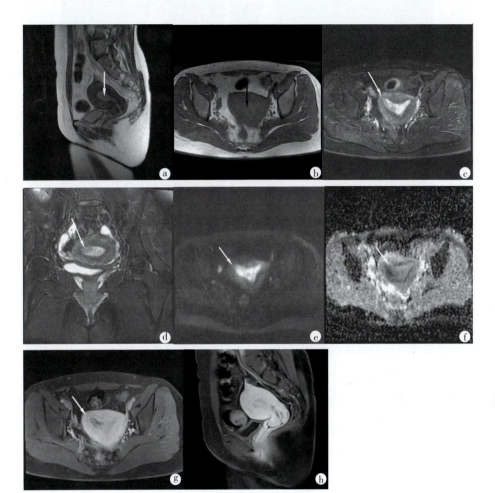

　　a:T2WI 矢状位:示肿瘤与肌层相比呈高信号(白箭头);b:T1WI 轴位:示肿瘤与肌层相比呈略高信号(黑箭头);c:T2WI-FS 轴位;d:T2WI-FS 冠状位:示子宫内膜肿块,侵及右侧子宫角处,结合带低信号欠连续(白箭头);e:DWI 显示肿瘤为高信号;f:ADC 图为肿瘤为低信号,右侧子宫角处结合带欠连续(白箭头);g:增强 T1WI-FS 轴位;h:增强 T1WI-FS 矢状位:动态增强早期示肿瘤不均匀强化,右侧子宫角处内膜下强化不连续(白箭头)。

图 6-3-2　子宫内膜癌Ⅰa期,侵犯浅肌层

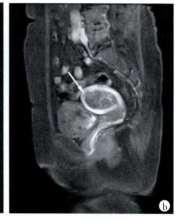

a:T2WI 矢状位:宫腔增大,肌层变薄,肿瘤与肌层相比呈高信号,肿瘤向前壁肌层生长, 子宫前壁低信号结合带明显破坏消失(白箭头);b:增强 T1WI -FS 矢状位:动态增强延迟期示 肿瘤轻度不均匀强化,与肌层强化相比呈低信号,浸润肌层深度≥1/2(白箭头)。

图 6-3-3　子宫内膜癌Ⅰb 期,侵犯深肌层

(二)子宫内膜癌Ⅱ期

子宫颈受侵是诊断的依据。MRI 对子宫内膜癌侵犯宫颈的判断:肿瘤从子宫体向宫颈内延伸,如果 T2WI 显示肿瘤信号侵犯宫颈低信号基质,或动态增强早期图像显示宫颈黏膜上皮线状强化不连续即判为宫颈侵犯。此时,MRI 可见与子宫体内膜连续的病变使子宫内口、子宫颈管扩大、变形;正常子宫颈间质 T2WI 低信号的轮廓不完整,其内出现异常信号(图 6-3-4)。如有宫腔积液表现为子宫增大,T1WI 呈低信号,T2WI 呈高信号。文献报道 MRI 判断宫颈有无侵犯的诊断准确率在 80%以上。

(三)子宫内膜癌Ⅲ、Ⅳ期

MRI 显示肿瘤病灶直接侵犯子宫浆膜面,并侵及子宫旁脂肪间隙,表现为子宫不均匀性增大、边缘不规则,增大的子宫呈不均匀性混杂信号,脂肪间隙内软组织结节。侵犯膀胱及直肠时可见肿块与膀胱和直肠壁分界不清,黏膜破坏(图 6-3-5)。病灶中心可有液化、坏死,盆腔或腹主动脉旁可见肿大的淋巴结。子宫内膜癌的淋巴结转移途径与肿瘤生长部位有关,主要发生在髂内、髂外、闭孔等盆腔淋巴结和腹主动脉旁淋巴结。

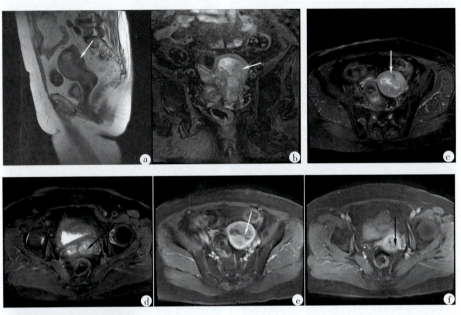

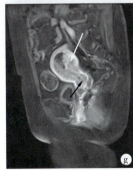

a~d：子宫 T2WI 矢状位、T2WI-FS 冠状位、轴位及宫颈 T2WI-FS 轴位：显示宫腔增大，肌层变薄，宫体肿瘤呈弥漫性，呈混杂高信号，肿瘤向肌层生长，子宫低信号结合带明显破坏消失（白箭头），浸润肌层深度≥50%（白箭头），宫颈受侵（黑箭头）。

e~g：增强扫描轴位及矢状位：肿瘤明显不均匀强化（白箭头），肿瘤从子宫体向宫颈延伸，子宫内口、子宫颈管扩大、变形，宫颈受侵（黑箭头），宫颈边缘尚光整。

图 6-3-4　子宫内膜癌 Ⅱ 期，侵犯宫颈基质

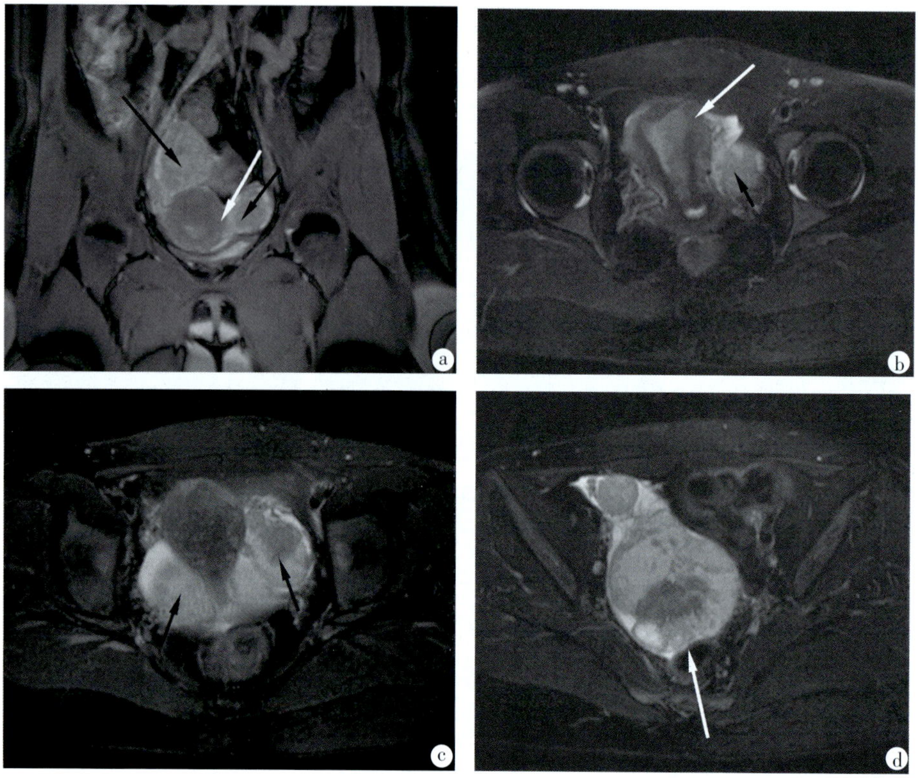

a~c:T2WI-FS 冠状位及轴位：示肿瘤与肌层相比呈高信号，子宫左侧壁及左侧子宫角处结合带低信号不光整（白箭头）；双侧附件区占位灶，信号不均（黑箭头）；d:宫旁肿块，内部信号不均，与直肠前壁分界不清。

图 6-3-5 子宫内膜癌Ⅲ期，双侧附件转移，侵及直肠前壁局部

第四节 鉴别诊断

　　子宫内膜癌需与子宫内膜增生、息肉、黏膜下子宫肌瘤及血凝块等疾病鉴别。这些病变均可引起子宫内膜增厚或使宫腔宽度增加。子宫内膜增生为绝经后妇女阴道流血最常见的原因，部分患者有雌激素替代疗法病史，大多数绝经后妇女子宫内膜厚度<8mm，有雌激素替代疗法病史者可达 10mm，子宫内膜增生者的内膜增厚往往是均匀的、广泛的，且结合带完整，而子宫内膜癌的内膜增

厚往往是局限的和不对称的,这或可提供鉴别。内膜息肉患者中约 3.5%可发展为内膜癌,MRI 上不易与子宫内膜癌区别,必要时可作活检以鉴别之。黏膜下肌瘤在 T1WI 呈略低或等信号,T2WI 多为均匀低信号，轮廓规整，边界清楚,CT上如果见到肿瘤内有钙化和脂肪变性是良性平滑肌瘤的证据。宫腔积血表现为宫腔内短 T1 和长 T2 信号,CT 上子宫腔呈较高密度。宫腔积液表现为宫腔内长 T1 和长 T2 信号,信号与膀胱尿液类似。同时,无论宫腔积液或积血,CT 或 MR 增强扫描图像两者均无强化,也有助于鉴别。

子宫内膜癌 FIGO(2009)手术病理分期、TNM 分期与 MRI 征象对照见表 6-4-1。

表 6-4-1　FIGO(2009)子宫内膜癌手术病理分期、TNM 分期与 MRI 征象对照

TNM 分期	FIGO 分期	临床表现	MRI 征象
T_1	I	肿瘤局限于宫体	
T_{1a}、T_{1b}	I A	肿瘤限于内膜或浸润子宫肌层<1/2	子宫内膜增厚呈条带状，并有局灶性或弥漫性的信号异常，暗带完整；或肿瘤的异常信号扩展到子宫肌层<50%，内膜与肌层间连接带不完整或完全消失
T_{1c}	I B	浸润子宫肌层≥1/2	肿瘤的异常信号扩展到子宫肌层>50%,连接带完全破坏消失,但子宫外肌层和外形轮廓正常
T_2	I	侵及宫颈管但未超出子宫	宫颈内口和宫颈管增宽,但低信号的宫颈基质完整
T_2	II	侵犯宫颈间质,但无宫体外蔓延	宫颈基质的低信号部分或全部消失
T_3	III	肿瘤侵及子宫外,但未侵及真骨盆外，局部和/或区域淋巴结转移	
T_{3a}	III A	累及浆膜和/或附件，腹水或腹腔冲洗液细胞学阳性	子宫外肌层的完整性和连续性中断或消失,子宫外形轮廓不规则
T_{3b}	III B	阴道转移（直接蔓延或转移）	阴道壁的低信号消失为高信号的肿瘤替代
T_4	IV	肿瘤扩展到真骨盆外,侵及膀胱和/或直肠黏膜	
	IV A	侵及膀胱和/或直肠黏膜	膀胱和直肠壁的低信号带中断或消失
N_1	III C	盆腔和/或主动脉旁淋巴结转移(区域淋巴结>1.0cm)	
M_1	IV B	远处转移	

（邵国良　范林音）

参考文献

[1] 杨正汉,冯逢,王霄英.磁共振成像技术指南 [M].第2版.北京:人民军医出版社,2011.

[2] 叶彤,曾蒙苏,杨丹,等. Ⅰ、Ⅱ期子宫内膜癌 MRI 表现与病理对照研究[J].放射学实践,2005,20(7):583-586.

[3] 袁晓春,张贵祥,何之彦,等.3.0TMRI 对早期子宫内膜癌的诊断及分期价值[J].中华放射学杂志,2009,43(5):509-513.

[4] 陈丽娟,苗华栋.3.0TMR 动态增强与扩散加权成像诊断子宫内膜癌肌层受侵的对比研究[J].临床放射学杂志,2013,32(4):522-526.

[5] 杜立新,关弘,梁碧玲,等.FIGOⅠⅡ期子宫内膜癌 MRI 征象分析与评价[J].医学影像学杂志,2010,20(8):1156-1160.

[6] 董冰,白人驹.MRI 三维动态增强与扩散加权成像在子宫内膜癌分期与分级中的应用[J].中国医学影像学杂志,2012,20(6):431-434,436.

[7] 杜立新,雷益,李顶夫,等.MRI 在子宫内膜癌 FIGO2009 新分期中的作用[J].南方医科大学学报,2012,32(7):1048-1051.

[8] 李建瑞,施洋,王大恺,等.弥散加权成像(DWI)对子宫内膜癌的诊断价值探讨[J].中国 CT 和 MRI 杂志,2011,9(5):15-17.

[9] 黄萨,韩冰,宫心扣,等.依据FIGO2009 新分期评价子宫内膜癌磁共振分期准确性[J].临床放射学杂志,2012,31(9):1290-1293.

[10] 王琨华,郭启勇.正常子宫内膜和子宫内膜癌的扩散加权成像特点[J].医学影像学杂志,2012,22(3):440-444.

[11] Manfredi R,Mirk P,Maresca G,et al. Local-regional staging of endometrial carcinoma:role of MR imaging in surgical planning[J]. Radiology,2004,231(2):372-378.

[12] Seki H,Takano T,Sakai K. Value of dynamic MR imaging in assessing endometrial carcinoma involvement of the cervix[J]. AJR,2000,175(1):171-176.

[13] Rieck GC,Bulman J,Whitaker R,et al. A retrospective review of magnetic resonance imaging in assessing the extent of myometrial infiltration for patients with endometrial carcinoma [J]. J Obstet Gynaecol,2005,25(8):765-768.

[14] Sala E,Crawford R,Senior E,et al. Added value of dynamic contrast-enhanced magnetic

resonance imaging in predicting advanced stage disease in patients with endometrial carcinoma[J]. Int J Gynecol Cancer,2009,19(1):141–146.

[15] Emlik D,Kiresi D,Ozdemir S,et al. Preoperative assessment of myometrial and cervical invasion in endometrial carcinoma:comparison of multi-section dynamic MR imaging using a three dimensional FLASH technique and T2-weighted MR imaging [J]. J Med Imaging Radiat Oncol,2010,54(3):202–210.

[16] Kaneda S,Fujii S,Fukunaga T,et al. Myometrial invasion by endometrial carcinoma:evaluation with 3.0T MR imaging[J]. Abdom Imaging,2011,36(5):612–628.

[17] Beddy P,Moyle P,Kataoka M,et al. Evaluation of depth of myometrial invasion and overall staging in endometrial cancer:comparison of diffusion-weighted and dynamic contrast-enhanced MR imaging[J]. Radiology,2012,262(2):530–537.

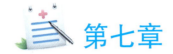

第七章
子宫内膜癌的超声诊断与鉴别诊断

超声检查是子宫疾病诊断的重要手段之一。在子宫内膜疾病诊断中，超声检查不仅可以监测子宫内膜变化，还能够观察子宫肌层、子宫颈及双侧附件病变，并可同时提供彩色多普勒血流显像和脉冲多普勒数据。所以，便捷的超声检查成为盆腔疾病诊断的首选方法。而自 20 世纪 80 年代中期高频经阴道超声 (transvaginal ultrasound, TVS)临床应用以来，因其可更好地评价子宫肌层和内膜情况，故成为超声检查子宫内膜疾病的首选手段。

第一节　子宫内膜癌的超声诊断

一、仪器及检查方法

1. 超声探头选择

经阴道检查子宫探头频率多采用 7.0~9.0MHz。

2. 检查前准备

嘱患者排空膀胱，并向患者适当解释检查过程，获得患者的知情同意。

3. 体位

取膀胱截石位或用枕头垫高臀部。

4. 检查及操作手法

①阴道探头表面涂以适量耦合剂，套安全套后将探头缓缓插入阴道内直至

穹隆或子宫颈处。②探头沿子宫长轴切面做 0~90°旋转,获取子宫矢状切面和冠状切面图像。③探头做多角度旋转、倾斜以获取各解剖切面的清晰图像。如子宫较大或活动度较大时,可用另一只手放在患者下腹壁配合加压,使子宫或卵巢接近探头,以获取满意图像。当子宫过度后倾、后屈或前倾、前屈时,可嘱患者将其双拳放在臀部下方,抬高臀部,以利于探头的前后、上下侧动,找到满意切面。④对有出血的患者,应采用无菌手套或专门的无菌探头套套于探头表面。

5. 超声检查顺序及内容

①子宫:以阴道作为子宫颈的定位标志,子宫颈作为子宫下段的定位标志。观察子宫时应注意子宫的位置、大小、形状,子宫内膜的厚度、形态,如有无移位或扭曲,内膜回声,子宫肌层厚度、回声,子宫颈的大小、形态。②附件:首先确定卵巢的位置,髂内血管通常作为辨别卵巢的标志,卵巢作为附件结构的主要参照标志。卵巢通常位于髂内血管前方,子宫体的侧方。应注意观察卵巢形态、大小及其与子宫的位置关系。观察输卵管时先在子宫横切面找到子宫角,沿子宫角寻找输卵管与子宫的关系。③生理陷凹:应注意子宫膀胱陷凹及子宫直肠陷凹的形态、有无异常回声及异常回声区的范围。

二、正常子宫内膜超声图像

正常子宫内膜随月经周期变化声像图略有差异,采用经阴道二维及三维超声可实时观察(图 7-1-1)。

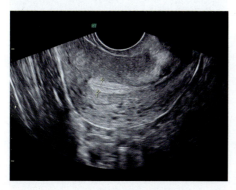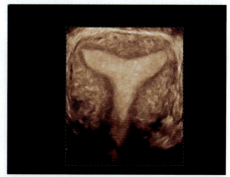

矢状切面二维显像　　　　　　　　冠状切面三维显像

图 7-1-1　正常子宫内膜超声声像图

(一)不同生理周期子宫内膜声像图

1. 月经期

第1~5天,即卵泡早期,内膜较薄,分层结构不清,表现为均质或不均质的等回声,两层内膜间宫腔线清晰,厚度为3~6mm(图7-1-2A)。本章所有非特别标明内膜厚度均为双层内膜厚度。

2. 增殖期

第6~14天,即卵泡期,内膜腺体增生,内膜功能层表现为较宽低回声,基底

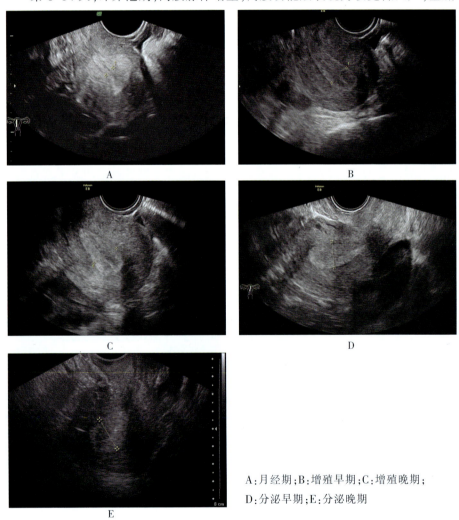

A:月经期;B:增殖早期;C:增殖晚期;
D:分泌早期;E:分泌晚期

图7-1-2 月经周期子宫内膜变化声像图

层(与子宫肌层相邻)呈高回声,加上宫腔线的高回声(子宫内膜表面)形成"三线征"。可分为早期(图 7-1-2B)和晚期(图 7-1-2C),随着卵泡逐渐发育成熟,内膜逐渐增厚,增殖期内膜厚度约为 10mm。

3. 分泌期

第 15~28 天,即黄体期,排卵后 24~28 小时黄体形成后,在孕激素的作用下子宫内膜发生分泌反应,内膜厚度仍少许增加,内膜由基底层开始逐渐向内膜表面转变成较子宫肌层稍强的回声层,即分泌早期(图 7-1-2D),子宫内膜表面呈线状中等强回声,两侧功能层回声稍强。分泌晚期,"三线征"消失,代之以增厚的均质高回声,可厚达 10~15mm,周围可见低回声晕(图 7-1-2E)。增殖期和分泌期经阴道扫查常可见到内膜蠕动波,是因子宫肌层的收缩所致,可借此鉴别内膜病变。

(二)不同年龄子宫内膜声像图

育龄前内膜薄呈中等回声(图 7-1-3)。绝经后内膜呈条状中等回声,厚度通常<4mm (图 7-1-4)。显示清晰线状内膜回声时有 99%的阴性预测值排除内膜癌。图 7-1-5 是典型的萎缩性内膜,可认为该患者的积液是渗出的,继发于宫颈管狭窄。图 7-1-6 该患者液体(测量键)周围的组织比较厚且不规则(箭头),分别为 2.5mm(单层)和 5.0mm(单层),组织病理学诊断为内膜不典型增生。

147

(三)子宫内膜的血供及彩色多普勒超声声像图

子宫血管结构的显示很大程度上依赖于超声仪器的敏感性。

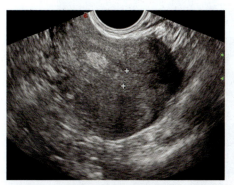

图 7-1-3　12 岁尚无月经来潮,内膜呈中等回声(经直肠超声)

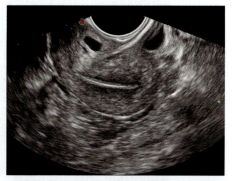

图 7-1-4　绝经后子宫出血患者长轴切面声像图

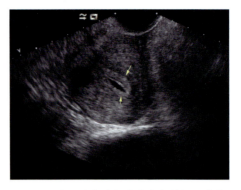

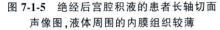

图 7-1-5　绝经后宫腔积液的患者长轴切面
声像图,液体周围的内膜组织较薄

图 7-1-6　绝经后宫腔积液患者长轴切面声像
图,液体周围的组织比较厚且不规则

　　子宫动脉供应子宫大部分的血供。利用彩色多普勒血流显像(color Doppler flow imaging,CDFI)可在子宫颈、子宫体交界处侧面清楚地显示子宫动脉。子宫动脉的频谱形态在非妊娠状态下显示为高阻形态,即收缩期的尖锐峰,舒张期速度减低,并形成舒张早期"切迹"(图 7-1-7)。子宫动脉的阻力指数(resistive index,RI)随月经周期的变化而变化,增殖期 RI 高于分泌期 RI。在月经周期的增生期,子宫动脉 RI 值在排卵前 1~2 天下降而在排卵后 24h 内上升。不考虑排卵影响,左右子宫动脉 RI 值无明显差异。在孕期,子宫动脉 RI 值明显下降。

　　当子宫动脉在子宫侧缘上行时,发出许多分支穿入子宫壁,后分成前后弓形

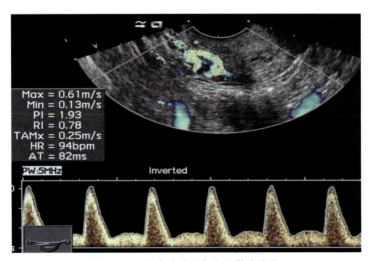

图 7-1-7　子宫动脉彩色多普勒声像图

动脉,在子宫肌层中层和外层间相互吻合跨过中线(图7-1-8)。弓形动脉发出许多分支称为放射状动脉,向正中走行并营养深部子宫肌层和子宫内膜(图7-1-9)。放射状动脉在进入内膜前衍生为平直动脉和螺旋动脉,前者营养子宫内膜基底层,后者则营养表面2/3的子宫内膜,并在月经周期的第二阶段变长且更加扭曲。

利用经阴道超声可以观察到子宫动脉分支,在排卵期有时甚至可以观察到功能层内的螺旋动脉,三维超声更有助于显像(图7-1-10)。研究报道,绝经后1~5年的妇女只有30%可检测到螺旋动脉,而绝经超过5年的妇女则无法显示。子宫静脉走行大致与子宫动脉相同。弓形静脉丛与弓形动脉在肌层内相伴行并环绕子宫(图7-1-11)。静脉管径往往较相应的动脉内径大,也更易经腹部超声或经阴道超声显示。

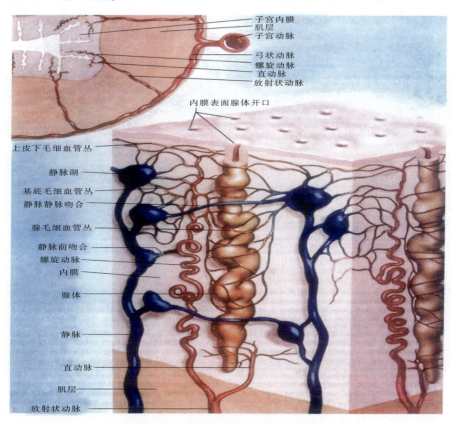

图 7-1-8　子宫横断面及深部结构简图
(显示子宫动脉、弓状动脉、放射状动脉、直动脉及螺旋动脉)

149

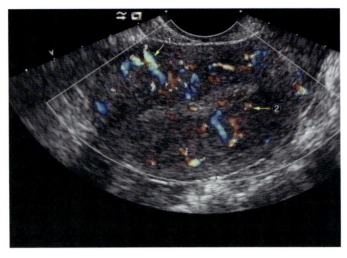

图 7-1-9　子宫放射状动脉起自弓形动脉,向内膜迁行,至内膜前形成螺旋动脉
(箭头①为放射状动脉,箭头②为螺旋动脉)

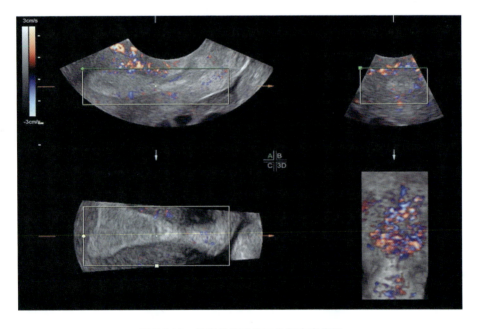

图 7-1-10　子宫螺旋动脉三维超声声像图

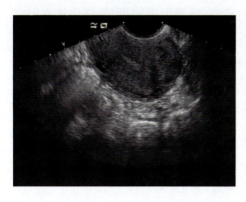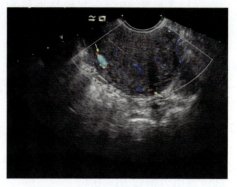

图7-1-11　子宫弓状静脉二维及彩色多普勒声像图(箭头为弓形静脉)

三、子宫内膜癌声像图表现

(一)子宫内膜癌病理大体分型

子宫内膜癌是一种原发于子宫内膜的上皮性肿瘤,其病理大体分为以下3型。

(1)息肉型:息肉型的子宫内膜癌常见于绝经后的女性,且好发于子宫角。

(2)局限型:这种类型较为少见。癌肿的范围局限,仅累及一部分子宫内膜,外观上呈息肉状或乳头状,灰白色、质脆,表面可有溃疡或出血,癌变范围不大,而往子宫壁深部侵犯肌层,致使子宫体增大或坏死感染形成子宫壁溃疡。晚期同样有周围浸润或转移。

(3)弥漫型:病变累及全部或大部子宫内膜。早期的弥漫型与子宫内膜增生不容易鉴别,通过对癌肿部位的仔细观察,可以辨认出癌变黏膜层明显增厚,表面粗糙并有大小不规则的息肉样或菜花样突起,而良性的子宫内膜增生则较软,表面也较为光滑。

癌肿除在子宫内膜蔓延外,发展到一定阶段可向肌层侵犯,甚至浸润到子宫浆膜层并可转移到卵巢、子宫旁、直肠与膀胱等。晚期癌肿表面发生坏死、溃疡,常会继发感染。

(二) 子宫内膜癌超声分型

根据病理分型,超声声像图也可依据病变范围及形态分为息肉型、局限型和弥漫型。

151

(1)息肉型：内膜仅局限性增厚突向宫腔，侵袭范围较小，呈息肉状突向宫腔，回声较高，基底较宽。

(2)局灶型：内膜局限性增厚，增厚处回声杂乱不均，境界不清。宫腔内可探及不均质团块状回声，形态不规则，边缘不光滑。

(3)弥漫型：肿瘤累及大部分或整个子宫内膜，使内膜不规则增厚，呈弥漫性不均质回声，多为中等偏强回声，细胞分化差者呈低回声，并向肌层浸润，与肌层界限不清。当病变阻塞宫颈管时，可伴宫腔积液，病变处血供多较丰富，动脉血流阻力指数 RI≤0.4。

(三)子宫内膜癌超声声像图

1. 子宫内膜厚度改变

早期病灶细小，仅表现为内膜稍许增厚，回声均匀，无法与内膜增生过长鉴别，需根据临床病史和诊断性刮宫诊断。当育龄妇女内膜厚度>12mm，绝经后妇女的内膜厚度>5mm 时，应视为内膜增厚，增厚内膜表现为局灶性或弥漫性不均匀混合性回声，病灶区呈弱回声或强弱不均杂乱回声(图 7-1-12A、B)。而当内膜厚度<5mm 时，排除内膜癌的阴性预测值为 99%。应用三维超声可增加诊断信息(图 7-1-12C、D、E)。当内膜体积>13ml 诊断子宫内膜癌的敏感性100%，阳性预测值92%，并且内膜癌的分级与内膜体积和厚度有关，中低分化的癌体积要大于高分化内膜癌，若内膜体积持续增长还要警惕肌层浸润。

但是也有极少部分的内膜癌由于肿瘤细胞坏死脱落，而出现内膜菲薄的假象，同时，也有一小部分良性病变表现为内膜增厚，如子宫黏膜下肌瘤、内膜息肉。所以，内膜厚度对于内膜癌的诊断价值是有限的。

2. 子宫内膜病灶浸润肌层

增厚的内膜与正常肌层的低回声分界消失，肌层局部变薄(图 7-1-13A)。而当肌层广泛受侵时肌层增厚明显，回声普遍低而不均匀，无法辨认正常子宫结构，浆膜下深肌层回声不均，甚至可表现为子宫增大、变形、轮廓模糊，与周围组织分界不清 (图 7-1-13B)。彩色多普勒显示癌灶周边及内部有点状或/和迂曲条状，或者走行混乱彩色血流信号(图 7-1-13C)，呈异常低阻型动脉频谱，RI 大多<0.4，或测及静脉频谱(图 7-1-13D)。肌层浸润越深，癌灶及周围肌层血供越丰富，

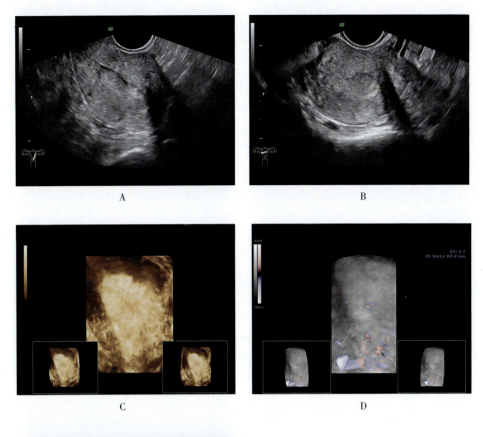

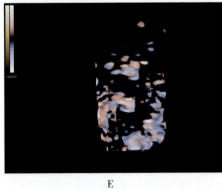

　　患者 50 岁,病理:子宫内膜复杂性不典型增生伴部分癌变(子宫内膜样腺癌),局灶鳞化。大小 33mm×18mm×8mm。

　　A:矢状切面;B:冠状切面,显示宫腔线不清,内膜增厚伴回声不均;C:内膜呈簇状回声不均(三维图);D:三维透明成像;E:三维彩色成像均显示子宫内膜区域血供略丰富,散乱分布

图 7-1-12　子宫内膜样腺癌Ⅰ级伴鳞状分化的超声声像图

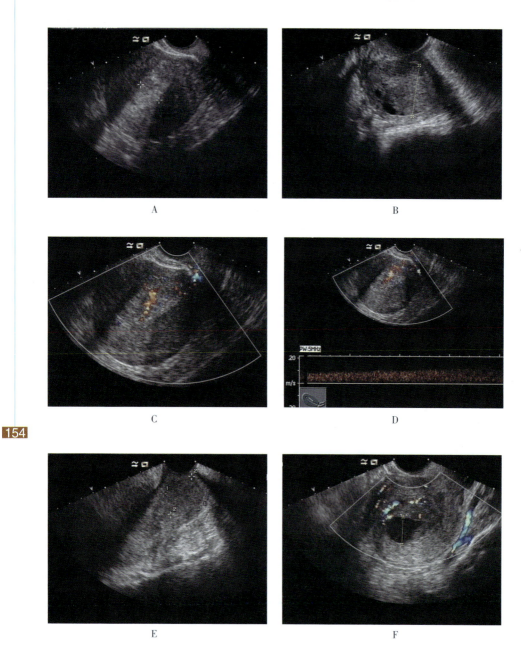

A:子宫内膜癌侵犯浅肌层;B:子宫内膜癌侵犯全肌层;C:子宫内膜癌彩超表现;D:子宫内膜癌低速静脉频谱;E:子宫内膜癌伴子宫颈受侵;F:子宫内膜癌伴宫腔积液

图 7-1-13　子宫内膜病灶浸润肌层的超声声像图

深肌层浸润患者的双侧子宫动脉平均阻力指数和癌灶内动脉阻力指数明显低于浅肌层浸润患者。晚期子宫内膜癌肌层广泛受侵时经腹扫描检查易被误诊为子宫肌瘤变性。

(1)子宫内膜病灶累及子宫颈:可出现宫颈管增粗或变形、结构不清,内部回声增强杂乱,较大范围的侵犯难以辨别癌肿原发于子宫颈或子宫体,CDFI显示子宫颈肿块血流信号丰富(图7-1-13E)。

(2)癌肿伴随症状:宫腔内有积液、积脓时,可见无回声区或低回声区(图7-1-13F)。子宫旁浸润或转移时,常可于子宫的一侧或双侧探及混合性占位病灶。晚期远处转移时,可探及髂窝、腹主动脉旁、腹股沟淋巴结肿大、腹水等征象。

第二节　子宫内膜癌超声鉴别诊断

对于子宫内膜癌与以下各类疾病的超声鉴别检查,应选择在月经干净后3~4d进行经阴道超声检查,因此时内膜处于最薄的时期,而且功能层内膜为低回声,易于识别息肉等中强回声的病变,CDFI有时也会有一定帮助。部分患者因很不规律的出血无法判断真实月经,可使用孕激素治疗进行药物刮宫,待出血停止后再进行经阴道超声检查。

(一) 子宫内膜息肉

临床典型表现为阴道不规则出血或月经过多。部分患者无明显症状。

1. 子宫内膜息肉超声表现

子宫大小一般都正常,宫腔内见较小的圆形或椭圆形肿块,呈顺应性生长,可单个或数个,为中等或偏高回声,境界清晰,基底部与子宫内膜连续(图7-2-1A),存在宫腔积液时较为明显(图7-2-1B)。CDFI显示内部有星点状或细条状血流信号,此为息肉蒂部的滋养血管(图7-2-1C),脉冲多普勒显示低速高阻的动脉频谱或低速的静脉频谱。若对结节结构显示不满意时,三维超声或宫腔声学造影对诊断有进一步帮助。

2. 子宫内膜息肉与局限性子宫内膜癌鉴别要点

①内膜不均回声团与周围正常内膜境界是否清晰,内膜息肉界限清晰,而

155

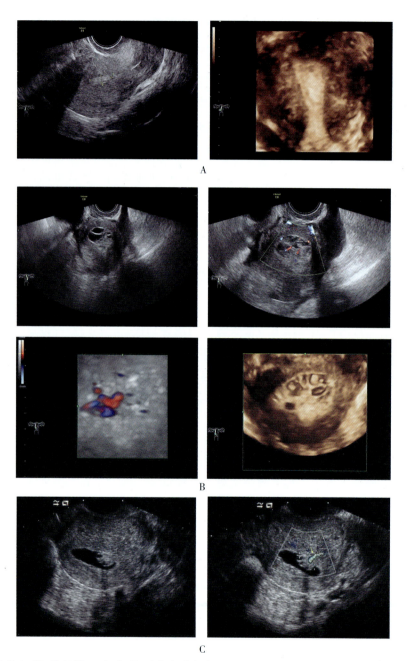

A:患者 41 岁,月经第 6 天,病理:子宫内膜息肉;B:患者 65 岁,病理:子宫内膜息肉伴局灶复杂性增生;C:宫腔息肉伴宫腔积液,箭头显示息肉蒂部滋养血管

图 7-2-1　子宫内膜息肉超声声像图

内膜癌界限不清;②病灶部位与正常肌层分界是否清晰,内膜息肉与肌层分界清晰,内膜基底层完整,而局限性内膜癌常由于局部肌层浸润,分界不清;③病灶内是否显示异常血流信号及检测到低阻力型(RI<0.4)动脉频谱,内膜息肉一般无低阻型血流频谱。

(二)子宫内膜增生过长

临床主要表现为月经异常,可有阴道不规则出血、月经稀少或闭经后出现大量阴道出血。由于雌激素大量分泌,子宫内膜异常增生,当雌激素水平急剧下降时,增生的内膜出现退变伴坏死出血。

1. 子宫内膜增生过长病理分型

子宫内膜增生过长可分为单纯型、腺囊型、腺瘤型、不典型增生 4 种类型。

①单纯型:轻度子宫内膜增生过长,腺体增生、分布欠均匀,间质致密,可伴有不规则的水肿区。

②腺囊型:腺体不同程度扩张,形成小囊状。

③腺瘤型:腺体高度增生,向腔内成芽孢状突起。

④不典型增生:出现腺上皮细胞的异型性。此型视为癌前病变。

2. 子宫内膜增生过长超声表现

子宫大小、肌层回声正常,内膜线消失,内膜明显增厚超过标准(绝经前妇女子宫膜厚度超过 12mm,绝经期妇女内膜厚度超过 5mm),甚至可达 20mm,内部回声不均匀,可见散在的点状、斑块状强回声或散在低回声、无回声光团,纵、横断面强回声沿宫腔形态分布,单纯型增生过长内膜回声多呈均匀高回声,在子宫矢状切面上呈梭形(图 7-2-2);腺囊型增生过长内膜内见散在小囊状回声。内膜外形轮廓规整,基底层与子宫肌层分界清晰,诊刮后内膜声像仍可呈增生改变。多伴有单侧或双侧卵巢增大或卵巢内潴留囊肿。

乳腺癌患者长期服用他莫昔芬等雌激素内分泌治疗者,常常出现内膜过度增生,有时内膜异常增厚且回声不均匀,呈腺囊样回声,类似内膜癌改变(图 7-2-3),需结合病史和彩超表现加以鉴别。但临床有怀疑时仍需进行诊断性刮宫。

3. 子宫内膜增生过长与弥漫型子宫内膜癌鉴别诊断要点

①观察内膜回声是否均匀,内膜增生过长呈均匀性高回声,内膜癌回声杂

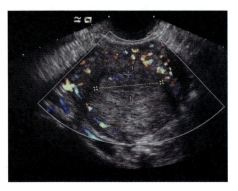
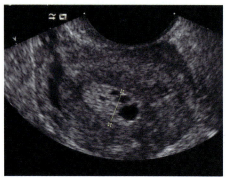

病理:破碎子宫内膜呈增殖期改变,局灶有分泌反应、间质蜕膜样反应、部分腺体反应

乳腺癌内分泌治疗后内膜过度增生,呈腺囊样回声

图 7-2-2　子宫内膜单纯性增生过长声像图　　**图 7-2-3　子宫内膜腺囊型增生过长声像图**

乱无序,强弱不均;②内膜基底线是否清晰,内膜癌常因累及肌层而与肌层分界不清;③CDFI 显示内膜及肌层是否有增多的血流信号,特别是有无低阻型血流频谱,内膜癌易测到低阻型动脉血流频谱;④当内膜增厚时,若内膜蠕动波可见则内膜增生过长的可能性大,若内膜僵硬蠕动波消失则警惕内膜癌的可能。

(三)子宫黏膜下肌瘤

临床主要表现为月经改变,如月经周期缩短,经期延长,部分患者也可以出现阴道分泌物增多。

1. 超声表现

超声检查时发现宫腔内有实性占位,多呈膨胀性生长,超声图像为低或高回声,回声不均匀,部分可见假包膜回声,与周边肌层或内膜境界清晰(图 7-2-4),CDFI 可显示环绕血流。肿块偏大时,子宫增大尤其是前后径增大明显,病灶呈高回声,可见宫腔分离征,而子宫内膜回声正常,界限清晰。

2. 子宫黏膜下肌瘤与子宫内膜癌鉴别要点

①内膜界限是否清晰、内膜回声是否均匀,黏膜下肌瘤患者其内膜回声正常,与周边肌层分界清晰,而典型子宫内膜癌内膜增厚明显,回声杂乱不均,与肌层分界不清,肌层回声低且杂乱,癌肿呈边界不清的弥漫性生长形态。②CDFI 测及癌变内膜及肌层内的低阻动脉血流频谱。

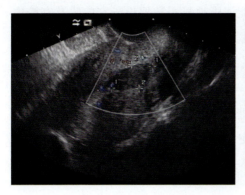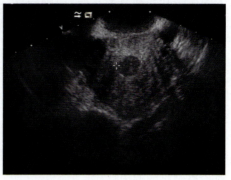

图 7-2-4　黏膜下肌瘤声像图

（四）卵巢癌

临床症状不明显,晚期常有腹痛、腹胀、腹水、恶液质等症状。

1. 超声表现

一侧或双侧附件区实性或囊实性团块,边界欠清,CDFI 显示内部实性区或分隔上有紊乱粗大的血管回声,频谱多普勒显示低阻型血流信号,RI<0.4,或出现高速血流信号,PSV>40cm/s。常伴有大量腹腔积液。

2. 卵巢癌与晚期子宫内膜癌鉴别要点

关键在于仔细辨认子宫颈结构，以子宫颈为定位点找到其上方的子宫体，当找不到正常子宫体结构时,应高度怀疑病变来源于子宫而非卵巢。

第三节　子宫内膜疾病超声检查研究进展

尽管超声鉴别内膜病变有一定的优势,但当存在肌瘤、既往手术史、显著肥胖和过度后倾后屈位子宫时，经阴道超声显示不甚满意或仅依靠二维超声无法鉴别内膜病变时,可进一步选择生理盐水(或造影剂)宫腔造影或经静脉宫腔造影,甚至宫腔镜检查,将对诊断有一定的帮助。这取决于临床医生和患者的选择。

（一）宫腔生理盐水造影

用无菌生理盐水作为负性造影剂(超声表现为无回声)行宫腔超声成像,注入的生理盐水使宫腔扩张,内膜分离,能清晰地显示和评价子宫内膜及宫腔内情况,包括内膜及宫腔内有无病变,病变为弥漫性或局灶性,以及局灶性病变的位置、数目、大小、边界、形态、回声、基底部宽窄等。

1. 操作时间选择

绝经前妇女宜在月经干净后尽早进行,一般选择月经周期前 10d 内,此阶段为内膜增殖期,内膜较薄,内膜病灶更易显示;绝经后阴道出血的妇女,尽量选择阴道出血干净后进行。阴道出血不是宫腔造影的禁忌证,但宫腔血块易造成检查结果的假阳性。

2. 方法

在进行宫腔生理盐水造影之前,应先采用常规双合诊检查子宫的位置,以增加安全性和提高成功率。有经验的妇产科临床医生可以较为容易地发现后屈位子宫,同时妇科检查时应该注意子宫的质地和活动度。将窥阴器扩张阴道并暴露子宫颈后消毒子宫颈和子宫颈外口。用环钳将导管轻柔地插入子宫颈口并送至宫腔内,无菌生理盐水冲洗导管去除管内少量的气体,从而避免超声伪像。移去窥阴器时应尽量轻柔以避免导管脱落,然后再插入阴道探头,并将 10ml 注射器连到导管上。纵切面显示子宫,将生理盐水缓慢注入,超声同时监测。在纵切面显示检查过程中,可将探头从一侧移向对侧(即从一侧子宫角移向另一侧子宫角)。注入液体量的多少并非固定,其取决于超声成像的效果。纵切面扫查完成后,将探头旋转 90°行冠状面扫查,同时继续缓慢推注液体,超声观察切面应从子宫颈向子宫底连续扫查。

3. 宫腔生理盐水造影应用

宫腔生理盐水造影并不常规运用于病理已确诊的子宫内膜癌患者,而对于一些可疑内膜癌需与宫腔良性病灶鉴别诊断时,宫腔造影的应用有较大的临床价值。有文献报道内膜癌在宫腔造影下的表现多样,内膜不规则增厚或较大且形态不规则、基底宽、回声不均匀的病变均需警惕内膜癌。内膜与肌层分界不清,分界线扭曲变形,宫腔扩张性差均可作为内膜癌侵犯子宫肌层的征象。

(二)经静脉超声造影在子宫内膜疾病诊断中的应用

经静脉超声造影是近年来超声医学的重要研究热点之一,最早应用于肝脏病变的鉴别诊断,但近几年也逐渐应用于附件、子宫等其他脏器的超声诊断,以及经子宫输卵管疾病的诊断。

第二代超声造影剂 SONOVUE 主要成分为六氟化硫气体,这类造影剂微泡稳定,直径小于红细胞,不会进入血管外间隙,可通过肺循环并有效地到达靶器官的微循环内。研究表明该类造影剂可明显提高靶目标的细微结构分辨能力及彩色多普勒和频谱多普勒信号强度。

经静脉超声造影方法:先将 20G 套管针置于患者肘静脉,超声造影时每次以 2.4ml 造影剂经套管针快速团注,再用 0.9%氯化钠溶液 5ml 冲管。选择造影观察切面的原则:①经阴道超声观察到宫腔病变的最大纵、横切面分别进行超声造影。②对于常规阴道超声未能定位的病例,分别以宫腔的最大横切面和纵切面开始进行超声造影,并于第一次超声造影时缓慢调整探头以显示宫腔内血流灌注较丰富的区域,将此区域作为感兴趣区进行二次超声造影,完整记录病变的超声造影过程 120s。

1. 正常子宫内膜超声造影表现

正常子宫的灌注图像,首先肌层显影,然后逐渐向内膜灌注。内膜增强强度低于肌层。消退时内膜先廓清,然后肌层廓清。子宫颈和子宫体同属肌层,因此它们的灌注曲线形态、强度基本一致(图 7-3-1)。

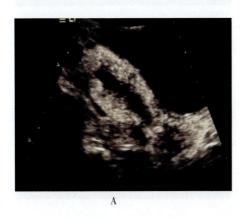
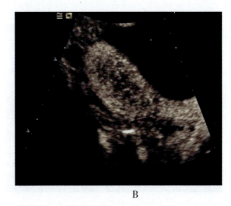

A　　　　　　　　　　　　　　　　　　　B

(A:增强早期首先肌层显影,然后逐渐向内膜灌注,内膜增强强度低于肌层;

B:增强晚期消退时内膜先开始廓清,然后肌层廓清)

图 7-3-1　正常子宫(月经第 20 天)的灌注图像

2. 子宫内膜癌超声造影表现

子宫内膜肿块与子宫肌层同步增强或者先增强,增强强度与肌层类似或高于肌层(图 7-3-2),内部有时可见坏死无增强区,造影剂消退也比一般正常肌层要快,这是子宫内膜癌的典型特征。若出现周边肌层快速增强后迅速消退(图 7-3-3),与正常肌层对比明显,则要考虑肌层浸润,这对于 ⅠB 期及以上病变的早期诊断具有很大的临床价值。刘真真等报道经静脉超声造影不仅可敏感显示癌变的血流状况,对诊断性刮宫造成子宫内膜菲薄的病例及局灶性子宫肌层浸润病例也能提供较丰富的诊断信息。

近年来的研究表明,三维宫腔超声造影使宫腔膨胀后能获得满意的三维子宫图像,最具优势的是冠状切面能够清晰显示宫腔的形态特征,但由于宫腔造

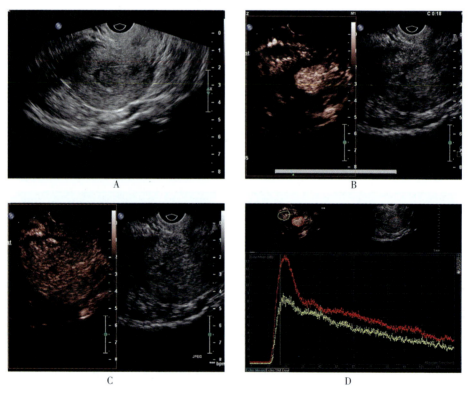

A:宫腔偏低回声实质性占位;B,C:超声造影模式:快进快出,伴少量宫腔积液;
D:造影定量分析显示病灶(红色曲线)较正常肌层(黄色曲线)高增强

图 7-3-2 女性,43 岁,病理诊断:子宫体弥漫性低分化癌,浸润至浅肌层,累犯宫颈管内膜

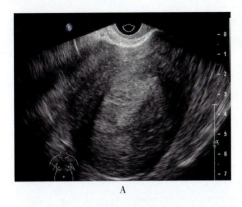
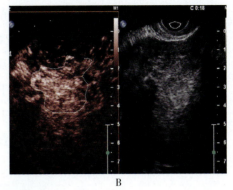

A

B

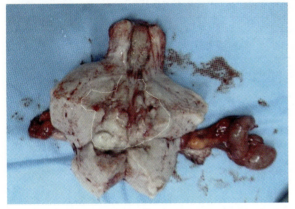

C

A:子宫体偏高回声实质性占位;B:超声造影显示:病灶较肌层为高增强，不均匀增强,肌层受侵病灶(白色虚线范围）与大体标本显示范围较一致;C:大体标本

163

图 7-3-3　女性,55 岁,病理:子宫弥漫型高—中分化子宫内膜样腺癌,浸润浅肌层

影可能有导致内膜癌播散的风险,故对于怀疑恶性的患者,采用经静脉注射造影剂,结合经阴道三维超声检查或许可更优、更多地获得诊断信息。

(三)子宫内膜疾病评估方案及临床诊治流程

无论是围绝经期还是绝经后子宫异常出血的患者,尤其是超过 40 岁,以及绝经后的女性发生阴道流血时都有超声评估内膜的必要。很多临床医生常首选刮宫内膜活检来评估。但许多临床数据表明无论何种刮除术,在无引导取样时都容易出现假阴性结果,尤其是在局灶性病变(息肉、局部增生或局灶型子宫内膜癌),所以对子宫异常出血患者应首选超声评估,可以最大程度上降低对患者的创伤和降低医疗费用。如果患者仍有月经周期存在,应选择合适的时间进行检查,当发现内膜回声呈现为薄且清晰时基本上可以排除内膜病变的存在;当不能显示清晰的内膜回声时(显示不清或者内膜增厚),三维超声评估、生理盐水宫腔超声造影或经静脉子宫超声造影可以帮助鉴别诊断,区分内膜形态正常、内膜全层增厚和局部异常,其中内膜全层增厚可能需要进一步内膜活检,局部异常需要超声引导下或宫腔镜直视下的取样活检评估。Callen 结合文献总结了基于超声引导方法的诊断流程,我们结合近年来三维超声及经静脉超声造影方法,设置流程(图 7-3-4)。该方法不仅可以帮助排除内膜癌,同样可以确定出血的来源,以便更好地进行临床处理。

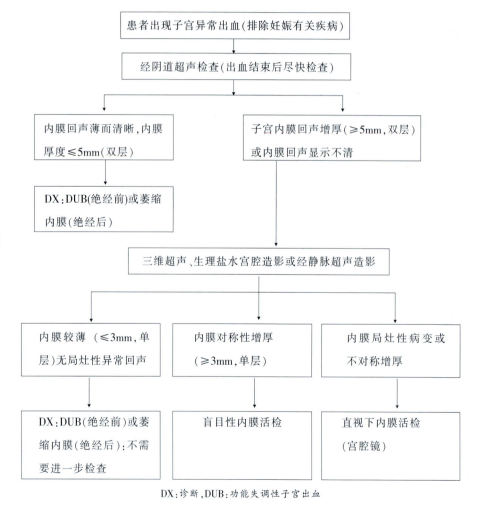

DX:诊断,DUB:功能失调性子宫出血

图 7-3-4　子宫异常出血患者的临床诊治建议流程图

第四节　超声诊断子宫内膜疾病小结

　　子宫内膜癌的声像表现随肿瘤的部位、大小、浸润范围、转移情况的不同而存在较大差异,其早期诊断主要依靠诊断性刮宫或宫腔镜组织学活检。但超声作为无创性的检查手段对病变的初步评估有重要意义。阴道超声探头可贴近子宫检查,可清晰显示内膜的形态,可较准确地测量内膜厚度,对鉴别诊断有一定帮助,并可以引导局灶性病变的组织活检,使取材更为精准。同时,经阴道超声也能清晰显示子宫内膜与肌层的分界,对判断内膜癌有无肌层浸润及其浸润程度有一定价值。肌层浸润程度的评价是依据病灶侵犯肌层深度:内膜与肌层分界清晰时为无浸润;癌组织已突破内膜与肌层间的界限,但限于子宫肌层厚度的内 1/2 时为浸润≤50%;超过子宫肌层厚度的 1/2 时为浸润>50%。子宫颈的侵犯是根据宫颈管增宽,内有回声不均的团块来确定。当二维超声对内膜显示不清晰时,采用彩超观察局部血流改变,采用三维超声观察病灶整体形态,采用经宫腔生理盐水造影或经静脉超声造影可有助于浸润范围的诊断。术前癌组织浸润程度的评价对肿瘤分期有一定价值,故对临床选择手术方式和治疗方案有一定指导意义。但由于阴道超声探头穿透力有限,对巨大晚期癌肿及癌肿远处侵犯或转移的病灶显示不清,或因病灶超出扫查范围而漏诊,此时结合经腹扫查和经高频浅表探头扫查腹股沟、锁骨上淋巴结肿大情况可获得较完整准确的诊断信息。

　　当然,部分不典型声像图表现的子宫内膜癌,尤其是少部分非激素依赖型子宫内膜癌,超声评估困难而临床高度怀疑,刮宫或宫腔镜直视下组织活检是确诊的可靠方法。一旦考虑有子宫颈或子宫外转移,可行磁共振检查。

（杨　琛　来　蕾）

参考文献

[1]　张晶.妇产科超声(超声医师培训丛书)[M].北京:人民军医出版社,2010.15-26.

165

［2］ Kurjak A,Kupesic S. Ovarian senescence and its significance on uterine and ovarian perfusion［J］. Fertil Steril,1995,64(3):532-537.

［3］ Kupesic S,Kurjak A. Uterine and ovarian perfusion during the periovulatory period assessed by transvaginal color Doppler［J］. Fertil Steril,1993,63(3):439-443.

［4］ Callen PW.常才主译.妇产科超声学［M］.北京:人民卫生出版社,2010.788-790,828.

［5］ Dolores H,Pretorius N,Nira B,et al. Three dimensional ultrasound in obstetrics and gynecology［J］. Radiol Clin North Am,2001,39:499-512.

［6］ Kanat-Pektas M,Gungor T,Mollamahmutoglu L. The evaluation of endometrial tumors by transvaginal and Doppler ultrasonography［J］. Arch Gynecol Obstet,2008,277(6):495-499.

［7］ Ozdemir S,Celik C,Emlik D,et al. Assessment of myometrial invasion in endometrial cancer by transvaginal sonography,Doppler ultrasonography,magnetic resonance imaging and frozen section［J］. Int J Gynecol Cancer,2009,19(6):1085-1090.

［8］ 谢红宁.妇产科超声诊断学［M］.北京:人民卫生出版社,2005.229-233.

［9］ 苏娜,戴晴.宫腔超声造影的临床应用及进展［J］.中国医学影像技术,2007,23(2):310-313.

［10］ 杨琛,彭婵娟.超声造影定量评价体系及其影响因素分析[J]. 中国肿瘤,2016,25(3):212-218.

［11］ 刘真真,戴晴,姜玉新,等.子宫内膜癌超声造影增强时相和肿瘤显像的初步研究【J/CD].中华医学超声杂志(电子版),2012,9(3):226-231.

［12］ 梁娜,吴青青.三维子宫输卵管超声造影临床应用及进展［J］.中国医学影像学杂志,2010,4:306-309.

［13］ Dessole S,Rubattu G,Farina M,et al. Risks and usefulness of sonohysterography in patients with endometrial carcinoma1［J］. Am J Obstet Gynecol,2006,194(2):362-368.

［14］ Guido RS,Kanbour-Shakir A,Ruhn MC,et al. Pipelle endometrial sampling sensitivity in the detection of endometrial cancer［J］. J Reprod Med,1995,40(8):553-555.

［15］ Callen PW. Ultrasonography in Obsterrics and Gynecology［M］. Singapore:Elsevier Pte Ltd,2008.828.

［16］ 杨琛,陈俊英,钱超文,等. 经腹及阴道联合超声检查在宫颈癌诊断中的价值[J]. 肿瘤学杂志,2009,15(3):202-204.

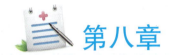

第八章
子宫内膜癌的病理诊断与鉴别诊断

第一节　正常子宫内膜组织胚胎学与解剖学概要

随着女性胚胎早期卵巢的发生,可发育为男性附睾及输精管、精囊、射精管的中肾管 (mesonephric duct) 系统因雄激素缺乏而逐渐退化, 双侧副中肾管 (paramesonephric duct,又称苗勒管,Müllerian duct)则于其下段汇合、融合,逐渐发育出双侧输卵管、子宫及上 1/3 段阴道壁。在女性的一生中,子宫与生殖系统其他组织器官一样,会随机体性激素水平的变化而经历一系列形态与功能的阶段性、暂时性或周期性改变。这些改变一方面归因于机体处于不同年龄阶段及生殖状态,如青春期前、青春期、育龄期妊娠、绝经期及绝经后期,另一方面则归因于青春期及育龄非妊娠期卵巢性激素的规律的周期性变化。在孕期母体高水平雌激素的影响下,新生儿出生时子宫体与子宫颈之比约 1:2,出生后因子宫发育脱离了母体雌激素环境而逐渐退回至青春期前状态,即保持管状形态的静止期,此时子宫体与子宫颈长度大致相当,且子宫内膜在超声下无明显回声。这样的静止期大致维持至 7 岁,并在接下来的几年内于第二性征出现前体积缓慢增加,之后在青春期足够性激素刺激下,管状子宫渐渐向成熟大小及形态发育,并开始出现周期性子宫内膜剥脱。至月经初潮后约 6 年,子宫方完全发育成熟。

成熟未孕子宫(uterus)呈中空倒梨形,长 7~8cm,宽 4~5cm,厚 2~3cm,分为

167

底(fundus)、体(corpus)、颈(cervix)三部分。子宫颈大约占总长度的1/3。子宫底以两侧输卵管连于子宫处与子宫体分界，该处称为子宫角(horn of uterus，或 cornu)。子宫体位于子宫底与子宫颈之间，中间部较宽，前后扁，分前、后面及两侧缘。子宫体向下与子宫颈连接处称为峡部(isthmus)，非妊娠时长0.6~1cm，妊娠中期后逐渐伸长，临产时可达7~11cm，形成"子宫下段 (lower uterine segment)"。

子宫体内腔称为子宫腔，于矢状切面呈裂隙状，而于冠状切面呈尖向下的三角形，底的两端是输卵管子宫腔开口，三角尖处经子宫颈内口通于子宫颈管。从子宫颈外口至子宫底的子宫内腔长6~7cm，而子宫腔深约4cm，最宽处2.5~3.5cm。子宫腔内衬子宫内膜，其外为子宫体肌层(myometrium)，最外层被覆浆膜(perimetrium)，浆膜层可延伸至腹膜返折(后壁返折较前壁返折低)。子宫体肌层是子宫最厚的部分，由交织排列的平滑肌束及其间富含血管的结缔组织分隔组成，可分为难以分辨的黏膜下层、中间层及浆膜下层。邻近内膜的黏膜下层及邻近浆膜的浆膜下层肌纤维主要沿子宫体长轴排列，且靠近内膜的肌纤维比靠近浆膜者排列更紧密，而中间层平滑肌束则主要呈螺旋状排列，其内血管也较其他两层内的大。

子宫内膜上端并入输卵管黏膜，与后者通常截然交界，偶尔子宫角处向上若干厘米输卵管由子宫内膜被覆，称为"子宫内膜化(endometrialization)"，不同于子宫内膜异位；下端与子宫颈内膜于子宫峡部逐渐移行，该移行的距离有时超过1cm，且该部位的腺体及间质对激素反应不明显。组织学上，子宫内膜由表面上皮(surface epithelium)和固有层构成。表面上皮为单层柱状上皮，含分泌细胞及散在的纤毛细胞，对激素反应性弱于其下的子宫内膜腺体(uterine gland)。固有层结缔组织较厚，含大量内膜间质细胞、网状纤维、血管及子宫内膜腺体，其腺体为单管状腺，由表面上皮下陷而成。内膜腺上皮含分泌细胞、纤毛细胞及透亮细胞。分泌细胞形态随月经周期不同而变化；纤毛细胞在近子宫角及子宫颈部位更常见，且似乎易受雌激素影响，在雌激素过多时表现更明显；透亮细胞少见，被认为是纤毛细胞的前体，常见于增生期及囊性增生的子宫内膜。腺上皮及子宫内膜间质在整个月经周期中会发生一系列变化。

功能性子宫内膜固有层具有分层结构，分为深部的基底层(stratumbasalis)及表浅的功能层(stratum functionalis)。基底层邻近子宫肌层,类似于其他部位上皮的储备细胞层,能保证月经(menstruation)后子宫内膜的再生。基底层的腺体及间质增生能力较弱,腺体总体积较功能层的腺体小,内衬单层至假复层上皮;其间质深染而密集,间质细胞呈梭形,胞质少。无论处于月经周期的哪一时相,基底层的腺上皮均没有分泌活动证据,且腺体与间质细胞没有或仅有少数核分裂相。功能层据其腺体及间质对激素的反应性不同,可再分为表面的致密层(stratum campactum)和较深的海绵层(stratum spongiosum)。分泌期,海绵层的腺体显示最大分泌活动而其间质反应相对较小，除了紧贴螺旋小动脉的间质外,不发生很好的蜕膜反应。致密层则由丰富的间质和少量腺体组成,其腺体是小而直的内膜最上部分的腺体,几乎没有分泌活动,但其间质对激素刺激有良好反应性,伴有明显的蜕膜反应,并且可见许多颗粒性淋巴细胞。

子宫动脉起自髂内动脉,其分支进入肌层的中间层后呈弓状走行,并向子宫内膜发出许多分支,这些分支在肌层与内膜交界处发出一些短而直的分支进入基底层,称为基底动脉,它不受卵巢激素影响;其主干进入功能层后呈螺旋走行,称螺旋动脉(coiled artery),它对卵巢激素则极为敏感,其分支形成毛细血管网和血窦,然后汇合为小静脉,穿过肌层后汇入子宫静脉。

子宫的淋巴管引流至富于淋巴网的淋巴结,主要有子宫旁和子宫颈旁淋巴结,髂内、髂外和髂总淋巴结,主动脉周淋巴结及腹股沟淋巴结。

第二节　正常月经周期中及绝经后子宫内膜

自青春期开始,正常子宫内膜腺体及间质受排卵周期中卵巢雌激素、孕激素的影响而发生一系列连续的形态与功能变化,如果卵子没有受精,增殖的子宫内膜将随着月经而脱落,并周而复始,直至绝经后。该周期自月经来潮第1天开始至下一次月经来潮前一天止,通常是28d,因人而异。排卵前,子宫内膜主要受雌激素影响,称为增生期子宫内膜;排卵后,除受雌激素影响外,还受卵巢黄体生成的孕激素影响,子宫内膜转为分泌期。因黄体发育与退化的速度和节律受到机体精细调控,寿命较恒定,约14d,因此月经周期超过28d者常是增生期延长所致。

一、增生期子宫内膜(proliferative phase endometrium)

月经期后, 子宫内膜立即进入以腺体及间质增生为主要表现的增生期,并呈现为一逐渐演变的形态变化过程。根据不同阶段内膜形态特点,整个增生期可大致分为早期、中期及晚期三个时相。随着周期的进展,不同时相内膜总体变化趋势是腺体越来越多、越来越弯曲;被覆腺上皮细胞逐渐增生呈假复层排列,细胞核渐增大、核仁渐明显、核分裂相渐增多;透亮细胞数目渐有增加;整个增生期腺体腔缘光滑,腺体边界清楚。除上皮成分发生渐进变化外,内膜间质成分也从早期增生期的疏松水肿,逐渐间质细胞增多、核分裂相增加,水肿至晚期减轻;早期居于内膜深部的螺旋小动脉也逐渐增生、发育、增厚。至晚期增生期,子宫内膜厚2~3mm,腺上皮细胞开始出现核下糖原颗粒。

二、分泌期子宫内膜(secretory phase endometrium)

卵巢排卵后,子宫内膜相应发生可预见的形态变化,且每日不同,但一般在排卵36~48h后子宫内膜才出现明显的形态学变化,此阶段也称为"间期",内膜腺体显示出增生与分泌活动的重叠与过渡,之后内膜呈现早期分泌期形态学改变。

早期分泌期(第16~19天/28天周期)内膜的主要形态特点是出现整齐的腺上皮核下空泡。此期子宫内膜腺体腺腔扩大、面积增加,腺体相互靠近,腺上皮细胞自假复层回复至单层排列,细胞核下方糖原聚积,并在HE切片中因糖原于制片时溶解而表现为核下空泡,此现象于第17天时最为显著,表现为细胞核被核下空泡整体上推至腔面, 同时核由柱状回复至卵圆形、浅染、核仁大;第18~19天,核下糖原逐渐上移至腺上皮细胞的腔缘(核上空泡),核下空泡也开始变得没有规律并逐渐消失。腺上皮内出现整齐的核下空泡是早期分泌期子宫内膜的主要特点,且是卵巢排卵的一个重要证据,但少数细胞出现核下空泡的现象可见于整个月经周期中的任何时间,因而仅有少数伴核下空泡的腺上皮细胞出现时,不能认为是排卵的征象。

中期分泌期处于排卵后第5~11天,是月经周期中历时最长的一个时相,以腺体出现明显的分泌相关变化及螺旋动脉周围间质开始出现蜕膜样变为其主要特征。此期内膜继续增厚、水肿,腺腔扩大、更加弯曲并呈锯齿状,腺上皮细胞腔缘因顶浆分泌而变得模糊,且这些表现尤以内膜海绵层最为显著;腺腔内有分泌物,内含糖原、中性及酸性多糖等物质;内膜间质水肿,细胞梭形或多边形,细胞核呈卵圆形,核分裂相减少;螺旋动脉增生并上升至功能层,壁增厚;围绕血管的间质细胞变大、细胞质丰富,开始出现蜕膜样变。

晚期分泌期(第24~28天/28天周期)子宫内膜继续增厚,可厚达5~10mm,腺体呈明显锯齿状伴间质广泛蜕膜样变。此时,内膜间质水肿消退,致密层间质呈现广泛的蜕膜样改变及出现大量颗粒性淋巴细胞。同时,螺旋小动脉继续增生、更加弯曲,并成团出现于表层子宫内膜中;海绵层腺上皮细胞充满分泌物。

三、月经期子宫内膜(menstrual phase endometrium)

如果在卵巢排卵后10d(第24天/28天周期)没有发生妊娠,卵巢黄体衰竭致黄体酮水平明显下降,从而晚期分泌期后内膜进入月经期。月经期的主要组织学表现是子宫内膜间质崩解及腺体塌陷。具体为随着月经期开始,内膜表面出血,蜕膜样变的间质细胞收缩、细胞间隙增宽、细胞分散,中性粒细胞浸润;腺体萎缩、崩解,腺上皮细胞胞质变空,细胞核浓缩、深染;螺旋小动脉扩张、壁退行性变,渐出现新鲜出血及成堆的中性粒细胞浸润。

四、绝经后子宫内膜(postmenopausal endometrium)

当女性卵巢停止周期性地产生雌二醇及黄体酮,子宫内膜不能再受激素的正常周期性刺激,继而开始萎缩。绝经后子宫内膜通常变薄、萎缩,厚度可因人而稍有不同。典型者内膜腺体小而稀少,分布不均,腺上皮立方或扁平状;内膜特有间质变成纤维性间质,间质细胞失去胞质,致绝经后的子宫内膜间质显得明显富于细胞。在内膜活检或刮宫标本中,绝经后的内膜可因太薄且量少而导致只能见到来自宫颈内膜的刮出物(黏液细胞),有时可能还有些萎缩的子宫内膜上皮碎片。

某些绝经后内膜呈现囊性萎缩(cystic atrophy),即表现为腺体扩张、内衬上皮变扁、不活跃,腔内含非特异性分泌物或有时为渗出物。这种情况出现的可能原因有:绝经时存在内膜单纯性增生,绝经后因激素支持减少而发生退行性变,但保留其囊性结构而不伴细胞活性,上皮及间质缺少核分裂;子宫内膜腺体的上部由于绝经后间质纤维化而发生单纯性阻塞。无论原因如何,重要的是囊性萎缩性子宫内膜应与绝经后子宫内膜单纯性增生鉴别。

第三节　子宫内膜增生

子宫内膜增生(endometrial hyperplasia,EH)指一大类非生理性的、非浸润性的子宫内膜增殖性病变,并以大小不一的、不规则的腺体增生为主要形态表现。该类病变涵盖了从雌激素依赖性的、可逆的腺体及间质增生到克隆性的癌前腺体增生的一系列异质性病变。

临床上,EH 最常见于围绝经期或绝经后妇女,但也可发生于育龄期妇女及已经开始有月经但尚未排卵的青少年。部分 EH 的发生与卵巢异常所致雌激素水平改变有关,如卵巢颗粒细胞瘤、卵泡膜瘤、多囊卵巢综合征,或与其他原因引起的内、外源性雌激素增加有关。另外,肥胖症、乳腺癌他莫昔芬辅助治疗等均与 EH 风险增加有关。临床上大多数患者表现为异常阴道出血,也有部分患者没有症状而是在激素替代或其治疗前进行内膜基础活检时发现。

肉眼观,伴有 EH 的子宫体积可以增大,内膜常弥漫性不规则增厚,但也可表现为局限性、息肉状(这种息肉倾向于无蒂)。也有的内膜增生仅局限于真正的子宫内膜息肉内或累及子宫腺肌症内的病灶。当增生仅为局灶性时,大体检查有可能见不到明显异常。

组织学上,EH 在不同病例中, 甚或同一病例的不同区域中表现均可不同,其组织形态及病变范围变异很广。但所有形式的 EH 有一些共同的形态学特点,包括腺体与间质比例(gland-stroma ratio)增加,腺体形态不规则,腺体大小不等。此外,增生腺体可伴有不同程度的细胞学异常。从病变范围上看,EH 常弥漫性分布,但也可仅呈局灶性改变。另外,与正常子宫内膜相似,各种化生性改变均可出现于 EH 病变中,其中最常见的包括鳞状化生及纤毛细胞化生,其他还可见嗜酸性、黏液性、乳头状、透明细胞及鞋钉样细胞改变。多种形态的化生常混合出现,鳞状化生有时可非常广泛。重要的是,这些化生性改变有时会给 EH 的鉴别诊断带来困难,但并不影响病变的预后。

一、子宫内膜增生的 WHO 分类、组织病理学特点、诊断与鉴别诊断

尽管组织形态学诊断主观较性大,但仍然是目前对 EH 最可靠的、最具可操作性的临床诊断手段。迄今为止,针对 EH 先后已有多个分类系统被提出。早在 1985 年前,美国常用"轻度(mild)、中度(moderate)、重度(severe)增生"来描述 EH,而当时在欧洲则更流行使用"囊性(cystic)"及"腺瘤样增生(adenomatous hyperplasia)"来描述该类病变。至 20 世纪 80 年代初,不同命名系统导致的混淆越来越令人头痛,关于 EH 的诊断标准及判断甚至在不同专家间、同一国家内都存在不一致性。1994 年,世界卫生组织(World Health Organization,WHO)采用了最初由 Kurman 等提出的、基于增生腺体结构复杂性与细胞学非典型性的 EH 分类系统,总共分为四类。在 Kurman 等的研究中,非典型性子宫内膜增生显示了23% 的风险进展为癌,而不伴非典型的子宫内膜增生仅有 2% 的进展风险。2003年 WHO 子宫内膜增生组织学分类继续沿用了 WHO 1994 分类系统。2014 版WHO 分类中,取消了单纯性及复杂性之分,将子宫内膜增生性病变由原来的四型简化为两大类(表 8-3-1)。

173

表 8-3-1　WHO 1994、2003 及 2014 版子宫内膜增生分类

1994、2003 版	2014 版
子宫内膜增生	子宫内膜增生无非典型性
单纯性增生	
复杂性(腺瘤样)增生	
非典型性子宫内膜增生	子宫内膜非典型增生/子宫内膜样上皮内瘤变
单纯性增生	
复杂性(腺瘤样)增生	

(一)单纯性增生

单纯性增生(simple hyperplasia,SH)曾被称为"囊性增生"或"轻度增生",在量上表现为内膜体积增加,质上又不同于正常周期中的内膜,且腺体及间质均有增生,非对抗性的雌激素刺激是其主要原因。SH病变范围常弥漫而广泛,这一点与后述复杂性及非典型性增生多少显示局限性分布倾向有所不同。

组织学上,SH的基本特点为腺体密度增加（腺体间质比例增加）、形态不一、囊性扩张、大小不等,腺体间由内膜间质分隔(图8-3-1,图8-3-2)。诊断EH

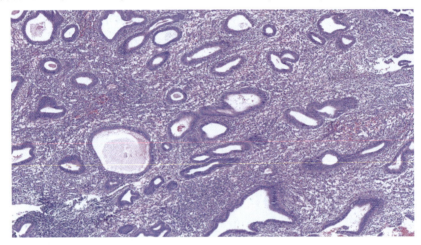

图 8-3-1　子宫内膜单纯性增生　腺体轻度密集,腺腔扩张(HE×100)

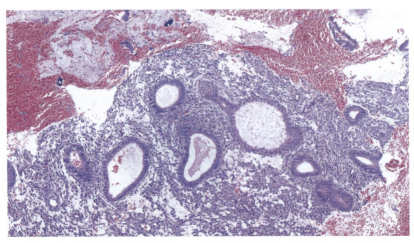

图 8-3-2　子宫内膜单纯性增生　几个腺体囊性扩张,部分腺上皮复层排列,腺体与间质比例增加(HE×100)

时必要的特征是腺体(腺上皮及其包含的腺腔均应计算在内)与间质的比例增加,SH 要求该比例至少大于 1:1,有的甚至要求至少达到 3:1,因为有很多非 EH 病变(如刮宫样本中的人工假象、良性子宫内膜息肉、子宫内膜增生紊乱、桑葚样化生等)也可表现出腺体间质比例增加,而 3:1 这个界值既降低了将病变过度诊断为子宫内膜增生的风险,又减小了对具有进展风险的病变诊断不足的可能性。低倍镜下,SH 给人的初步印象是腺体密度增加、排列较正常杂乱,这种改变可延伸到内膜与肌层交界处,内膜的基底层与功能层分界可能消失。尽管腺体间质比例增加是 SH 诊断的必要条件, 但其腺体密集程度又不是很显著或仅为局灶性改变,这与以显著的腺体密集为特点的复杂性增生不同。SH 内通常见到大小不等的圆形腺体,但也见到不规则形态的腺体(如锯齿状腔缘、内折、出芽)及囊性扩张腺体。SH 增生腺体的被覆上皮与中晚期增生期内膜腺上皮相似,细胞呈假复层排列,偶尔可见核分裂,但不伴细胞非典型性。极少情况下可见分泌改变,可能为经历一段无排卵期后发生排卵,或对孕激素治疗的暂时性反应。另外,病灶中囊性扩张的腺体上皮较正常腺体增厚而非变薄,这点不同于绝经后囊性萎缩的子宫内膜。SH 的腺体常见纤毛细胞化生,而缺乏细胞非典型性的SH 很少出现鳞状化生。就间质而言,SH 的大部分腺体间隔较宽,间质致密而富于细胞,间质细胞小,卵圆形,伴少量胞质,间质内可见活跃核分裂活性,并可见与晚分泌期或低级别内膜间质肿瘤中螺旋小动脉相似的小动脉。

(二)复杂性增生

复杂性增生(complex hyperplasia,CH)也被译为"复合性增生",又曾被称为"腺瘤样增生",其累及范围局灶至广泛,但即使相当广泛时,也常能发现一个区域与另一个区域有所不同。CH 与 SH 之间的主要区别在于其腺体密集及结构复杂程度更高(图 8-3-3,图 8-3-4),而两者都缺乏细胞学非典型性。腺体高度致密(腺体间质比例明显增加,一般超过 3:1)为 CH 的显著特点,有的区域甚至出现"背靠背"现象,但尽管有时难以察觉,每个腺体确实存在完整的基底膜,而腺体间确实至少有少量内膜间质存在, 如果完全缺乏内膜间质则支持癌的诊断。CH 腺体的结构复杂程度也比 SH 增加,表现为腺体大小、形状显著不同,分支、乳头状内折及出芽可很明显,腺体轮廓不规则、成角。细胞学上,CH 的腺上皮细

175

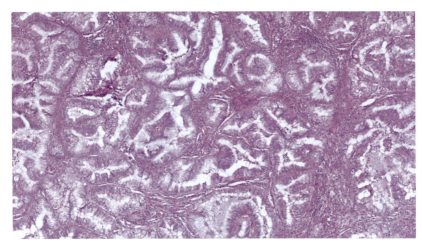

图 8-3-3　子宫内膜复杂性增生　腺体密集,结构比较复杂,部分区域完全没有间质(HE×100)

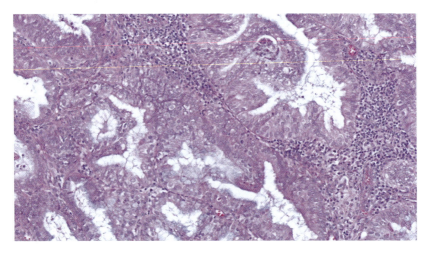

图 8-3-4　子宫内膜复杂性增生　细胞核圆形,细胞复层(HE×200)

胞与 SH 相似,呈假复层排列,核长卵圆形、染色质分布均匀、核仁不明显、可见或多或少的核分裂相。偶尔 CH 间质中可见泡沫样组织细胞单个或成群出现,这种泡沫细胞的出现虽然并不具特异性,但应提高警惕并进一步明确有无潜在癌的可能性,尤其在活检、刮宫标本中见到时。

(三)非典型性增生

非典型性增生(atypical hyperplasia,AH)的诊断依据是细胞学特征,尤其是细胞核的特点,其组织结构与上述 SH 及 CH 相同。WHO 1994 分类中根据上述结构复杂程度将 AH 分为单纯性 AH(simple atypical hyperplasia,SAH)及复杂性AH(complex atypical hyperplasia,CAH),但不伴结构复杂性的 AH 很少见,甚至在某些大样本回顾性研究中并未见到 SAH 病例。

　　AH 的细胞学非典型性表现为细胞极向消失、大小不一、不规则复层密集排列,细胞核出现多形性、核形不规则、深染、核浆比增加,染色质分散结块,并可致核呈空泡状、浅染状,核膜可增厚,核仁显著、增大而不规则(图 8-3-5)。随着核异型程度的增加,核形由正常时的细长柱状渐变成椭圆形、圆形。当腺上皮的核为圆形时可能失去复层排列方式。

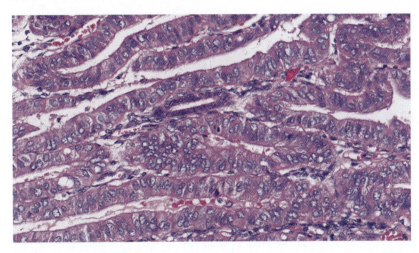

图 8-3-5　子宫内膜非典型增生　核的非典型性清楚可见,核圆形,核仁显著(×400)

　　AH 的主要细胞学特征在于细胞核,而许多病例中可见丰富的嗜酸性细胞质,其存在并非诊断 AH 所必需的,但其出现往往是引起病理医生考虑 AH 诊断的第一征象,另一征象是低倍镜下看到腺体内出现嗜酸性坏死碎片。对 AH 细胞非典型性的判断具有主观性,这时应注意将可疑腺体与周围不伴非典型性的腺体进行对比,两者应有所不同。CAH 的腺体结构特征与不伴细胞学非典型的 CH 相似,当腺体高度密集呈现出显著的"背靠背"现象而又伴有细胞学非典型性时,其与腺癌的鉴别会非常困难,尽管本质上其腺体间应该或多或少有内膜间质分隔。

(四)子宫内膜增生鉴别诊断

EH 形态谱广泛、关键性诊断依据具有很大主观性,且内膜取样方式的多样性与局限性使其临床诊断变得复杂。总体来讲,其鉴别诊断一方面需在各种类型增生之间进行,另一方面又需与多种生理性、病理性情况相鉴别。

1. 人工假象

人工假象多见于活检及刮宫标本。因组织破碎、增生期腺体塌陷造成腺体密集的假象而易被误认为是 CH,这时只有当可疑区域周围的间质完整时才能作出 CH 的诊断,尤其当病变为局灶性时。另外一种非常常见的人工假象是子宫内膜腺体套叠现象,这时一个有用的特点是成簇堆积的上皮完全被单层上皮细胞包绕者多半不是真正的 CH。另外,人工假象中的细胞并无非典型性。

2. 正常变异

分泌中、晚期子宫内膜常常增厚突起、体积增加而引起临床"怀疑",这时应将这些刮宫标本中正常的、不规则的、复杂而密集的分泌期腺体与真正的 CH 区别开来。另外在正常月经周期或雌激素撤退时,子宫内膜可因崩解而出现腺体塌陷、间质破碎以致造成"增生"的假象。

3. 化生

与正常子宫内膜一样,EH 基础上也可出现多种形态的化生性改变。其中有一些化生性改变易与非典型性细胞混淆,尤其是在活检或刮宫标本中,从而被误诊为 AH,有时甚至被误诊为癌,此时细胞核的特征是主要的鉴别点。纤毛细胞改变(输卵管上皮化生)及嗜伊红性改变因其在低倍镜下细胞质明显嗜酸而受到注意,但在高倍镜下不见上述 AH 的细胞核非典型性。表面合体细胞变及乳头状增生常于同一内膜中并常伴其他化生出现。前者与宫颈内膜的微腺性增生相似,可见中性粒细胞浸润,细胞核温和,可出现退变。其细胞出芽、分层有时可形成显著的不含间质轴心的乳头状结构,当含间质轴心时则称为乳头状增生,这种生长方式不但易与 AH 混淆,且有可能误诊为浆液性腺癌,这两种化生仍然不具有 AH 及癌中的细胞学非典型性,当鉴别困难时,可借助 p53 免疫组织化学法(immunohistochemistry,IHC)帮助判断,因为 p53 在浆液性腺癌中常呈弥漫阳性。

4. 绝经后子宫内膜囊性萎缩

绝经后子宫内膜囊性萎缩是一种见于围绝经期及绝经后的、以纤维性间质中出现显著囊性扩张腺体为特征的内膜萎缩，常被误认为 SH。但这些扩张腺体内衬立方或扁平形的不活跃上皮，而非 SH 中假复层上皮，并且缺乏腺体内折、出芽等。

5. 慢性子宫内膜炎(chronic endometritis)

与其他器官中的慢性炎症相似，慢性子宫内膜炎内可见因炎症刺激所致的腺体反应性增生，可表现出腺体密集、形态不规则及细胞学非典型性，从而偶尔被过度诊断为 EH。获得正确诊断的一个重要线索是间质中浆细胞的存在及间质水肿、内膜表面可见中性粒细胞。在有些病例，了解检查样本及临床病史有助诊断。

6. 子宫内膜增生紊乱(disordered proliferative endometrium)

对子宫内膜增生紊乱(也被称为"子宫内膜不规则增生")很难下一个确切定义，一种常用情况是子宫内膜有增生但未致子宫内膜体积增加。这种情况在活检标本中几乎很难诊断，所以只用于刮宫或子宫切除标本中。另一种可能更好的应用是指子宫内膜呈增生期样改变，但既无法归入周期中任何时间点，又不足以异常到诊断为 SH 时。即，如果内膜大部分区域相似于增生期子宫内膜，而仅出现局灶性的腺体大小及形状的轻度差异，表现出轻度局灶性密集、轻微分支伴有腺腔内折及出芽，偶尔局灶性单个腺体囊性扩张，但腺体间质比通常不超过 1:1，不足以诊断为 SH 时，可归为子宫内膜增生紊乱，但需同时排除因固定不均、挤压所致人工假象。

7. 子宫内膜息肉(endometrial polyps)

子宫内膜息肉是可能因间质成分激素受体表达下降而导致的子宫内膜增生形成的界限清楚的、大体上突向宫腔内的局部性病灶。绝大多数内膜息肉有不规则的、囊性扩张的腺体，可以内衬含有核分裂活性的假复层上皮，在绝经后患者则表现为不活跃的扁平上皮。内膜息肉的间质为纤维性间质，且含有大的厚壁血管，与 EH 中的内膜型间质不同。但因内膜息肉本身也可伴发 CH、AH、甚至腺癌，因而这些子宫内膜病变与息肉的鉴别有时是相当困难的，尤其在活

179

检或刮宫标本中。因此,当腺体致密程度及结构不规则程度很显著,特别是伴有非典型性或早期癌的迹象时,必须相应地作出增生或癌的诊断,而无论其是否发生于息肉内。刮宫或活检的破碎标本中出现纤维性间质及条索状厚壁血管,是提示其基础病理改变为息肉的一个线索。最近有研究者发现间质 p16 的核表达可能有助于息肉与 EH 的鉴别,p16 于息肉的表面至深部间质中呈局灶至弥漫表达(10%~90%的间质细胞,平均 47%,中位数 40%),而仅有 1 例(3%)呈多发息肉样表现的 SH 表面间质内有 p16 阳性,其余 32 例 EH (15 例 SH、14 例 CAH、3 例 CH)标本中大部分间质 p16 完全阴性,个别少量阳性。另有 6 例伴有息肉内 EH 的息肉间质不同程度表达 p16,其表达倾向于纤维性间质成分内,而23 例子宫内膜样腺癌中未见间质 p16 表达。

8. 非典型性息肉样腺肌瘤(atypical polypoid adenomyoma,APA)

非典型性息肉样腺肌瘤也称为非典型性息肉样腺肌纤维瘤 (atypical polypoid adenomyofibroma), 是一种主要发生于绝经前及围绝经期妇女中的少见的实性息肉样病变,可见于子宫下段、子宫体及宫颈内膜。镜下,APA 由与 CH 相似的复杂密集的不规则腺体、漩涡状或交错排列的良性平滑肌束及多少不等的纤维间质组成。APA 的腺体总是显示程度不等的细胞学非典型性,并且常见广泛鳞状或桑葚样化生。虽然 APA 在手术切除标本中较易诊断,但在活检及刮宫标本中诊断会很难,并易与 CH、AH 甚至子宫内膜样腺癌伴肌层浸润相混淆。此时,其含良性平滑肌束的纤维肌性间质及不伴促结缔组织反应的特点为主要鉴别点,但应注意到 APA 的生物学行为通常为良性,但可局部复发、癌变或与子宫内膜的及卵巢的子宫内膜样腺癌并存。

9. 高分化子宫内膜样癌(well differentiated endometrioid carcinoma,WDEC)

EH,尤其 AH 是与子宫内膜样癌有关的癌前病变,目前除组织学以外的手段如 IHC、分子遗传学等均不能有效将两者区分开来。而组织学上对两者的鉴别有时也是十分困难的。一直以来,人们针对 AH 到什么程度应该诊断为癌这一问题做了很多研究,提出了很多鉴别点,但都苦于没有一个确实可靠的标准来验证这些鉴别点的有效性。理论上,肌层浸润应该是判断为"癌"的可靠标准,但确实有至少 30% 的 WDEC 不伴有肌层浸润;同时 15%~50% 活检或刮宫时诊断为 AH 的病例在后续子宫切除术标本中被证实为癌,且其中有部分已发生肌层浸润;另外对"肌层浸润"本身的判断也是主观性的,在观察者间的重复性有限。所以事实上,很难仅依据"肌层浸润"这一标准来对病变是 AH 还是癌进行判断,尤其在非手术标本中。

尽管如此,人们在研究与争论过程中形成了一些相对一致的观点:一是细胞学特征对两者的鉴别没有帮助;二是对癌最有用的诊断要点是本身的间质浸润。间质浸润的组织形态可总结为间质消失、间质促结缔组织反应及间质坏死。间质消失是对常说的"腺体融合、筛状结构模式"的总结;间质促结缔组织反应是指一些腺体间虽仍有分隔存在,但为纤维母细胞性的、水肿的、伴炎症细胞浸润及黏液变性的反应性纤维间质,而非内膜间质型间质;最少见的模式是低倍镜下看似腺体间仍有间隔存在,但高倍镜下证实为替代了间质的中性粒细胞性炎性碎片,即间质坏死。这三种模式常共同存在,也可与其他 AH 或支持癌的特征共同出现。另外值得一提的是间质中泡沫细胞更常见于癌而非良性内膜病变,尤其在活检或刮宫标本中见到时,需要建议行进一步检查以明确有无癌存在。另外,泡沫细胞的出现还有助于鉴别癌是来源于宫体内膜还是宫颈内膜,其出现支持前者,但遗憾的是在这类病变中仅有约 15% 的病例可见到泡沫细胞。

(五)外源性激素及药物对 EH 诊断的影响

外源性激素治疗可引起正常或异常的子宫内膜形态发生改变,因此病理医生在解释子宫内膜样本前应充分了解患者外源性激素的摄入情况。大多数的激素替代治疗(hormone replacement therapy,HRT)方案同时包括雌激素及孕激素,会导致轻微的或不完全的分泌反应。而仅有孕激素的治疗常引起间质蜕膜样变伴随腺体萎缩或微弱的腺体分泌反应。另外,激素治疗还常与黏液变有关。

他莫昔芬是乳腺癌内分泌辅助治疗中最常用的抗雌激素性药物,其使用可增加患者患子宫内膜息肉、EH 及子宫内膜癌的风险。但因该药物会导致内膜间质纤维化,因而实际工作中这类患者在做内膜活检时很容易发生取样不足的问题,这时如果现有样本中发现有异常但又不足以明确诊断时或临床异常持续存在时,应建议再检。

(六)EH 孕激素治疗疗效的组织学评估

孕激素因能降低雌激素受体水平及增加其分解、刺激 17-β 羟基类固醇脱氢酶及硫酸转移酶而抑制因雌激素所致的内膜异常增生,从而被选择性地用于 EH 的治疗,尤其是年轻的、希望保留生育功能的或手术风险大的绝经后 AH 患者,这类患者在治疗过程中需要定期内膜活检或刮宫来评估及监测其治疗效果。

不同类型的 EH 对孕激素治疗的反应性差异很大,总体倾向于在无非典型性的增生性病变中反应较好,在部分 AH 或 WDEC 的保守治疗中也能产生治疗效应。对于后两种情况,病理组织学随访监测显得尤为重要,而病理医生在对随访标本进行评估时,最好能与治疗前的样本进行比对。组织学上孕激素治疗引起的常见改变有:腺体与间质比、腺体细胞密集度、腺体融合及复杂程度降低、细胞化生性改变(鳞状、嗜伊红性、黏液性化生及分泌性改变)增加及非典型性减小、消失、核变小及核浆比降低、核分裂活性减少或缺失,其中组织结构上的改变出现相对较晚。CAH 及 WDEC 治疗随访 6 个月后若细胞非典型性和/或结构复杂性持续存在,提示孕激素治疗失败,其中细胞非典型性的持续存在最具预测性。当仅有局灶性非典型性或结构复杂性持续存在时,也提示临床要么孕激素治疗不足,要么病变对药物治疗的反应性不足。

二、EH 的 WHO 1994 分类系统局限性及其他分类系统

理论上,一个好的形态学分类系统应该使用容易评估的、可重复的、可靠的、与临床治疗预后相关的标准。尽管 EH 的 WHO 1994 分类系统在临床工作中已被广泛使用多年,且 2003 年版 WHO 组织学分类依旧沿用该分类系统,但其局限性也备受关注,2014 年版简化了前两版分类,由原来的四型简化为两大类。

(一)WHO 1994 分类系统的可重复性

如上所述,EH 的诊断受诸多因素影响,而其病理诊断尤其在活检/刮宫标本中的诊断又直接关系到后续治疗与预后判断,那么根据 WHO 1994 标准,EH 诊断的一致性及可重复性是否令人满意呢?研究显示,在活检/刮宫标本中不同类型的 EH、良性病变及腺癌所获得的观察者自身一致率为 76%~89%,观察者

间一致率为 47%~86%，其中可重复性最差的是 AH 及 CH 的诊断。2006 年美国妇科肿瘤小组（Gynecologic Oncology Group，GOG）的一项研究中，由 3 位妇科病理专家组成一诊断小组，对来自多家单位的 302 例活检/刮宫 AH 样本进行复阅时，≥2 位诊断与原单位诊断一致的病例仅为 38%，而同时三位具有相同诊断的病例仅为 40%，同时诊断为 AH 的更少至 15%。其中原单位诊断为 AH 的 29%、18%、7% 依次被重新诊断为腺癌、不伴非典型性的增生、周期性内膜。Allison 等的大样本研究证实，EH 诊断中如此高的不一致性与送检组织量不足及病理医生对组织学关键诊断标准（如细胞学非典型性）的理解不一致有关。针对前者，通过增加送检组织量可能会提高可重复性，而后者则很难克服。

（二）根据 WHO 1994 分类系统活检/刮宫标本中 EH 对同时或异时患癌风险的预测性

GOG 于 2006 年的研究中，原单位活检/刮宫诊断为 AH 的 289 个病例，于 12 周内手术后 42.6% 被诊断为腺癌，其中 65.0% 局限于内膜内，30.9% 伴有肌层浸润，10.6% 浸润已超过 1/2 肌层。而这些术前 AH 标本经 3 人病理小组的复阅后 25.6%、39.8%、29.1% 被依次重新归类为轻于 AH 的病变、AH、内膜癌，而最终手术结果依次显示 18.9%、39.1%、64.3% 为腺癌。换言之，活检/刮宫诊断为轻于 AH 的病变也有 18.9% 同时患癌，而活检/刮宫诊断为癌的 35.7% 病例在后续手术标本中不能证实为癌或未见癌残留。Rakha 及同事分析了他们收集的 1981~2011 年间诊断的 219 例及 1980~2010 年间 31 篇英文文献中报道的 2571 例术前诊断为 AH 的病例，发现术前 AH 的诊断对术后内膜癌的阳性预测值（positive predictive value，PPV）在不同研究中存在很大变异（6%~63%，总体为 37%）。

一项大样本病例对照长期随访研究结果显示，初诊为 AH 的妇女长期随访患癌的相对风险（relative risk，RR）较无非典型性的 EH 者高 14 倍；其中无非典型性的 EH 者累积患癌风险从 4 年内 1.2% 增加至 9 年内 1.9%、19 年内 4.6%，而 AH 者从 4 年内 8.2% 增加至 9 年内 12.4%、19 年内 27.5%。

（三）子宫内膜上皮内瘤变（endometrial intraepithelial neoplasia，EIN）分类系统

EH 的 WHO 1994 分类是主要基于组织形态学的分类系统，由于存在上述

局限性,很多学者试图修正或提出新的 EH 分类系统来解决其诊断的可重复性问题,并更好地指导临床治疗及预后判断。其中一种方法是将 SH 与 CH 合并成"增生(hyperplasia)",而将 AH 与 WDEC 中一亚组合并为"子宫内膜肿瘤(endometrial neoplasia)"。这种方法将难以鉴别而处理又基本一致的病变合为新的类别,减少了鉴别的困难,但同时又增加了从 WDEC 中区分出更具侵袭性亚组的困难。另一种备受关注的新分类是由国际子宫内膜协作组(International Endometrial Collaborative Group,IECG)基于计算机形态计量学、分子遗传学及细胞生物学综合提出的 EIN 分类系统。此分类系统将子宫内膜病变分为如下类别:

> 良性增生(为激素依赖性的弥漫性病变,为多克隆性,采用激素治疗);

> EIN(最初表现为局灶性"克隆"性、肿瘤性增生,之后病变可以变得更弥漫,采用激素或手术治疗);

> 癌(最初为局灶性,之后可变得更弥漫,采用肿瘤分期手术治疗)。

EIN 分类系统不是普通的形态学分类系统,其中真正被归为 EIN 的病变是一类伴有腺体结构及细胞学改变的、单克隆增殖性的、具有进展为癌潜能的内膜病变。

在内膜癌中常见的分子遗传学改变(如 PTEN 肿瘤抑制基因失活、微卫星不稳定性、K-RAS 突变、PAX2 蛋白表达丢失等)均可在不同比例的 EIN 病变中检测到。D-score 的计算是 EIN 分类系统对病变进行诊断与预后判断的基础,而 D-score 最早于 20 世纪 80 年代提出,其计算基础是从 47 个预测因子中筛选出来的 3 个基本形态学特征:间质体积百分比、表面腺体密度及最短细胞核轴的标准差。D-score 的计算也可用简单的间质百分比 (volume percentage stroma, VPS)来替代。VPS 在判断 EIN 时将 55% 作为界值,当病变 VPS 小于 55% 并满足其他 EIN 特点时判断为 EIN,当 VPS 大于 55% 时判断为良性增生。

实践中,若采用计算机形态计量法诊断 EIN,需扫描切片并计算 D-score,其界值是人为确定的,且必须首先依靠形态排除分泌期及月经期内膜、人工假象、内膜息肉及癌等情况。大致流程是先从形态上排除以上相似情况及癌,筛选可疑增生区;测量可疑区的直径,若最大径<1mm,判断为增生但不伴癌进展风险;若>1mm,仔细框选增生区,除开非增生区,计算选定区的 D-score;若 D-score <

1,判断为 EIN,若 D-score >1,判断为良性或良性内膜增生。当不能使用形态计量法时,常规形态学评估也是可行的,其诊断标准如下:①结构上腺体面积超过间质面积（低倍镜下最好评估）；②结构密集处的细胞学特征与背景中细胞不同;③病变最大径>1mm;④排除有重叠特征的良性情况(基底层内膜、分泌期内膜、息肉、修复性内膜等)；⑤排除癌(迷宫样曲折的腺体、实性区域、筛状结构等),当病变同时满足上述 5 个条件时,诊断为"EIN"。关于 EIN 的上述 5 个形态学诊断标准在 Jarboe 及 Mutter 的综述中有很详尽的说明。

　　由于 EIN 及 WHO 1994 系统使用不同的标准,故而两个分类系统下的病变并不能完全对应。总体说来 EIN 指 WHO 1994 分类下伴有 D-score <1(或 VPS<55%)的 EH 病例,这些病例为真的肿瘤性的、单克隆性病变,而伴有 D-score >1(或 VPS>55%)的 EH 病例则为非肿瘤性的、多克隆性的、不具进展性的、雌激素依赖性的病变, 具体有 2%~5%的 SH、40%的 CH、59%的 AH 被重新归为 EIN。当与 WHO 1994 分类系统相比时,EIN 系统与病变克隆性的相关性更强、可重复性更高:几乎所有 D-score >1(或 VPS>55%)的病例均为多克隆性,而多数(但不是全部)D-score <1(或 VPS<55%)的病例为单克隆性病变。在一组涉及 477 例 EH(其中 5.0%在平均 4 年以上进展为癌)的随访研究中,根据 WHO 1994 分类系统,13%AH 及 2.3%无非典型性 EH 进展为癌,而据 D-score 进行 EIN 分类时,EIN 及非 EIN 病例最终有 19%及 0.6%进展为癌, 即 EIN 系统对疾病进展的预测准确性高于 WHO 1994 系统。

　　尽管 EIN 与 WHO 1994 分类系统相比存在一定优势,但其诊断在实际工作中仍然存在与 WHO 1994 系统下相似的问题,比如在活检标本中伴有广泛桑葚样化生的病变及内膜息肉内的 EIN 的诊断依然很难。有时可能会碰到局灶性腺体集中伴有细胞学改变,但又不足以诊断为 EIN 的病例,这些多是因为不能满足病灶大小或密集度的条件,或是组织太过破碎,这类病例有可能代表了早期阶段的 EIN,对其处理一是通过连切蜡块寻找更多证据,二是建议根据具体情况再检或定期随访性活检。接受孕激素治疗的 EIN 在随访性活检标本中该如何诊断目前还没有统一的标准,当仍然满足 EIN 的诊断标准时,应诊断并描述其治疗效应,当不能完全满足又不能完全排除 EIN 时,应进行描述性诊断并建议近期再检。(注:EIN 分类系统的建立者们特别创建了一个网站 *www.endometri-um.org*,以期为希望学习该分类系统的读者提供在线指导与训练)

第四节　子宫内膜癌

子宫内膜癌(endometiral carcinoma,EC)是指发生于子宫内膜的原发性上皮性恶性肿瘤,通常伴有腺体分化、具有浸润子宫肌壁及远处扩散的潜能或能力。

1983 年,Bokhman 分析了 20 多年间 366 例 EC 病例的临床及病理特征,首次提出 EC 存在两种不同类型。Ⅰ型,与非抵抗性雌激素有关,约占 EC 的 80%,临床上常伴有无排卵性子宫出血、未经产或不孕、绝经年龄推迟(常>50 岁)及内分泌—代谢紊乱症候群(肥胖、糖尿病、高脂血症及高血压)等,其癌本身常发生于伴有 EH 的子宫内膜背景上,组织学上多表现为分化好的子宫内膜样癌及黏液癌,预后较好,而多产、高龄初产、生育期长、绝经前短期内经历自然分娩可减少绝经后发生 EC 的危险性,孕激素在其中具有保护作用,常有PTEN 失活,预后总体较好;Ⅱ型,为雌激素非依赖型,与Ⅰ型癌相比,常发生于更年老女性,通常分化较差,侵袭性较强,更易伴淋巴结转移,并常伴有萎缩性而非增生性子宫内膜背景,组织学上主要为浆液性癌、透明细胞癌,常伴有p53 而非 PTEN 异常,预后较差。然而目前仍不十分清楚高级别的子宫内膜样癌应归属于Ⅰ型还是Ⅱ型,另外还有一些少见、罕见类型通常没有纳入该分类。

大体上,EC 表现多样。患病子宫可轻度增大至显著增大,也可表现为正常大小,甚至变小或萎缩,尤其在绝经后患者。大部分肿瘤主要位于子宫体本身,也可位于子宫体下段(峡部)。肿瘤本身可表现为息肉样、结节状外生性肿物,甚至局限于真正的子宫内膜息肉内, 也可表现为子宫内膜弥漫性不规则增厚、粗糙、凹凸不平,可伴溃疡形成,但也有部分病例癌灶很小而肉眼难辨,尤其是刮宫后。肿瘤切面常呈灰白、灰黄色,质地软,有时可质硬,甚至伴有砂砾感;可见灶性或明显出血、坏死,尤其分化差的癌。子宫肌壁浸润常呈推挤式,虽然在有些病例肉眼即可明确,但多数肿瘤常仅显微镜下可见;偶尔还有癌已浸润至肌层深部而子宫外观大小正常,这被称为"微小偏离性浸润",相似于宫颈的微小偏离性腺癌生长方式。

　　EC 是病因学及组织学上异质性的一组肿瘤,事实上,在人类疾病认识过程中,"子宫内膜癌"最早于何时被确切提及已难以追溯。早在 19 世纪文献中提及的"子宫癌(uterine cancer)"主要涉及的是宫颈癌(cancer of the uterine cervix),而讨论子宫体癌(carcinoma of the corpus)的文献要么没有,要么最多是粗略带过。直到 1900 年,子宫体癌在加拿大妇科医师 Dr. Thomas S. Cullen 的 'Cancer of the Uterus'一书中第一次得到了详细阐述。在该书中,作者讲述了子宫体癌的症状、治疗,并用更多篇幅描述了其大体及显微镜下特征,同时由著名医学插图画家 Max Brödel 及同事配上了精美插图。到 20 世纪 70 年代末至 80 年代初,人们认识到了浆液性癌(serous carcinoma)这一病变实体的存在,而"子宫内膜样(endometrioid)"一词在子宫内膜癌中的应用在可查文献中最早可见于1980 年 Hendrickson 及 Kempson 所著的 'Surgical pathology of the uterine corpus'一书。之后"子宫内膜样癌"这一术语被迅速接受,并被 1994 年第 2 版WHO 女性生殖道肿瘤的组织学分类所采用。截至目前,关于 EC 最新的 WHO 组织学分类系统是 2014 年的第 4 版(表 8-4-1)。

一、子宫内膜样癌

187

　　原发于子宫内膜的癌除了少数病例外都是腺癌,其中最常见的类型为子宫内膜样癌(endometrioid carcinoma)。子宫内膜样癌可单独存在,也可与其他类型腺癌混合存在,当其他成分至少包含一种 Ⅱ 型子宫内膜癌时,人为地将该肿瘤归入混合性癌中。子宫内膜样癌大约占所有 EC 的 80%,大多预后较好,以雌激素过多和 EH 为背景,但也有部分肿瘤可发生于萎缩性子宫内膜背景上。在 Geels 等的 527 例高分化子宫内膜样癌中, 有 16.8%病例伴有萎缩性子宫内膜背景, 与伴 EH 背景的高分化子宫内膜样癌相比, 前者与患病年龄更大、低 BMI、高 FIGO(国际妇产科联盟,International Federation of Gynecology and Obstetrics)分期及淋巴结转移相关,且多变量分析显示年龄、FIGO 分期及萎缩性内膜背景均为高分化子宫内膜样癌的独立预后因子。

　　组织学上,子宫内膜样癌表现多样,从与 AH 难以鉴别的高分化癌到可能

表 8-4-1 2014 年与 2003 年 WHO 子宫体上皮性肿瘤及相关病变组织学分类比较

《WHO 女性生殖器官肿瘤的组织学分类》(2014 年,第 4 版)	《WHO 乳腺及女性生殖器官肿瘤病理学和遗传学分类》(2003 年,第 3 版)
子宫内膜癌	子宫内膜癌
子宫内膜样癌	子宫内膜样腺癌
伴鳞状分化	伴鳞状分化亚型
绒毛腺样	绒毛腺管状亚型
分泌性	分泌性亚型
黏液性癌	纤毛细胞亚型
浆液性子宫内膜上皮内癌	浆液性腺癌
浆液性癌	透明细胞腺癌
透明细胞癌	黏液腺癌
神经内分泌肿瘤	混合性癌
低级别神经内分泌肿瘤　类癌	鳞状细胞癌
高级别神经内分泌癌	移行细胞癌
小细胞神经内分泌癌	小细胞癌
大细胞神经内分泌癌	未分化癌
＊混合性腺癌	其他
未分化癌	
去分化癌	
子宫内膜增生	子宫内膜增生
子宫内膜增生,不伴非典型性	不伴非典型性
子宫内膜非典型性增生/子宫内膜样上皮内瘤变	单纯性
肿瘤样病变	复杂性(腺瘤性)
息肉	伴非典型性
化生	单纯性
A-S 反应	复杂性(腺瘤性)
淋巴瘤样病变	子宫内膜息肉
	他莫昔芬相关病变

＊:由至少两种组织学类型的子宫内膜癌组成,其中至少有一种癌是Ⅱ型子宫内膜癌,每种癌最少占5%。

188

与未分化癌及各种肉瘤混淆的、仅有轻度分化的肿瘤形态均有可能。其根本特征是至少要出现一些腺型或绒毛腺型结构。典型的子宫内膜样癌其腺体常呈管状,大多为中等大小,也可很小或很大,甚至囊性;腺体常圆形、卵圆形,也可成角或分支;腺体可单个生长,但常融合成筛状,有时形成长的、错综复杂的腺腔。肿瘤性腺体间常为纤维性间质,而局限于子宫内膜内的癌性腺体间可能不常见到纤维性间质。子宫内膜样癌的腺体被覆单层或假复层柱状上皮细胞,分化好时与增生期子宫内膜腺上皮相似。异型性明显时,癌细胞核更圆,染色质呈粗块状,核仁明显。这些特征随着肿瘤组织学分级不同而不同(图8-4-1至图8-4-7),细胞核的多形性变异较大,一般仅轻微至中等。核分裂相通常可见,但在分化很好的病例,核分裂相可以少见。细胞浆常无明显特征,一般中等量,常规HE染色中呈淡染至轻度嗜伊红性。子宫内膜样癌中常缺乏黏液,或仅局限于细胞腔缘,但小灶黏液性分化(细胞内黏液)在常规染色中可见于大约40%的肿瘤,而在黏液染色中可见于大约50%的肿瘤。有时子宫内膜样癌的腺腔内可以出现大量黏液,但细胞内没有明显的黏液,籍由这一特征可将其与后述的黏液性癌区别开来,并被称为"富于黏液的子宫内膜样癌"。

灶性或片状坏死、腺腔内坏死碎屑可见于子宫内膜样癌中,尤其是分化差

189

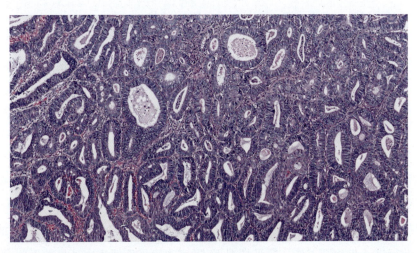

图8-4-1　子宫内膜样癌Ⅰ级　分化好的腺体相互融合,腺体周围为促结缔组织增生性间质
(HE×100)

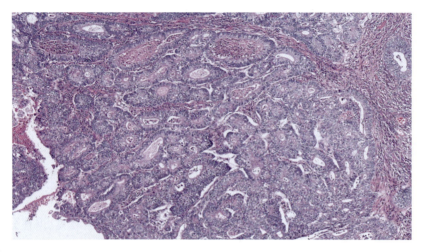

图 8-4-2　子宫内膜样癌Ⅰ级　腺上皮呈融合结构(×100)

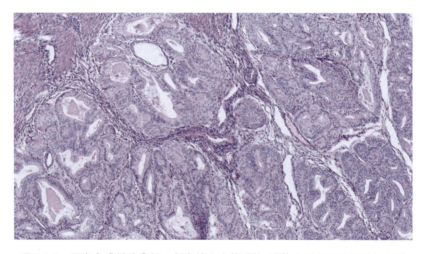

图 8-4-3　子宫内膜样癌Ⅰ级　复杂的分支状腺体,腺体之间几乎无间质(×100)

者,并可伴有明显的中性粒细胞浸润。间质内含脂质的泡沫样组织细胞可出现于约15%的子宫内膜样癌,尤其是分化好的腺癌中。如前所述,虽然泡沫样组织细胞的出现不具有特异性,但在子宫内膜活检标本中如果见到这样的细胞,特别是不伴有其他类型的炎症细胞时,总是应该警惕伴随有子宫内膜样癌的可能,并行进一步诊断工作。罕见情况下,子宫内膜样癌间质内可见砂砾体、良性脂肪或骨样异源性成分等。

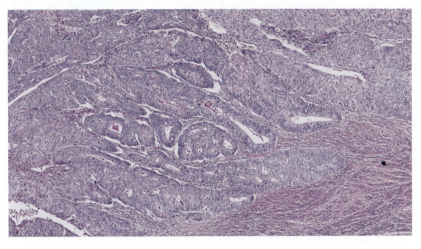

图 8-4-4　子宫内膜样癌Ⅱ级　腺体表现为筛状生长（HE×100）

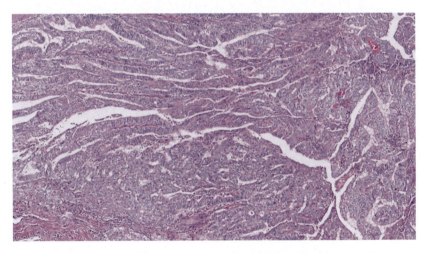

图 8-4-5　子宫内膜样癌Ⅱ级　分化好的腺体混有实性区域（×100）

　　子宫内膜样癌的组织学分级（表 8-4-2）基于肿瘤腺体的组织结构进行，主要应用于子宫内膜样癌中，后述的黏液性癌也采用此分级标准，而浆液性癌、透明细胞癌等被认为是预后不良的组织学类型而不再进行组织学分级。在分级时应注意以下两点：①该分级系统只考虑肿瘤的腺体结构，应将鳞状上皮及桑葚样化生与腺体的实性成分严格区分开来（具体见下文）。②当肿瘤中出现奇异的非典型细胞核时，应将肿瘤的组织级别提高一级，即 1 级升为 2 级，2 级升为 3 级。

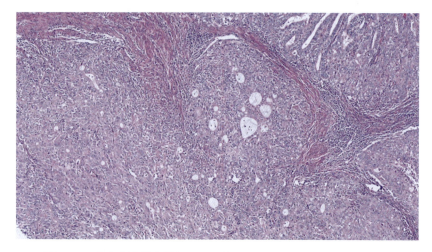

图 8-4-6 子宫内膜样癌Ⅲ级 呈实性排列,残留少量腺体结构(×100)

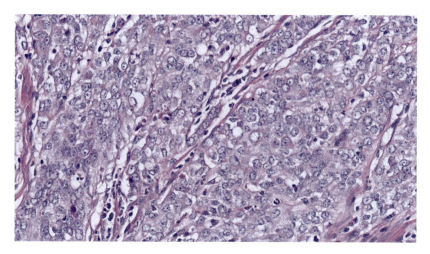

图 8-4-7 子宫内膜样癌Ⅲ级 呈实性排列,核空泡状,易见核分裂(×400)

表 8-4-2 子宫内膜癌(子宫内膜样癌及黏液性癌)的组织学分级

分级	标准
1 级	肿瘤实性成分(非鳞状、非桑葚样化生)≤5%
2 级	肿瘤实性成分(非鳞状、非桑葚样化生)占 6%~50%
3 级	肿瘤实性成分(非鳞状、非桑葚样化生)>50%

事实上,在典型的腺管或绒毛腺管结构中见到奇异的非典型细胞时,可能含有不伴典型乳头状结构的浆液性癌,且免疫组化常表达 p53,进一步支持这种成分更可能为浆液性而非内膜样分化。

上述组织学分级系统为 FIGO 子宫内膜癌分期系统所采用,此外,还有其他一些具有预后价值的分级系统被提出,这些系统根据组织结构、细胞核级别、浸润模式、坏死或结合几种特征进行二分法或三分法分级。这些分级系统在有限的研究中显示中度与高度可重复性,但尚不清楚其中任何一种是否比上述组织学分级系统更有优势,因而尚未被 FIGO 分期系统所采纳。

除典型的形态外,子宫内膜样癌还存在多种多样的形态学变异型,有时可能导致诊断困难或将其误诊为更具侵袭性的其他 EC 类型。

1. 腺癌伴有鳞状分化(adenocarcinoma with squamous differentiation)

有 20%~50%或更多的子宫内膜样癌可见多少不等的鳞状上皮分化。20 世纪 60 年代后期, 人们将肿瘤中鳞状成分分化好者称为 "腺棘皮癌(adenoacanthoma)", 分化差者称为"腺鳞癌(adenosquamous carcinoma)"。后续研究发现肿瘤中鳞状成分的分化程度与其腺体成分分化程度非常一致,这样单独根据腺体成分的分级即可提示肿瘤的预后,而且腺体成分分级的可重复性比较高、鳞状成分的分级并不具有独立的预后意义。因此,在 1994 年 WHO 分类中,推荐应用"腺癌伴有鳞状分化"来替代"腺棘皮癌"和"腺鳞癌"一词。虽然伴/不伴鳞状上皮分化的子宫内膜样癌对临床来说并不那么重要,但认识这种亚型却是病理诊断的基本要求,应避免将鳞状分化成分误认为肿瘤的实性成分而增加子宫内膜样癌的组织学级别。

形态上,鳞状分化表现多样,可呈桑葚样,普通鳞状细胞癌样,斑片状鳞化;分化好的细胞呈卵圆形、圆形或车辐状排列,并常含糖原;微乳头状;单个细胞角化;实性排列并融合呈梭形而显示不同程度模糊的鳞状分化等,这些形态可混合出现。通常,上述被描述为"腺棘皮癌"的病例中,其子宫内膜样癌成分常呈高分化,其鳞状成分多呈桑葚样占据、填塞肿瘤腺腔,有时会广泛存在。而上述被描述为"腺鳞癌"的病例其子宫内膜样癌成分常分化较差,其鳞状成分可位于腺体内,但更常单独浸润内膜、肌层,有时也可呈梭形肉瘤样(图 8-4-8)。

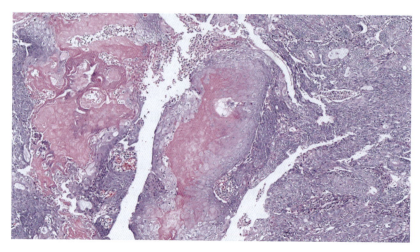

图 8-4-8　子宫内膜样癌伴有鳞状分化(×100)

国际妇科病理医师协会 (International Society of Gynecological Pathologists, ISGP)/WHO/FIGO 对子宫内膜样癌中鳞状分化使用如下辨认标准：(1)不经特殊染色即可证实有角蛋白或角化珠；(2)有细胞间桥；(3)或具有下列标准中至少 3 条：①成片生长并没有腺体形成的或栅栏状结构；②细胞界限清楚；③细胞质深嗜酸性或"毛玻璃样"；④当与同一肿瘤中的其他部分比较时其核/浆比减少。

2. 绒毛腺管状腺癌(villoglandular endometrioid carcinoma,VGEC)

这是另一种最常见的子宫内膜样癌亚型,占子宫内膜样癌的 13%~31%,以细长绒毛乳头状结构为特征, 通常组成低级别子宫内膜样癌的一部分而非全部。形态上,VGEC 中的绒毛乳头细而长,含有纤细的纤维性轴心,可构成肿瘤的全部,但常与不等量的典型子宫内膜样癌混合存在。被覆的腺癌细胞特征与典型的子宫内膜样癌相似,通常为伴低级别核的柱状细胞,常分化好而具有较好预后。在 Zaino 的研究中,排除浆液性及透明细胞癌后,60 例伴有绒毛腺体成分的 Ⅰ、Ⅱ 期 EC 中,纯粹的 VGEC 占 40%,而其余与典型的子宫内膜样癌共存。与其他亚型的子宫内膜样癌一样,鳞状分化也可出现于该亚型肿瘤中。绒毛乳头状结构大多见于肿瘤的表面区域,但也可以出现在肌壁浸润灶中。该型腺癌需与具有乳头状结构的其他肿瘤与非肿瘤性病变(如浆液性癌、透明细胞癌、黏液性癌、CH 等)鉴别。有研究提示,当肿瘤局限于内膜内时,该型生物学行为与

194

典型的子宫内膜样癌相似;当出现肌层浸润时,较伴有肌层浸润的典型子宫内膜样癌更易出现血管侵犯及淋巴结转移,预后较差。

3. 分泌性癌(secretory adenocarcinoma)

分泌性癌用于描述大多数肿瘤细胞含有核下和/或核上空泡的高、中分化子宫内膜样癌,是子宫内膜样癌中的少见亚型,由类似于早期或中期分泌期子宫内膜的高分化腺体组成,腺体融合、筛状及绒毛腺管状结构是诊断为"癌"的主要依据。纯粹的分泌性癌少见,但这种形态常以灶性分布方式存在于其他子宫内膜样癌中,其生物学行为与其他分化好的子宫内膜样癌相似。有些分泌性癌可能是子宫内膜样癌对内、外源性孕激素刺激的反应,因而在绝经前妇女,有时在刮宫活检标本中见到的分泌性表型可能在后续子宫切除标本中消失或不再显著,说明肿瘤的分泌是排卵周期的一种表现。尽管如此,有些分泌性癌病例并没有已知的孕激素过多的原因。认识分泌性癌的一个重要性在于需将其与其他具有透明细胞表现的癌(如透明细胞癌、富含糖原的鳞状分化成分、富含脂质的子宫内膜样癌、转移性肾细胞癌等)及非肿瘤性病变(如 A-S 反应、妊娠性透明细胞改变等)鉴别开来。

4. 纤毛细胞癌(ciliated cell carcinoma)

许多子宫内膜样癌中偶尔可见到少量纤毛细胞,只有当大部分(至少75%)恶性腺体被覆纤毛细胞时才能称为"纤毛细胞癌"。按此标准,纤毛细胞癌十分罕见,其形态类似于输卵管上皮。这型高分化的癌很难与 EH 及纤毛细胞化生相区别,而且,绝大多数含有纤毛细胞的复杂性乳头状增生是良性的表现,因此在诊断纤毛细胞癌时应十分谨慎,只有出现肌层或淋巴管浸润时诊断才能成立。

5. 其他少见的或尚未独立分类的子宫内膜样癌组织学模式

(1) 伴有非绒毛状微乳头的子宫内膜样癌 (endometrioid carcinoma with small nonvilous papillae,ECSP):这种变异形态有时可能与浆液性癌混淆。在 Murray 等的回顾分析中,在 8%的子宫内膜样癌中见到一种不伴纤维轴心的、微乳头状出芽结构,并将之称为ECSP。ECSP 的平均年龄介于普通的子宫内膜样癌与浆液性癌之间,形态上主要表现为在典型的子宫内膜样癌腺体内或 VGEC

的绒毛乳头上出现上述微乳头状结构。多数微乳头状结构表现为含有丰富嗜伊红性胞浆的细胞芽,核/浆比低,有些乳头则结构更复杂。这些病例中有半数出现明显的鳞状分化,而这种细胞芽结构可能反映了流产型的鳞状分化。具有这种形态的癌的预后相似于其他子宫内膜样癌,而不同于浆液性癌,需与后者鉴别,因在后者中常可见到相似的细胞芽结构,但该型的微乳头伴随有典型的子宫内膜样癌或 VGEC 背景,而无后者中典型的裂隙样结构,且ECSP 中细胞核分级比浆液性癌中低(详见后述)。

(2)Sertoliform 子宫内膜样癌(sertoliform endometrioid carcinoma,SEC):SEC最初在卵巢肿瘤中观察到,这种少见的子宫内膜样癌表现出显著的相似于性索—间质肿瘤(resembling sex cord-stromal tumors),如 Sertoli 细胞及 Sertoli-Lydig 细胞肿瘤或偶尔颗粒细胞瘤的生长模式,但 IHC 支持其本质为上皮性而非真正的性索—间质肿瘤。组织学上,其特征为被覆单层至假复层柱状或细长细胞的、中空小管状腺体,或实性、交织的长条索状结构,细胞质嗜酸或透亮;肿瘤间质常水肿状或纤维性,有时细胞巢间间质很薄,常见不到黄素化间质细胞;在大多数肿瘤中,或多或少可以见到典型的子宫内膜样癌区域与上述区域过渡。另外,细胞内黏液、鳞状化生、纤毛细胞及子宫内膜异位症的存在有助于 SEC 的诊断。有限的电镜结果显示,这些肿瘤细胞内有发育良好的微绒毛、核周微丝;可见细胞间连接复合体,如桥粒;可见基底膜;可见少量细胞内黏液滴,这些特征支持其上皮性本质。黏液染色在一些细胞浆顶端和/或腔缘阳性。IHC 显示大部分病例的肿瘤细胞对 EMA、CK、CK7 免疫反应阳性,CD99、Vim、ER、PR 可阳性,而 Inhibin-α、actin、desmin、CD10 一般阴性,这些标志物中 EMA 及 CK7 的价值最被强调。偶有个别子宫内膜内的 SEC 同时显示 EMA、ER、PR 及 Inhibin-α、CD99 阳性。迄今,文献中报道的 SEC 可能不足百例,其中大多数发生于卵巢中,而发生于子宫内膜本身的仅有数例报道,另有个别发生于子宫内膜异位症的报道。当出现于子宫内膜时,其形态与上述一致,但需与伴性索—间质分化的子宫内膜间质肉瘤鉴别,可见典型的子宫内膜样癌成分、鳞状化生与纤毛细胞的出现、EMA 等免疫标志物阳性而 CD10 阴性有助于做出 SEC 的诊断。SEC 的预后尚不十分清楚,但就现有资料而言,与相同级别的典型子宫内膜样癌相似。

（3）索状及透明变子宫内膜样癌（corded and hyalinized endometrioid carcinoma，CHEC）：2005 年，Murray 等报道了 31 例不常见的、以性索样条索状排列的上皮样细胞、梭形细胞和/或显著透明变的间质为特征的子宫内膜样癌，并将之命名为"corded and hyalinized endometrioid carcinoma"，个别病例的间质可见骨样化生。这些发生于子宫肿瘤中能见到 10%~90% 的典型的子宫内膜样癌成分，50% 病例有 EH 背景，均为 G_2 或 G_1 肿瘤，其条索状区域的上皮样细胞显示不同程度的 CK 免疫组化染色，而肌源性标志物（desmin、actin）及 CD10、Inhibin 均阴性。显微镜下这些肿瘤呈现"双向性"的初步印象易与子宫的恶性 Müllerian 混合瘤（malignant Müllerian mixed tumors，MMMT）混淆，但这组病例随访 2~115 个月（平均 34.4 个月）后，83% 患者无病生存，显示较好的预后。β-catenin 核染色及 E-cadherin 膜表达缺失可能有助于 CHEC 与 MMMT 的鉴别，因为后者的肉瘤样区域内不见 β-catenin 核表达。

二、浆液性癌

浆液性癌（serous carcinoma）占所有 EC 的比例不足 10%，但多于 50% EC 复发和死亡病例归因于浆液性癌。60%~70% 浆液性癌累及子宫外部位，其 5 年总生存率估计只有 18%~27%，即使是局限于子宫体内的肿瘤，其复发率也很高（估计为 31%~80%）。浆液性癌患者发病年龄较子宫内膜样癌者平均年长 10 岁，有研究显示，>75 岁的 EC 病例中，22% 为浆液性癌，而在 <45 岁者中只占 3%。此外，子宫浆液性癌在非洲裔美国女性中的发病率较白种人女性高，且预后更差。子宫浆液性癌患者同时或后续发生乳腺癌的比例高于子宫内膜样癌患者（分别为 25%、3.2%）。至于乳腺癌与子宫浆液性癌间的这种相关性是否与他莫昔芬的使用有关尚不十分清楚，有些研究认为两者不相关。另外有些患者存在 BRCA1/2 基因胚系突变提示子宫浆液性癌可能为家族性乳腺—卵巢癌的一种表现，但另一报道中 56 例子宫浆液性癌中未发现 BRCA1/2 突变，而其中 11% 的患者有乳腺癌史、29% 有一级亲属患乳腺癌，因此有学者认为两种肿瘤间的关系可能存在于其他尚未描述过的基因突变中。

组织学上，子宫内膜的浆液性癌非常类似于卵巢的浆液性癌，具有复杂的分支乳头状结构,通常伴有宽厚的纤维血管轴心,偶尔也可见到纤细的轴心,坏死常见。乳头被覆复层的圆形而非柱状上皮细胞,缺乏与基底膜垂直的极向,可见具有明显特征性的细胞簇及出芽结构,也可见到许多从乳头上脱落的单个细胞或细胞团。癌瘤有时也表现出腺性结构及不规则裂隙、实性片巢,当呈腺性结构时常呈复杂迷宫样。浆液性癌的细胞浆一般不多,有时也很丰富并嗜酸或透明,甚至可见鞋钉样细胞及瘤巨细胞。浆液性癌的肿瘤细胞核常呈高级别改变,包括明显的核多形性、核深染、大核仁、多量核分裂相及病理性核分裂相,可见奇异性巨大细胞核(图 8-4-9 至图 8-4-11)。尽管砂砾体并非浆液性癌所特有,比如有时在子宫内膜样癌中也可见到,但大约 1/3 的浆液性癌中可以见到砂砾体,甚至有时会很显著。浆液性癌被认为是高级别癌,因此不再进行组织学分级。

浆液性癌常发生于萎缩性子宫内膜背景上,大多数病例浸润肌层及肌壁内淋巴管,有时以淋巴管侵犯为主,也可累及宫颈或附件的淋巴管。偶尔有些病例即使只有很少的肌层浸润,也可伴发广泛的肌层及附件内脉管侵犯。有时浆液性癌仅仅显微镜下可见,或局限于子宫内膜息肉中、完全位于子宫内膜内而缺乏肌层浸润,但这些病例也可能发生子宫外部位累及。大约有 1/3 至一半的浆液性癌与其他类型 EC 混合存在,尤其是与子宫内膜样癌,透明细胞癌次之。按

198

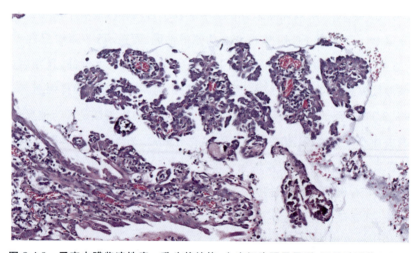

图 8-4-9　子宫内膜浆液性癌　乳头状结构,上皮细胞明显异型,可见砂砾体(×200)

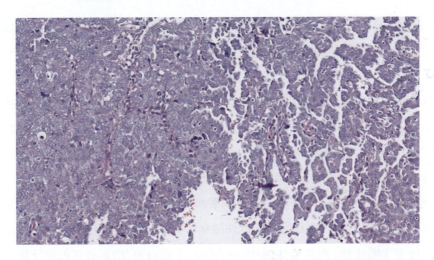

图 8-4-10　**子宫内膜浆液性癌**　乳头状肿瘤,上皮显著异型,部分细胞鞋钉样(×200)

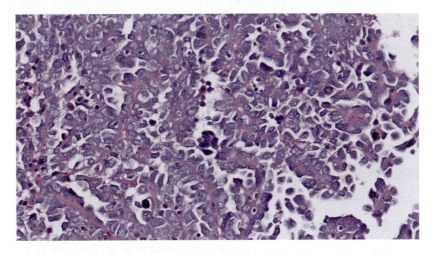

图 8-4-11　**子宫内膜浆液性癌**　肿瘤细胞大,泡状核,核仁明显(×400)

目前的WHO标准,如果第二种肿瘤成分占肿瘤体积的 5% 及以上,应归入混合性癌中,但即使浆液性成分在肿瘤中只占 5% 以下,也应在病理报告中指出,因为存在任何量的浆液性癌都可能导致差的预后。

1. 浆液性癌的前体病变

一般认为浆液性癌的前体病变是"子宫内膜上皮内癌(endometrial intraepithelial carcinoma,EIC)",也被称为"子宫内膜原位癌(endometrial carcinoma in situ)"或

"子宫表面癌(uterine surface carcinoma)"等,以良性子宫内膜表面上皮及腺上皮细胞被单层或数层高度恶性细胞(与浸润性浆液性癌细胞相似,呈多边形、鞋钉样,伴高度不规则的异型核)替代为特征,可伴有乳头状结构,但不伴有浸润,有时可见较多核分裂相及凋亡小体,常出现于萎缩性子宫内膜背景上。免疫组化染色 p53 及 CK7 阳性,ER 可阴性或阳性。EIC 常伴随子宫浸润性的浆液性癌存在,但有研究显示 EIC 也可以单独存在并可局限于子宫内膜息肉内。然而与身体其他部位发生的"上皮内癌"不同的是,即使 EIC 缺少内膜间质及肌层浸润、脉管侵犯,也可伴有子宫外扩散,与肿瘤分期晚有关,并可能远处转移及发生致死性结局。因此,在刮宫或子宫切除标本中即使只见到 EIC,也应与典型的浆液性癌等同处理。因浆液性的"原位癌"或"上皮内癌"的名称可能误导临床医生,且"原位癌"与仅伴有内膜间质浸润的表面浆液性癌很难区别,因此有学者更愿意用"子宫微小浆液性癌(minimal uterine serous carcinoma)"来描述 EIC 及≤1cm 的的表面浆液性癌。另外,"浆液性不典型增生(serous dysplasia)"一词被用于描述一类形态及 IHC 特征与浆液性癌部分相似的病变。这类病变被认为是形态上可识别出来的最早期的癌前病变。通常这种病灶最大径<1mm,表现为内膜表面上皮及腺上皮被具有非典型性,但程度不及浆液性癌的细胞所替代,这些非典型细胞核增大(是周围正常内膜上皮的2~3倍)伴轻微复层排列,细胞极向存在或消失。

2. 浆液性癌的鉴别诊断

当浆液性癌以腺样结构出现时,应注意与子宫内膜样癌鉴别。形态上提示为浆液性癌的最重要的线索是腺体分化良好但被覆明显异型的细胞,造成一种结构分化与细胞学特征不一致的现象。仔细观察,这些腺腔腔缘参差不齐、细胞排列缺乏极向而呈假复层排列、细胞间黏附较差、细胞核多形性弥漫而明显、核分裂活跃、凋亡易见。通过广泛取材,大多数肿瘤至少能看到灶性典型的乳头状及实性区域。也可能观察到 EIC 的存在,且缺乏黏液或鳞状分化。浆液性癌发生的背景通常为萎缩性子宫内膜。

此外,浆液性癌也应与具有乳头或乳头绒毛状结构的子宫内膜样癌,如 VGEC 及 ECSP 鉴别。以下特点有助于 VGEC 而非浆液性癌的诊断:缺乏分支及细胞出芽的纤细的、指样乳头状结构;被覆柱状上皮细胞,细胞核轻度假复层状排列;被覆上皮腔缘或表面光滑,细胞极向尚存;细胞核通常为 1 级或最多见灶性 2 级核。罕见情况下 VGEC 的细胞核可呈 3 级,但其他特征仍有助于 VGEC 的诊断。而支持 ECSP 而非浆液性癌诊断的特征有:缺乏纤维轴心的微乳头结构是从普通子宫内膜样癌型腺体出芽状突出腺腔内;这些微乳头在腺体内分布相对一致,只是每个腺体所含微乳头数量多少不等;构成微乳头的细胞圆形至多边形,细胞间有黏附性,胞浆丰富,嗜酸或嗜双色性;细胞核通常为 1 级或 2 级核。另外,半数 ECSP 可见鳞状分化。

浆液性癌还可以呈实性生长,这时应与 G$_3$ 的子宫内膜样癌进行鉴别。浆液性癌的实性区常只为肿瘤的一部分, 在别处多少能找到乳头状和/或裂隙状结构;实性区的细胞形态与乳头状区一致,通常显示明显的核异型性。另外淋巴管内乳头状结构、淋巴结外累犯更易见于浆液性癌。

有些 MMMT 可含有显著的癌性成分,比如浆液性癌、透明细胞癌、未分化癌等,在这些病例中,即使只有少量肉瘤成分被证实也应诊断为 MMMT。因此,对此类肿瘤,充分的取材成为获得正确诊断的关键,并应注出肉瘤成分的比例。

IHC 上, 浆液性癌及子宫内膜样癌均表达 CK、EMA、CA125、Ber-EP4、B72.3、CK7 及 vimentin,而通常均 CK20 阴性,并缺乏弥漫性胞浆 CEA 强阳性。但也有一些标志物有助于两者鉴别:80%浆液性癌显示 p53 弥漫强阳性 (多于 75%~80%的肿瘤细胞),另有一些病例则基因截短突变而呈 p53 完全阴性,因而 p53 在浆液性癌中呈现"全或无"的表达模式。但在子宫内膜样癌中 p53 最多呈斑片状弱阳性。p16 在浆液性癌中呈弥漫强阳性表达,而在分化好的子宫内膜样癌中斑片状弱至中等阳性。浆液性癌通常 ER、PR 阴性,而子宫内膜样癌中通常阳性,但部分浆液性癌包括伴腺体分化者也可显示程度不同的 ER、PR 阳性,这时应仔细观察形态。PTEN 在子宫内膜样癌中通常失表达 (>90%肿瘤细胞阴性),部分病例中 β-catenin 核阳性,而在浆液性癌中常有 PTEN 表达、β-catenin 通常胞浆阳性。此外,Ki-67 在浆液性癌中一般表达高于子宫内膜样癌。实际工作中,通常需要联合使用一组 IHC 标志物来辅助诊断。

三、透明细胞癌

子宫的透明细胞癌(clear cell carcinoma,CCC)较浆液性癌少见,占所有 EC 的 1%~6%,主要见于老年人,平均 65 岁,非洲裔美国女性比白人女性更常见。16%子宫 CCC 病例有盆腔照射史,部分有他莫昔芬或外源性孕激素使用史,也有报道称其在遗传性非息肉病性结直肠癌 (hereditary non-polyposis colorectal carcinoma,HNPCC,又称为Lynch 综合征)患者中发病率增加。1/3 病例诊断时为 Ⅱ 期及以上。其 5 年生存率为 34%~75%。在非洲裔女性中似乎预后更差。肿瘤分期是重要的预后因素,Ⅰ 期肿瘤的 5 年生存率为 59%~72%,与 3 级子宫内膜样癌相似。在一些研究中,其生存率好于同期别的浆液性癌。肌层浸润或脉管累犯可能为预后负相关因素。与子宫内膜样癌混合时预后没有明显不同。CCC 似乎比其他类型内膜癌更偏好于盆腔外复发,尤其是肺、骨等远处转移。

大体上,子宫的 CCC 常呈息肉状、质脆,但并无特异性表现。组织学上形态与女性生殖道其他部位发生的 CCC 相似。与浆液性癌相似,CCC 常发生于萎缩性内膜背景上或内膜息肉内,也可与浆液性癌或子宫内膜样癌混合存在。特征性的组织结构模式伴透明和/或鞋钉样细胞是诊断 CCC 的要点。典型的 CCC 呈乳头状、管囊状和/或实性模式生长。其乳头通常较小,伴有水肿的或透明的轴心,有时乳头呈丝状。这些乳头常被覆单层或双层肿瘤细胞,不伴明显簇状或出芽状细胞团。其细胞本身形态可分为以下几类:透明细胞(多边形、HE 染色见丰富的透明性胞浆、富于糖原,核居中);鞋钉样细胞(肿瘤细胞因胞质非常少而致增大、多形、深染的细胞核似乎向腔内显著突出,形似"鞋钉");伴有嗜酸性胞浆的多边形细胞;扁平细胞;立方形细胞。其中鞋钉样细胞常被覆于乳头或管囊状结构上(图 8-4-12 至图 8-4-14)。细胞核常为 2 级或 3 级,但与浆液性癌相比大多为 2 级且较一致,核分裂相不如后者多见。管囊状腔内可见黏液。至多在半数病例内可见灶性细胞内嗜酸性玻璃样黏液滴。肿瘤间质,尤其是乳头轴心,常有基底膜物质沉积而透明变性,有时可很显著。间质内也可见明显的中性粒细胞、淋巴细胞、浆细胞浸润。多至约 10%病例可见砂砾体,通常与乳头状结构有关。80%病例伴有肌层浸润,25%有脉管侵犯。与浆液性癌相似,子宫内膜 CCC 也不

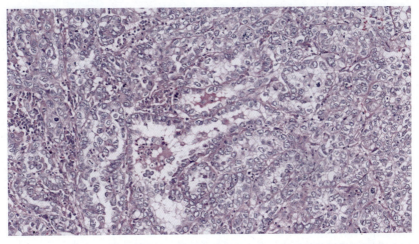

图 8-4-12　子宫内膜透明细胞癌　靴钉样细胞突入腺腔,部分细胞胞浆透明(HE×200)

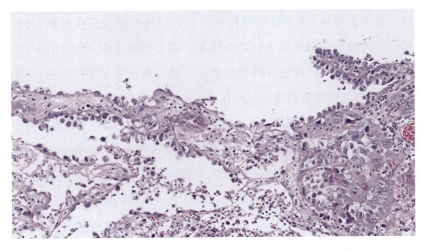

图 8-4-13　子宫内膜透明细胞癌　靴钉样细胞有深染的核(×200)

进行组织学分级。

　　Fadare 等在一组纯粹的及混合性 CCC 的癌旁"正常"内膜内,观察到有孤立的腺体或表面上皮细胞被含透明和/或嗜酸性胞浆的、具有不同程度核异型性的细胞所替代,而同样的异型灶在其他正常子宫内膜及子宫内膜样癌病例中没有发现。因而该作者认为这些孤立的、伴异型透明细胞的病灶可能为子宫 CCC 形态上最早可识别的前体病变。

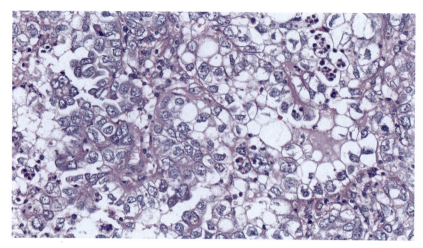

图 8-4-14 子宫内膜透明细胞癌 实性肿瘤由胞浆透亮的细胞组成,细胞核空泡状,核仁明显（HE×400）

CCC 的鉴别诊断:因子宫内膜样癌伴有鳞状化生时或分泌性癌,有时甚至典型的子宫内膜样癌中均可见到透明细胞, 所以诊断 CCC 时应注意与子宫内膜样癌鉴别。子宫内膜样癌伴鳞状化生时其透明细胞源于糖原聚积,细胞核非典型性小,周围可见典型的鳞状化生区。分泌性癌的透明细胞为柱状,并伴有与早分泌期子宫内膜腺体相似的核上/核下空泡,核非典型性小。而典型的子宫内膜样癌伴透明细胞时表现为泡沫样、细颗粒状或透明胞浆。最重要的是,这些子宫内膜样癌及变异型的细胞核非典型性不及 CCC, 且不见 CCC 中特征性的组织结构:管囊状、乳头状和/或实性结构。IHC 上,CCC 与子宫内膜样癌均相似地表达 CK7、EMA、CA125、Ber-EP4、B72.3、CEA 及 vimentin,而 CK20 阴性。ER、PR 在 CCC 中表达阴性或最多弱阳性、灶性阳性,而伴透明细胞的子宫内膜样癌通常分化好,ER、PR 常弥漫强阳性。p16 在高、中分化的子宫内膜样癌中表达较少见,而多至 50%的 CCC 呈 p16 阳性,但若两者均阳性,则其表达模式及范围相似,所以在鉴别诊断中价值不大。p53 在低级别子宫内膜样癌及 CCC 中均低于浆液性癌,但在子宫内膜样癌中较 CCC 中更低。与子宫内膜样癌相比,Cyclin A 在 CCC 中过表达,而 Cyclin E 在两者中表达正好相反,Cyclin E 在 CCC 中常阴性。另外 E-cadherin 在 CCC 中表达也明显低于子宫内膜样癌,常有阴性。Ki-67 在 CCC 中表达与浆液性癌相似,常高于低级别子宫内膜样癌。最近有研究提示一种可能与糖原代谢有关的因子 HNF-1β 在 CCC 中一致阳性,而在子宫内膜样癌中缺乏表达,但新近一项研究采用多克隆抗体检测了该因子在几种 EC 中的 IHC 表达情况,结果显示,虽然 HNF-1β 在 CCC 中表达高于子宫内膜样癌,但也表达于 35%子宫内膜样癌中,因而其鉴别诊断价值尚不能肯定。另外,一种在浆液性癌中广泛表达的标志物 IMP3 在 CCC 中也常阳性而在子宫内膜样癌中阴性。部分 CCC 病例可有 WT-1 阳性,而 HER-2/neu 表达似乎比其他类型的 EC 更常见。

因 CCC 中常有乳头状结构,而浆液性癌中有时也可见到部分"鞋钉样"细胞及透明细胞,两者的临床特征也有很多相似之处,所以在诊断时也需要进行鉴别。CCC 中的乳头状结构被覆细胞通常为单层而非假复层、不见细胞出芽结构,细胞浆较浆液性癌丰富,细胞核多形性不如浆液性癌。而伴有"鞋钉"及透明细胞的浆液性癌周围可见肿瘤的典型形态区域有助鉴别。IHC 上,两者有很多相似之处,至今尚未发现有较大价值的标志物。最初认为可能为 CCC 特异标志物的 HNF-1β 在前述新近研究中未发现与浆液性癌有显著性差异。

偶尔情况下,CCC 需与良性病变相鉴别,如妊娠或外源性孕激素引起的A-S 反应及透明细胞变可相似于 CCC 中的"鞋钉样"及透明细胞。此时获得充分的临床信息及充分取样有助于最终正确诊断。另外,有时可见子宫内膜单个腺体透明细胞变及伴透明细胞改变的 EH,此时仔细观察病变组织结构及异型性有助于正确诊断。

此外,还有一些子宫的间叶源性肿瘤可含有透明细胞,如透明细胞上皮样平滑肌瘤、血管周上皮样细胞肿瘤 (perivascular epithelioid cell tumors,PECT) 等,此时各自典型的病变特征及 IHC 特征有助于鉴别诊断。

四、黏液性癌

原发于子宫内膜的黏液性癌(mucinous carcinoma,MUC)至多占 I 期 EC 的 10%,但纯粹的 MUC(90%以上肿瘤细胞含有明显细胞内黏液)可能只占 EC 的 1%,大多与其他类型 EC,尤其是子宫内膜样癌混合存在。MUC 大多数为 I 期肿瘤,发病年龄与子宫内膜样癌相似,部分病例有使用外源性孕激素或他莫昔芬

205

病史。在最近 Rauh-Hain 等的一组大样本报道中,较之子宫内膜样癌,MUC 的盆腔淋巴结转移率略高(10.4% vs 16.3%),但未见到腹主动脉旁淋巴结转移,校正多个因素后两者生存率相似。

组织学上,发生于子宫内膜的 MUC 与发生于宫颈者相似,常因混合有腺性、筛状、绒毛腺管状及绒毛状结构而显得结构复杂,显著的实性结构罕见。肿瘤细胞为宫颈内膜型的、含明显细胞内黏液的柱状细胞(图 8-4-15,图 8-4-16),有时胞浆呈嗜酸性,其黏液可被消化 PAS 及黏液卡红染色显示。充满黏液的腺

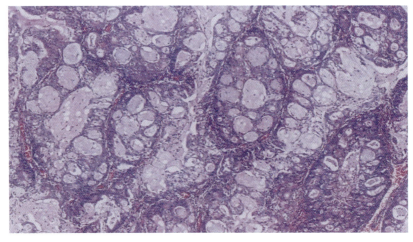

图 8-4-15 黏液性癌 肿瘤呈筛状结构,胞质含有丰富的黏液(HE×100)

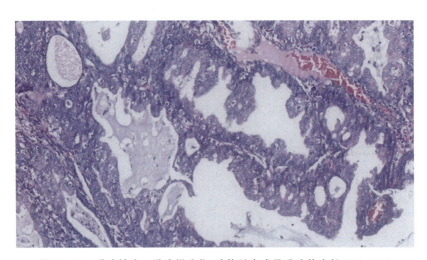

图 8-4-16 黏液性癌 黏液样分化,腺体融合或呈乳头状生长(HE×200)

体有时可能很明显,并可囊状扩张。腺腔内或细胞内可见中性粒细胞浸润,当这样的腺体密集存在时相似于宫颈内膜腺体的微腺性增生(microglandular hyperplasia,MGH)。MUC 常呈高至中等分化,甚至高分化者所占比例较高分化子宫内膜样癌所占比例更高(分别为 51.3% 与 44%)。肿瘤细胞核位于基底,显示轻度至中度核非典型性,甚至与良性黏液性上皮相似,少部分病例显示灶性明显核非典型性。大多数病例都可见到核分裂相,但一般较少。由于 MUC 的细胞学非典型性通常不显著,即使在浸润灶中也是如此,其组织结构特征就成了建立诊断的关键。与子宫内膜样癌相似,50%MUC 可发生肌层浸润,有时也可累及腺肌症内腺体。

　　MUC 的特殊形态变异型少见,其中最常见报道的是相似于宫颈 MGH 的微腺性腺癌(microgladular adenocarcinoma,MGC)。MGC 的特征性表现是小腺体簇状紧密聚集,部分可呈囊状扩张,也可见实性成片区域;腺体被覆相对混和的、单层或数层、立方或柱状细胞,并伴细胞内及腺腔内黏液;核分裂一般少见(0~1个/10HPF)或更多;常伴显著的中性粒细胞浸润;有时可见鳞状化生;MGC 成分可为肿瘤的全部,但多数肿瘤其他区域为更典型的 MUC,或与子宫内膜样癌混合存在;其 IHC 特征与内膜典型的 MUC 相似,可表达 vimentin、CEA(常为灶性强阳性于胞浆内及腔缘)、B72.3、Ki-67 及 ER,而 p53 一般阴性。

207

　　实际工作中,若遇到绝经后女性的活检或刮宫样本呈现 MGH 样生长,应首先考虑癌的诊断,只有排除了癌后才可诊断 MGH,因为宫颈 MGH 最常出现于妊娠或口服避孕药的年轻女性,而只出现于约 6% 的绝经后妇女。另外,标本获取的确切部位是在子宫内膜还是宫颈也十分重要。形态上,MGC 的细胞非典型性、核分裂相虽不显著,但较 MGH 明显,结构也更复杂。IHC 在鉴别诊断上的价值有限,CEA 强阳性及高的 Ki-67 指数可能有助于 MGC 诊断,但不绝对。其他罕见的 MUC 变异型包括以杯状细胞为特征的肠型分化,有时可见 Paneth 细胞、神经内分泌细胞、印戒细胞,这时尤其应注意排除其他部位癌转移至子宫可能。另外,偶尔有个案报道原发于子宫体的、伴有胃型分化的、与宫颈微偏性腺癌相似的 MUC,显示 CA19-9、CEA、MUC6、HIK1083 阳性,而 MUC2、ER 及 vimentin 阴性。纯粹的、伴明显黏液湖的胶样腺癌在子宫体尚未见报道,即使灶性出现也较少见。

MUC的鉴别诊断：子宫的MUC更常见于宫颈而非子宫内膜，因此，在诊断子宫内膜MUC时应与宫颈原发的MUC相鉴别，尤其是当肿瘤同时累及两个部位或在活检、刮宫标本中。MUC内见到小灶子宫内膜样腺体、存在子宫内膜型间质、伴EH及灶性子宫内膜样癌或鳞状分化、间质中出现泡沫样组织细胞均有助于癌原发于宫体的诊断。另外伴有中性粒细胞浸润的MGH样模式更常见于子宫内膜癌中。IHC上，除了ER强表达可能支持肿瘤原发于宫体外，其他免疫标志物鉴别价值均有限。有研究发现p16的弥漫强阳性支持肿瘤来源于宫颈。

当子宫内膜的MUC表现出MGH样模式或MGC时，需与宫颈本身的MGH相鉴别，尤其在活检及刮宫标本中时。当出现核下空泡时支持宫颈MGH的诊断，而出现腔内鳞状化生、间质泡沫样组织细胞、核分裂活跃、vimentin阳性及较高的MIB-1表达率时则支持内膜MUC伴MGH样模式或MGC的诊断。但Chekmareva等的研究发现vimentin及MBI-1在两者中表达有重叠，遗憾的是在其文中没有列出相关免疫组化图片，因此对其判断尚存一定疑问。

另一个需与子宫内膜MUC鉴别的是良性黏液性增生。这是MUC鉴别诊断中最难的问题，尤其是在活检或刮宫标本中。因为子宫内膜的非肿瘤性黏液性增生可以显示一定的结构和/或细胞学非典型性。针对此问题，不同研究试图建立活检/刮宫标本中基于黏液性成分的量、结构及细胞非典型的分类标准，但均未获得敏感度及特异性均满意的结果。但总结起来，在内膜活检/刮宫标本中应降低将黏液性成分判断为癌的标准，以便让那些无法肯定诊断而又不能判断为良性的病例得到手术机会，尤其是绝经前后的妇女，因为这些活检/刮宫时不确定的病例在后续的手术标本中检出癌的概率并不低。

子宫内膜的MUC尚需与富于黏液的子宫内膜样癌相鉴别，后者肿瘤内的黏液位于腺腔内而非肿瘤细胞内可以鉴别。

五、小细胞癌

小细胞癌(small cell carcinoma)大部分发生于肺内，但也可发生于女性生殖道，其中以宫颈最常见，而原发于子宫内膜的小细胞癌却很少见。倾向于绝经后妇女,但也有少部分发生于绝经前年轻女性。子宫内膜的小细胞癌可单独存在,但常与其他类型EC如子宫内膜样癌、SCC成分混合存在,或为MMMT的一个组成部分。临床主要表现为阴道异常出血,个别病例以盆腔炎为首发表现,少数肿瘤可伴发副肿瘤综合征,如Cushing综合征、副肿瘤性视网膜病变,也有报道伴发膜性肾小球肾炎,并推测可能与肿瘤产生的抗原有关。大体上,肿瘤常呈表现外生性浸润性肿块,有时呈息肉样,偶尔可发生并局限于子宫内膜息肉内。组织学上,子宫内膜的小细胞癌与发生于肺内者相似,肿瘤细胞呈片状、巢状、梁索状排列,有时可见菊形团结构。肿瘤细胞胞浆很少,核小至中等大,相对一致,圆形、卵圆,偶尔可见灶性流水样梭形细胞。染色质细腻,核仁不明显,核分裂相(>10个/10HPF)及凋亡小体多见,并常见灶性坏死。常见脉管侵犯。IHC上,肿瘤细胞表达一个至多个神经内分泌标志物,包括NSE、Leu-7、嗜铬素(chromogranin,CgA)、突触素(synaptophysin,Syn)及CD56;多数CK不同程度阳性;vimentin、S-100可阴性或阳性;desmin、SMA、LCA、CD10、CD99、Inhibin阴性;有些肿瘤也表达p53、p16;报道中有1例表达CD117及PDGFRA,但未发现与两者相应的基因突变;在1例伴双肺转移的肿瘤中TTF-1阴性。电镜下可见致密核心颗粒。子宫内膜的小细胞癌不管是否混合有其他成分都有预后价值,总体上其预后差,复发率及致死率高。在诊断上需与G_3的子宫内膜样癌、未分化癌、癌肉瘤(MMMT)、子宫内膜间质肉瘤、横纹肌肉瘤、淋巴瘤、恶性黑色素瘤等多种肿瘤鉴别,此外还应排除其他部位的小细胞癌转移或累及至子宫体。

　　女性生殖道内发生的神经内分泌肿瘤除了小细胞癌外,还有类癌、不典型类癌及大细胞神经内分泌癌(large cell neuroendocrine carcinoma,LCNEC),但不同解剖部位发病率有所不同。在子宫内膜部位的WHO分类中目前只纳入了小细胞癌,但目前至少已有9例肿瘤被报道为LCNEC,其中5例在同一报道中列出,所用诊断标准同肺的LCNEC。LCNEC大体上也常呈息肉样。与小细胞癌相比,其肿瘤细胞有更多胞浆,核大(约两倍于小细胞癌细胞),核高度非典型性,核分裂相多见(>10个/10HPF)。肿瘤细胞可呈岛状、弥漫状、梁状,部分可见带状、菊形团排列。坏死明显。NSE、CgA、Syn、CD56、CK(AE1/AE3)、CAM5.2于不同比例的病例中IHC阳性,其中NSE几乎每例均有阳性。部分病例p16、p53阳性。与小细胞癌相似,LCNEC常与子宫内膜样癌混合(占15%~90%),另有1例为纯粹的LCNEC。因为例数很少,子宫内膜的LCNEC预后还不清楚,但在已报道的9例中,2例分别于诊断后5个月、23个月死亡,其余7例中6例无病生存至随访12、2、1、6、9、16个月,1例带病生存至随访5个月。除LCNEC外,还有2例子宫内膜类癌的报道,其形态与卵巢类癌相似(类癌是卵巢最常见的神经内分泌肿瘤)。

六、未分化癌

未分化癌(undifferentiated carcinoma,UDC)指那些缺乏特征性分化的、但可被证明具有上皮本质的恶性肿瘤,但对诊断标准一直以来并不十分明确,即使在第3版WHO子宫内膜癌分类中也只是一句话概括而没有详述。近年来的一些研究及文章对该类肿瘤的临床及形态特征进行了进一步的梳理,其发病率可能比以往认为的要高(以往认为占所有EC不足2%),以往可能把一部分UDC归入了G_3的子宫内膜样癌或高级别肉瘤及癌肉瘤。与G_3的子宫内膜样癌相比,UDC预后更差,另外有很大一部分肿瘤存在一个或多个错配修复基因的缺失,因而可能与HNPCC有关。目前有报道UDC占EC的比例多至9%,中位发病年龄50~59岁,以绝经后女性为主,但也可发生于年纪较轻的女性,占40岁以下EC患者的7%,甚至有发生于21岁女性的报道。临床上UDC呈进展性病程,预后差,中位生存期6个月,肿瘤相关性死亡率为41%~75%,多发生于诊断后5年内。就诊时半数病例为Ⅲ、Ⅳ期肿瘤,常见盆腔淋巴结及腹主动脉旁淋巴结转移,即使UDC只占肿瘤的小部分也会导致差的预后。

大体上,UDC可表现为巨大息肉状肿物伴明显坏死,常见于宫体下段,可见宫颈侵犯。组织学上,近年的研究将其定义为由中等或大细胞构成的、完全缺乏腺体分化的肿瘤,且缺乏或<10%伴有神经内分泌分化。组织结构上,肿瘤细胞呈黏附性差的实性、大片状生长,缺乏巢状、乳头状、腺体及小梁状结构,偶尔可见纤细的纤维血管间质将肿瘤细胞分隔并呈腺泡样及模糊的梁索状结构。肿瘤可见大片状坏死。肿瘤细胞通常形态较为一致,核泡状伴明显嗜酸性核仁。细胞可为胞浆稀少的小细胞,也可为含透明空泡状胞浆的大细胞,不同比例的肿瘤

细胞呈横纹肌样形态伴黏液样背景。肿瘤中可见大量的核分裂相及凋亡,超过半数病例中可见脉管侵犯。此外,UDC 可单独存在也可与其他肿瘤混合存在,其混合性成分主要为 G_1、G_2 的子宫内膜样癌,偶尔为 G_3 的子宫内膜样癌。在这些肿瘤中,UDC 成分占 20%~90%,且 UC 与分化性成分间常突然过渡,表现为肿瘤表面为分化成分,而深部为 UDC 成分。偶尔,原来为子宫内膜样癌的复发或转移灶可表现为UDC。另有一些 UDC 表现出明显的细胞核多形性、多核状及显著的淋巴细胞浸润,但缺乏鳞状、黏液分化及梭形细胞区域。后来也有学者认为 UDC 可以出现灶性梭形细胞及突然角化。IHC 上,UDC 常显示灶性或斑片状 CK(AE1/AE3)、CAM5.2 及 EMA 阳性,尤其 CK18 是最有用的上皮分化标记,虽然有时需要检测多个蜡块才能检测到其灶性染色。此外,UDC 也可显示 vimentin 阳性及 BAF-47(INI-1)核阳性。肿瘤也可显示一个或多个神经内分泌物标志物灶性阳性(<10%~20%),如 CgA、Syn、CD56。另外可见 S-100、CD10、ER、PR 灶性阳性。肌源性分化标志物(如 SMA、actin、desmin、h-caldesmon)及 HMB45 阴性。

病理上诊断 UDC 前需排除多种肿瘤,其中最主要的是 G_3 的子宫内膜样癌。伴有明确的腺体分化有助于子宫内膜样癌的诊断,但因 UC 可与子宫内膜样癌共存,这时肿瘤细胞黏附成片巢状、腺性及梁索状,并与其腺体成分具有相似细胞特征、缺乏横纹肌样特征、缺乏黏液样间质对 CK 及 EMA 弥漫阳性均支持子宫内膜样癌的诊断。另一重要的鉴别诊断是神经内分泌癌(neuroendocrine carcinoma,NEC),如前所述,当>20%的肿瘤细胞显示一个或多个神经内分泌标志物时,支持 NEC 的诊断。浆液性癌的实性成分多见于高级别的肿瘤细胞,可见乳头状、裂隙状结构,部分病例可见砂砾体。此外,UDC 尚需与癌肉瘤(MMMT)、未分化子宫内膜肉瘤、上皮样平滑肌肉瘤、淋巴造血系统肿瘤等相鉴别,仔细的形态观察及多个 IHC 标志物配合使用有助于诊断。

七、其他特殊类型的癌

1. 淋巴上皮瘤样癌(lymphoepithelioma-like carcinoma,LELC)

"淋巴上皮瘤(lymphoepithelioma)"一词最早于 1921 年用于描述鼻咽部位

的伴有致密淋巴组织的未分化癌，与 EB 病毒关系密切。LELC 还可发生于鼻咽外多个部位，如肺、腮腺、胃、扁桃体、喉、胸腺、肾盂、膀胱、乳腺及女性生殖道，如宫颈、外阴、阴道及卵巢等，但并非所有部位的 LELC 均能检测到 EB 病毒，如乳腺及皮肤者。发生于子宫内膜的 LELC 鲜有报道，迄今为止英文文献里共见 5 例：年龄 55~79 岁，多呈宫腔内外生性肿瘤，3 例为 ⅠB 期，随访 18 周至 24 个月未见复发，另有 1 例为 ⅣB 期，术化后随访 9 个月无复发，还有 1 例为 ⅢC 期，术后、放化疗后 1 年因癌死亡。组织学上，内膜发生的 LELC 与其他部位相似，表现为边界模糊的有肿瘤细胞融合成片排列，伴大量淋巴、浆细胞浸润，有时伴淋巴滤泡形成，上皮细胞含圆形至卵圆形泡状核，核仁显著；肿瘤中不见鳞状、腺性、乳头状结构，也未见黏液分化。IHC 证实其上皮本质，CK、CK7、EMA 阳性，ER、PR、p53 有阳性也有阴性报道。1 例检测了 NSE、CgA、Syn 均阴性。5 例均未检测到 EB 病毒证据。

2. 肝样腺癌（hepatoid adenocarcinoma）

"肝样腺癌"一词最早于 1986 年用于描述 7 例具有产生甲胎蛋白 AFP 的肝样灶的胃腺癌，之后在肝外多个部位均有报道，包括肺、肠、Vater 乳头、肾盂、卵巢、阴道、膀胱及子宫等。这些肝样腺癌形态与肝细胞癌相似，具有肿瘤细胞片状髓样排列、混合有梁状及乳头状结构，并伴随 AFP 产生。肝样腺癌的治疗一般采用手术及放、化疗综合治疗，但总体预后差。发生于子宫内膜的肝样腺癌很少见，至目前为止，中英文文献里报道不足 15 例，大多表现为绝经后阴道出血，血清 AFP 均有不同程度升高（117~31 950ng/ml），大体上多为外生性肿物占据宫腔，组织学上均混合有不等量的其他肿瘤成分，主要为子宫内膜样癌，个别病例中与癌肉瘤碰撞或混合存在。IHC，肝样区域肿瘤细胞 AFP、CEA 及 HNF4α 阳性。这些患者几乎都接受了以手术为主的综合治疗，其中 4 例于术后 4~32 个月死亡，但有 1 例术后 8 年仍无瘤生存。血清 AFP 检测可用于肿瘤监测。

3. 巨细胞癌（giant cell carcinoma，GCC）

巨细胞癌（giant cell carcinoma，GCC）一词最初于 1958 年用于描述一种具有特殊形态的侵袭性的肺癌，现已归入肺肉瘤样癌大类里。相似形态的肿瘤在其他部位如甲状腺、胰腺、胆囊、肾上腺均有描述，在女性生殖道也有很少的病例报道,如子宫内膜、宫颈及卵巢。英文文献中报道的子宫内膜 GCC 不足15 例,患病年龄在 43~85 岁,以绝经后为主,大多呈外生息肉样,肿瘤分期为ⅠA 期至ⅣB 期均有。组织学上巨细胞癌成分占 15%~100%(<10%的病例未纳入报道),常与高级别子宫内膜样癌共存,个别见浆液性癌或 CCC 成分。巨细胞癌成分表现为黏附差、分化差的、怪异的多核瘤巨细胞呈片状、巢状排列,并混合有单核肿瘤细胞,可见花环样巨细胞,核分裂相常见,有些瘤巨细胞核染色质呈退变样,不见骨母样巨细胞。IHC,巨细胞癌成分 CK 及 EMA 阳性,hCG 阴性,vimentin 部分病例阳性,个别阴性。5 例检测了 MLH1、MSH2、MSH6 及 PMS2,均未见表达丢失。GCC 的预后尚不清楚,报道的病例均行手术治疗,大部分辅助放疗,个别辅助放化疗,其中 6 例随访 15 个月至 14 年无病生存,1 例 48 个月肺转移,1 例 12 个月带病生存,还有 3 例于术后 5、6 及 36 个月因瘤死亡。有学者建议诊断时若巨细胞癌成分不足 10%,则只是描述其存在,并注明其生物学行为不确定;若10%~90%则按 WHO 混合性癌报告,并说明各成分及比例;当>90%时可直接诊断为GCC。此外,子宫内膜 GCC 的诊断还需与其他可见巨细胞的肿瘤鉴别,如平滑肌肉瘤、MMMT、伴滋养细胞分化的癌等。

4. 伴有滋养细胞分化的癌(carcinomas with trophoblastic differentiation)

这也是子宫内膜的一种罕见的肿瘤,通常发生于绝经后妇女,伴随有血清 hCG 升高。大多数此肿瘤均与其他常见的 EC 类型混合存在,如子宫内膜样癌、浆液性癌及 CCC。在这些常见类型的 EC 中,其滋养细胞分化成分从灶性孤立的合体滋养细胞至典型绒毛膜癌均有。IHC,其滋养细胞成分 hCG 阳性。就其生物学行为而言,似乎可以分为两大类,一类形态及临床特征与妊娠绒毛膜癌相似,伴随有血清 hCG 水平明显升高,远处转移早,进展快,常为致死性后果;而另一类表现为在常规 EC 中见到散在的合体滋养细胞样细胞,血清 hCG 升高程度轻,预后较好,与其中的常规 EC 成分预后相似。诊断上需与妊娠滋养细胞肿瘤鉴别,患病年龄大、有常规 EC 成分存在有助于该诊断。血清 β-hCG 可用于肿瘤监测。

5. 玻璃样细胞癌(glassy cell carcinoma)

Glücksmann 及 Cherry 于 1956 年首次描述了宫颈玻璃样细胞癌,以肿瘤中

213

含有典型的含中等量或大量胞浆的、具有"毛玻璃(ground glass)"样外观的、在HE 或 PAS 染色中细胞膜明显的、含有明显核仁的大泡状细胞核的恶肿瘤细胞为特征,且缺乏或很少有鳞状或腺性分化。该肿瘤主要报道于宫颈,而子宫体、结肠及输卵管部位也偶有报道。子宫内膜的玻璃样细胞癌罕见,迄今英文文献里报道不足 15 例,且这些病例纳入报道时对玻璃样细胞癌成分所占比例的要求不一(30%~100%),因而其生物学本质,以及临床与生物学行为是否与其他分化差的 EC 有区别,尚不明确。起初该肿瘤被认为是分化差的腺鳞癌的一种变异型,但后有作者因在子宫内膜的玻璃样细胞癌中未见到角蛋白及前角蛋白证据而对该观点怀有质疑。IHC 上,肿瘤细胞激素受体阴性或阳性,p53 可能少量阳性,Ki-67 可能计数较高,也有报道 EGFR 阳性。文献中已报道的子宫内膜的玻璃样细胞癌患者年龄 52~96 岁;9 例为 Ⅰ 期,3 例为 Ⅲ 期,1 例为 Ⅳ 期;治疗以手术为主,部分辅以放疗,个别辅以孕激素治疗;其中 5 例 Ⅰ 期肿瘤患者于诊断后5 年内复发或死亡,也有随访 5 年多无瘤生存者。

6. 中肾管型腺癌(mesonephric adenocarcinoma)

中肾管型腺癌是女性生殖道发生的一种罕见肿瘤, 常出现在宫颈及阴道,通常与中肾管(或称 Wolffian 管)残留、增生有关。子宫体的中肾管型腺癌很罕见,仅见数例报道,患者年龄 33~81 岁。大体上,肿瘤表现为宫体肌层内结节,直径 3.7~8cm。镜下,肿瘤组织结构有以下模式:小管状、导管状、管网状及实性,偶尔可见浆液性癌样乳头状出芽及肾小球样、筛状结构,常为其中几种模式在同一肿瘤中混合存在,而最多见的是小管及导管状结构。小管状结构小而圆、背靠背成片排列或弥漫浸润状,腔内含致密的嗜酸性分泌物,小管被覆立方及扁平细胞,核分裂少见;而导管状结构与子宫内膜样癌的腺体及绒毛乳头状结构相似,核异型性及核分裂可增多;肿瘤内不见鞋钉样细胞及细胞内黏液。IHC,肿瘤细胞 CK7、CK (AE1/AE3)、EMA、vimentin、CR 均阳性,CD10、AR 有阳性也有阴性报道,其中 CD10 阳性常呈胞浆顶端及腔缘着色,而 ER、PR 及 CK20 阴性。在报道的几例宫体中肾管型腺癌中,2 例诊断时或治疗后肺转移,1 例随访 9 个月无瘤生存。

八、EC 的治疗效应

放疗引起 EC 的形态改变变异很大，其可能原因是不同肿瘤对放射线反应性不同、放射剂量水平不同、放疗与手术间隔时间长短不同等。这些改变包括：肿瘤完全消失；肿瘤残留伴坏死；肿瘤细胞胞浆量及空泡化程度增加；核变得怪异、固缩、碎裂、核仁增大等。肿瘤也可变得更分化，鳞状成分在治疗后可以变得很明显。孕激素的使用也可导致子宫内膜样癌形态发生变化。有些分化好的子宫内膜样癌可因孕激素治疗而消失，有些则分化程度增加伴随肿瘤内的鳞状化生，腺体可萎缩变小，而间质在肿瘤中所占比例增加并常出现蜕膜变。

九、影响 EC 分期的因素及诊断难点

（一）肌层浸润

子宫内膜间质及肌层浸润的判断是 EC 诊断确立与后续分期的重要基础之一。EC 内膜内或肌层浸润的情况及两者所占比例在不同病例中表现迥异，有些癌在内膜内所占比例很少而肌层浸润显著，尤其在一些刮宫后的手术标本中，另一些则内膜内浸润明显而看不到肌层浸润，尤其是一些明显外生性的肿瘤。根据 1988 年的 FIGO 分期标准，当 EC 浸润局限于子宫内膜时归为ⅠA 期，浸润局限于内侧 1/2 肌层时归为ⅠB 期，浸润超过内侧 1/2 肌层时归为ⅠC 期。

虽然 FIGO 分期标准是明确的，但在实际工作中，要作出 EC 浸润及浸润深度的判断有时却并非易事。针对子宫内膜样癌，当出现如前文所述的提示内膜间质浸润的结构特征（腺体融合、筛状结构、反应性间质及间质坏死灶）时，可判断为内膜内浸润。然而就肌层浸润而言，因为正常子宫内膜与肌层间常表现为凹凸不平的边界，并且无明确基底膜相隔，而子宫内膜样癌又常向肌层呈推进式生长，所以肌层浸润的识别有时很容易，有时却很难。当见到被纤维性间质围绕的、形态不规则的、杂乱分布的异型腺体渗入肌层生长时，可直接作出肌层浸润的判断。而当肿瘤以内膜内生长为主时，其基底侧与肌层的分界可能不规则，甚至有时会看到边界光滑的肿瘤细胞巢像出芽样伸入浅表肌层内，这种现象很容易被误判为浅表肌层浸润。此时，若能看到周围非肿瘤性腺体或肿瘤与肌层

215

间为内膜型间质而非反应性纤维间质分隔时,有助于作出非肌层浸润的正确判断。另有一些肿瘤表现为境界清楚的、膨胀性或推挤性的肌层浸润,针对这类病例,如果提供的检材或切片内见不到正常的内膜肌层交界作参考时,其肌层浸润可能变得无法识别。还有一些肿瘤呈现弥漫性、单个腺体浸润模式,表现为单个腺体广泛而散在地分布于整个肌层中,针对这类病例,如果肿瘤性腺体分化良好且间质反应轻微、甚至没有时,很可能被错误地解释为伴有间质萎缩的腺肌症,这种微小偏离性浸润模式主要见于前述子宫内膜样癌及 MUC 的少数病例。

事实上,在同时有 EC 与子宫腺肌症的病例中,大约 25% 病例的腺肌症成分会被癌所累及。罕见情况下,受累的腺肌症成分实际上可能代表了癌的多灶性起源,但大多数病例中是由于内膜的癌直接累及。有时腺癌成分仅局限于腺肌症内或在癌巢旁的腺肌症腺体内见到癌前病变,这些现象提示腺癌可以起源于腺肌症。病理医生应仔细区别腺癌累及腺肌症与真正的肌层浸润,因为仅是累及腺肌症而不伴真性浸润者从未见转移发生,与局限于内膜内的癌的预后相似。以下特征有助于将腺癌累及腺肌症病灶与腺癌肌层浸润区别开来:①受累腺肌症岛周围边界常圆润光滑,而浸润灶边缘常有成角;②受累腺肌症岛内常可见残留的正常的腺体和/或内膜型间质;③受累腺肌症岛周围直接被正常肌层的平滑肌束围绕,而非反应性纤维间质;④受累腺肌症岛周围可见大小、形状及分布深度相似的典型的腺肌症岛。然而在年老的妇女,由于内膜间质萎缩,有时很难或不可能判断出这些恶性腺体是直接浸润肌层还是被薄层萎缩的内膜间质包绕。虽然腺肌症的间质细胞对 CD10 产生免疫反应,但 CD10 的表达也常出现于真正肌层浸润的癌巢周围的反应性肌纤维母细胞中,所以在诊断中帮助不大。偶尔可能出现受累腺肌症岛边缘肌层内的"微小浸润",类似于宫颈鳞状细胞癌累及腺体后的间质微小浸润,但对于 EC 而言,针对这种情况尚没有建立判断标准,但人们会认为外侧 1/3 部分肌层内出现的 1mm 的"微小浸润"病例与真正的浸润达外侧 1/3 的病例会有不同的预后。很罕见情况下,EC 可浸润其下原本存在的平滑肌瘤,这时癌性腺体间有增生性平滑肌束的存在有助于诊断。

由于对 EC 子宫肌层浸润本身及浸润深度的判断具有主观性,并有上述疑难情况存在,实践中对其判断的可重复性并不十分令人满意。有数据显示,在行子宫切除的病例中, 浸润内侧 1/2 肌层的肿瘤并不比局限于内膜内的肿瘤的5年生存率低(分别为 94% 和 92%)。基于这两个原因,FIGO 在 2009 年对 EC 的分期作出了调整,即将局限于内膜内的及浸润<1/2 肌层的 EC 归为ⅠA 期,而浸润≥1/2 肌层的 EC 归为ⅠB 期。文献中关于 EC 肌层浸润深度的判断方式除了目前 FIGO 采用的按肌层累及最深处所占肌层比例(proportion/percentage of myometrial invasion,MI)外,还有另外两种:肿瘤浸润最深处的确切深度值(depth of the invasion,DOI);肿瘤浸润最深处距浆膜的无瘤距离值(tumor free distance to the serosa,TFD)。但两个研究比较了 MI、DOI 及 TFD 对子宫内膜样癌预后预测能力后得出了不同结论:Chattopadhyay 等认为 TFD 对子宫内膜样癌患者因病死亡、肿瘤复发及淋巴转移的预测性最优,并得出 1.75mm 可作为 TFD 预后判断的界值;而 Geels 等认为 DOI 较 MI 及 TFD 均优,并推荐 DOI 4mm 为判断界值。因此,现行以肌层 1/2 为界值的判断标准是否应该被新的测量方式取代可能还需更多证据来评判。

脉管侵犯(包括淋巴管和/或血管侵犯)的出现会增加 EC 的淋巴结及远处转移概率,在诊断时应在肿瘤周围肌层内而非肿瘤主体内寻找,并应注意排除人工假象。典型的脉管侵犯容易识别,而当脉管周围出现淋巴细胞浸润灶而无明显肿瘤细胞时,病理医生应警惕脉管侵犯的存在,并应深切蜡块以暴露可能的脉管侵犯。虽然脉管侵犯的出现有预后价值, 但当肿瘤浸润局限于内侧 1/2 肌层,而脉管侵犯却出现于外侧 1/2 肌层时,并不影响肿瘤的 FIGO 分期。至于偶尔在宫颈或附件的脉管内见到瘤栓对肿瘤预后究竟有何影响尚没有相关数据说明,但至少不影响肿瘤的 FIGO 分期。

(二)宫颈累犯

EC 累犯宫颈通常是癌直接累及表面或间质浸润, 偶尔于肿瘤种植或淋巴管扩散。关于肿瘤种植,有研究提出了一个判断标准:①肿瘤被包埋于宫颈内膜上皮内或表面间质被炎症细胞及肉芽组织围绕;②宫颈的肿瘤与宫腔内肿瘤组织学特征相似;③宫颈肿瘤与内膜肿瘤间没有直接延续的证据;④宫颈的肿瘤与周围的非肿瘤性宫颈内膜腺体间无移行。这种种植被认为是在分段诊刮后

EC 种植所致。这种现象在有过分段诊刮史的子宫切除标本中约占5%。

伴有宫颈累犯的 EC 比只局限于宫体者预后差(5 年总生存率分别为75%、88%),但累及宫颈的 EC 常同时伴有其他不良预后因子,如肿瘤分级高、肌层浸润深、脉管侵犯等,因此当校正了这些风险因子后,宫颈累犯的预后价值是否依旧如此重要尚不十分清楚。在 1988 年版的 FIGO 分期中,根据 EC 累犯宫颈的范围将 Ⅱ 期肿瘤分为 Ⅱ A 期与 Ⅱ B 期。Ⅱ A 期者仅累犯宫颈腺体,而 Ⅱ B 期者累犯宫颈间质。但因 FIGO 未提出判断宫颈累犯的标准,以致不同作者用不同的标准来判定宫颈腺体累犯:仅指宫颈表面上皮累犯,指宫颈表面及其下腺体累犯,或指宫颈黏膜累犯。因此不同研究得出的结论并不一致,有的认为 Ⅱ B 期肿瘤比 Ⅱ A 期预后好,有的则认为两者相似,还有研究认为 Ⅱ A 期肿瘤与 Ⅰ 期肿瘤预后相似。基于上述原因,在 2009 年版的 FIGO 分期中将原 Ⅱ A 期肿瘤归入 Ⅰ 期,仅将累犯宫颈间质的 EC 归为 Ⅱ 期。事实上,对病理医生而言,要判断EC 到底肿瘤累犯宫颈腺体还是间质面临很多导致判断可重复性不高的实际问题:宫颈上界与宫体的分界并不清晰;宫颈表面上皮扩散的范围可能很模糊;宫颈内膜腺体的簇状增生可能与 EC 相似;人为造成的 EC 肿瘤片段黏附于宫颈造成表面扩散的假象;因宫颈间质浸润的边界不清,很难区分到底是腺体还是间质受累;许多分化好的子宫内膜样癌在宫颈部位保持复杂结构但不伴有间质反应;FIGO 并未给出宫颈累犯的具体判读标准。另有研究在匹配了其他预后因素发现 Ⅱ 期与 Ⅰ 期肿瘤的无复发生存期无显著性差异。目前,大多数学者同意将那些在宫颈部位对肿瘤产生了间质反应的 EC 归为宫颈间质累犯,而将那些肿瘤细胞仅局限于表面上皮或结构正常的腺体者不判断为宫颈间质累犯。当肿瘤性腺体形成相对融合的病灶但不伴或仅很轻微间质反应时,可能为另一种形式的宫颈间质浸润,但并非所有人都认可这种判断。另外有些 EC 呈现出一种“潜行(burrowing pattern)”浸润,表现为单个腺体广泛浸润宫颈间质而周围间质反应不明显,而表面的浸润性腺体可能与宫颈内膜腺体融合以造成是宫颈原发腺癌的假象。这时深切片或多取材看到宫腔内肿瘤与宫颈肿瘤的延续可以帮助诊断。

当肿瘤同时累及宫体及宫颈时, 有时还需要鉴别肿瘤到底原发于哪个部位。因为两个部位发生的癌在组织形态上有重叠:宫颈可以发生与子宫内膜相似的子宫内膜样癌,子宫内膜可以发生与宫颈相似的 MUC,另外子宫内膜的子宫内膜样癌有时也可能与宫颈的普通黏液腺癌混淆。而宫颈原发的浆液性癌很罕见,当出现时,更可能是其他部位累及而来。就组织学为子宫内膜样癌而言,以下情况支持肿瘤原发于宫内膜:肿瘤中心位于宫体或子宫下段、可见 EH 尤其是 EAH 背景、鳞状桑葚化生、纤维间质反应轻、间质内见泡沫样组织细胞。而宫颈原位腺癌、显著凋亡小体及明显的间质纤维反应的存在则支持宫颈原发的诊断。此外,宫颈原发的子宫内膜样癌比子宫内膜发生的子宫内膜样癌要少得多,且常伴有宫颈腺体输卵管内膜化生或子宫内膜异位症,而其原发的子宫内膜样癌更常出现囊状扩张及深部间质浸润。就子宫内膜原发的 MUC 或伴有黏液分化的癌而言,其黏液分化成分与宫颈黏液性癌相比,可能较缺乏病理性核分裂相及凋亡小体,并多伴有典型的子宫内膜样癌成分。IHC 上,子宫内膜发生的子宫内膜样癌或 MUC 通常均有 vimentin、ER、PR 弥漫强阳性,而 CEA 阴性,而原发于宫颈者正好相反。但如前所述,有少部分宫颈的腺癌 vimentin 会阳性,通常为灶性弱阳性,而 ER、PR 也可能在部分病例中灶性弱阳性,甚至有在个别病例中 ER 或 PR 强阳性的报道。另外,子宫内膜的 MUC 对 vimentin 表达不如子宫内膜样癌强,PR 表达率不及子宫内膜样癌。另有部分 EC 会显示 CEA 腔缘弱阳性。p16 在宫颈腺癌中常弥漫强阳性,但在 EC 中也可能有灶性、斑片状甚至弥漫表达。因此,在实际工作中联合使用一组标志物可能有助于诊断,如 ER/PR/vimentin 弥漫强阳性而 CEA/p16 阴性比较支持为癌子宫内膜原发,但并不绝对,应综合临床、大体、组织形态及 IHC 模式综合判断。另外,当这些 IHC 标志物难以区别时,可尝试行 HPV 原位杂交,因为约 65% 的宫颈内膜腺癌(包括多种组织类型)可以检测到 HPV,而在子宫内膜样癌中检测不到。

(三)EC 与卵巢部位癌的关系

大约有 5% 的 EC 患者伴有卵巢癌,而多至 10% 的卵巢癌患者伴有 EC,两部位病变可同时或异时出现。当腺癌同时累及内膜和单侧或双侧卵巢时,判断肿瘤到底是子宫内膜转移至卵巢还是两个部位双原发,有时是很困难的。如果卵巢部位的肿瘤为转移性,则该 EC 将被归为ⅢA 期,其预后可能会比较差。而

219

另一方面,大多数同时有内膜及卵巢癌的患者年龄较轻,且多为分化较好的子宫内膜样癌,其预后又比想象中要好,更像是两个Ⅰ期肿瘤,因而更可能为双原发。支持卵巢部位癌为 EC 转移的征象有:患者年龄较大,宫体肌层浸润深,为Ⅱ型或高级别癌,不伴子宫内膜异位症、不伴相同组织类型的良性及交界性病变,伴有其他部位癌转移,双侧卵巢受累,卵巢病灶为多结节性、体积较小、实性,卵巢表面种植及脉管侵犯。而支持为卵巢部位癌为原发的征象包括:患者年龄较轻,宫体无肌层浸润,低级别的子宫内膜样癌,伴有子宫内膜异位症或相同组织类型的良性、交界性病变,没有其他部位癌转移,卵巢部位癌为单灶、体积较大、囊性或囊实性,卵巢间质累犯深及未见脉管侵犯。另外,转移者两个部位病灶的组织学这类型及分化程度通常相似,而两者组织学类型或分化程度迥异时则往往不是转移所致。然而双原发者两部位病变也可很相似,可能反映了相似的发病机制。

当卵巢及子宫内膜部位的肿瘤为浆液性癌时,IHC 可能有助于鉴别转移或原发。卵巢原发浆液性癌通常 WT1 弥漫核强阳性(相似于腹膜原发的浆液性癌),而大多数子宫内膜原发的浆液性癌 WT1 阴性或灶性 WT1 强阳性。p53 在子宫内膜、卵巢及腹膜原发的浆液性癌中均有表达,鉴别价值不大,但如果内膜与卵巢的肿瘤显示相反的 WT1 与 p53 表达则支持为双原发。另外,ER、PR 更常表达于卵巢的浆液性癌而非内膜者,而 HER2 阳性则更易见于内膜者。当累及两部位的肿瘤为子宫内膜样癌时,除了 β-catenin 核阳性可能支持双原发而非转移外,IHC 的鉴别价值很有限。同样,内膜原发与来源于卵巢转移的子宫内膜样癌在分子遗传学上无显著性差异,如 17、22 及 10 号染色体的杂合性丢失,微卫星不微定性、hMLH1 启动子甲基化、CTNNB1 及 PTEN 突变等。

除卵巢外,累犯或转移至输卵管的 EC 也归为ⅢA 期。偶尔,EC 的附件扩散仅限于输卵管浆膜,这种情况出现的意义尚不十分清楚。相反,当肿瘤细胞游离于输卵腔内时不认为是输卵管转移。而很难判断的是与 EC 组织学相似的癌出现于输卵管黏膜内时,这可能代表了 EC 转移至输卵管,也可能是输卵管癌转移至内膜。这种情况更常见于肿瘤为浆液性癌时。输卵管内的小灶浆液性癌被认为是很多以前诊断为卵巢原发的高级别浆液性癌的前体病变,也可能是子宫体部位癌的来源。然而,当子宫内膜部位的浆液性癌体积大于输卵管部位时,目前仍武断地将这种情况认为是子宫内膜原发。

十、其他部位转移至子宫的癌

除卵巢转移癌外,其他部位转移至女性生殖道的肿瘤不常见。累及子宫的多来自周围器官的肿瘤直接浸润,或是腹膜广泛转移的表现之一。除此之外,子宫转移癌的来源部位依次为乳腺、结肠、胃,其他少见或罕见部位还有皮肤(恶性黑色素瘤)、胰腺、肺、胆囊、肝、甲状腺、膀胱、腮腺及肾。子宫转移癌可能只累及内膜或肌层,也可出现于子宫内膜息肉内、平滑肌瘤内,或与子宫原发的其他肿瘤并存。来源于乳腺的癌常是小叶癌,浸润性导管癌及其他类型癌也有报道。这些病例的诊断一般没有疑难,尤其有已知乳腺癌史时。若遇诊断困难,可尝试IHC检测,但应注意EC及乳腺癌均可表达CK7、ER及PR,而GCDFP-15对乳腺癌特异性高,但敏感度差;Mammoglobin对乳腺癌敏感性高但特异性差(子宫内膜样癌中也可表达);PAX8可表达于女性生殖道肿瘤,包括EC,而在乳腺癌中阴性。结肠腺癌转移或浸润至子宫可与EC相似,但通常坏死更明显,低倍镜下腺体形成好,高倍镜下却显示明显的细胞异型性及活跃的核分裂相;IHC上,CK7-\ER-\CK20+\CDX-2+\CEA+支持肠源性。

221

十一、其他与EC相关的问题

(一)发生于或累及子宫下段的EC

至少3%~6%的EC发生于宫体下段(峡部),在50岁以下的内膜癌中其比例达18%。总体来讲,发生于宫体下段的肿瘤更可能有高分期、分化更差(主要为高级别子宫内膜样癌,并常伴鳞状分化,而浆液性癌或CCC相对没那么常见),浸润更深,因而比发生于宫体其他部位的腺癌预后更差。研究显示,EC累及子宫下段比较常见(Ⅰ期EC中约有42%累及宫体下段),当不考虑组织学类型时,累及与未累及宫体下段的肿瘤的临床病理特征及预后并无显著性差异,而当只考虑子宫内膜样癌时,累及宫体下段的Ⅰ和Ⅱ期肿瘤比未累及者预后要差。

(二)发生于子宫内膜息肉的癌

子宫内膜息肉在绝经后妇女中的估计发病率多至 20%,是女性比较常见的子宫内膜病变。如前所述,普通的子宫内膜息肉内也可发生 EH、EAH 及 EC。诊断发生于子宫内膜息肉内癌的标准是:癌局限于息肉内,并且息肉基底周围内膜为良性。于息肉内的癌的发生率报道不一,0.55%~3.2%。在 Wethington 等回顾的 1011 例息肉中良性、不伴非典型性的 EH、EAH 及 EC 所占比例依次为 95.4%、1.3%、0.5%和 1.3%。其中 EH 及 EC 病例既包括了发生于息肉内者,也包括了起源于息肉周围内膜者,而局限于息肉内的 EC 仅有 3 例(0.3%)。其实虽然有仅局限于息肉内的癌存在,但许多息肉内的癌伴有宫体其他部分相似的癌。息肉内发生的癌的组织学类型与宫体内膜发生的相似,最常见的为子宫内膜样癌,其次为浆液性癌、CCC 及 MUC,罕见时可为 MMMT 等。

(三)起源于腺肌瘤的癌

罕见情况下子宫内膜样癌可起源于 APA 内,因为至少部分 APA 与雌激素过高有关,也有起源于普通腺肌瘤中的子宫内膜样癌的极个别报道。

(四)他莫昔芬相关性息肉及 EC

他莫昔芬被广泛用于乳腺癌的辅助治疗,对子宫内膜具有雌激素样作用。长期使用他莫昔芬的患者常表现为子宫体增大及子宫内膜囊性,25%有子宫内膜息肉。与普通息肉相比,这种息肉常为无蒂的大息肉、位于宫底,常呈蜂窝状。其上皮细胞化生(黏液性、纤毛细胞、嗜酸细胞、微腺体化生)及间质化生(如平滑肌化生)常见,恶变率达 3%。另外,子宫内膜息肉患者使用他莫昔芬与不使用者相比更易患 EC。很多研究认为他莫昔芬的累积剂量及使用期限的增加会影响患 EC 的相对风险。与他莫昔芬相关的子宫内膜癌大多是分化好的子宫内膜样癌,与普通的癌预后相似,但也有研究发现这类患者中高级别的、和/或肌层浸润的癌,以及浆液性癌、CCC 的发生率增加。

(罗　娟　吴梅娟)

参考文献

[1]　邹仲之.组织学与胚胎学[M].第 5 版.北京:人民卫生出版社,2001.

[2]   Colvin CW, Abdullatif H. Anatomy of femal puberty: The clinical relevance of developmental changes in the reproductive system[J]. Clin Anat 2013, 26(1):115–129.

[3]   王健本.盆部与会阴[A].羊惠君.实地解剖学[M]. 北京:人民卫生出版社, 2002.294–296.

[4]   Montgomery BE, Daum GS, Dunton CJ. Endometrial hyperplasia: a review [J]. Obstet Gynecol Surv, 2004, 59(5):368–378.

[5]   Silberberg SG, Kurman RJ, Nogales F, et al. Tumors of the uterine corpus [A]. Tavassoli FA, Devilee P. Pathology and genetics of tumors of the breast and female genital organs. World Health Organization classification of tumors[M]. Lyon, France:IARC Press, 2003.217–232.

[6]   Mills AM, Longacre TA. Endometrial hyperplasia [J]. Semin Diagn Pathol, 2010, 27(4):199–214.

[7]   Silverberg SG. Problems in the differential diagnosis of endometrial hyperplasia and carcinoma[J]. Mod Pathol, 2000, 13(3):309–327.

[8]   Horn LC, Meinel A, Handzel R, et al. Histopathology of endometrial hyperplasia and endometrial carcinoma: an update[J]. Ann Diagn Pathol, 2007, 11(4):297–311.

[9]   Baak JP, Mutter GL. EIN and WHO94[J]. J Clin Pathol, 2005, 58(1):1–6.

[10]   Kurman RJ, Kaminski PF, Norris HJ. The behavior of endometrial hyperplasia. A long–term study of "untreated" hyperplasia in 170 patients[J]. Cancer, 1985, 56(2):403–412.

[11]   Horn LC, Schnurrbusch U, Bilek K, et al. Risk of progression in complex and atypical endometrial hyperplasia: clinicopathologic analysis in cases with and without progestogen treatment[J]. Int J Gynecol Cancer, 2004, 14(2):348–353.

[12]   Moritani S, Ichihara S, Hasegawa M, et al. Stromal p16 expression differentiates endometrial polyp from endometrial hyperplasia[J]. Virchows Arch, 2012, 461(2):141–148.

[13]   Wheeler DT, Bristow RE, Kurman RJ. Histologic alterations in endometrial hyperplasia and well-differentiated carcinoma treated with progestins[J]. Am J Surg Pathol, 2007, 31(7):988–998.

[14]   Mentrikoski MJ, Shah AA, Hanley KZ, et al. Assessing endometrial hyperplasia and carcinoma treated with progestin therapy[J]. Am J Clin Pathol, 2012, 138(4):524–534.

[15]   Kendall BS, Ronnett BM, Isacson C, et al. Reproducibility of the diagnosis of endometrial hyperplasia, atypical hyperplasia, and well-differentiated carcinoma [J]. Am J Surg Pathol, 1998, 22(8):1012–1019.

[16]   Bergeron C, Nogales FF, Masseroli M, et al. A multicentric European study testing the re-

producibility of the WHO classification of endometrial hyperplasia with a proposal of a simplified working classification for biopsy and curettage specimens [J]. Am J Surg Pathol, 1999,23(9):1102-1108.

[17] Zaino RJ,Kauderer J,Trimble CL,et al. Reproducibility of the diagnosis of atypical endometrial hyperplasia: a Gynecologic Oncology Group study[J]. Cancer,2006,106(4):804-811.

[18] Allison KH,Reed SD,Voigt LF,et al. Diagnosing endometrial hyperplasia: why is it so difficult to agree?[J]. Am J Surg Pathol,2008,32(5):691-698.

[19] Trimble CL,Kauderer J,Zaino R,et al. Concurrent endometrial carcinoma in women with a biopsy diagnosis of atypical endometrial hyperplasia: a Gynecologic Oncology Group study [J]. Cancer,2006,106(4):812-819.

[20] Rakha E,Wong SC,Soomro I,et al. Clinical outcome of atypical endometrial hyperplasia diagnosed on an endometrial biopsy: institutional experience and review of literature[J]. Am J Surg Pathol,2012,36(11):1683-1690.

[21] Lacey JV Jr,Sherman ME,Rush BB,et al. Absolute risk of endometrial carcinoma during 20-year follow-up among women with endometrial hyperplasia [J]. J Clin Oncol,2010,28 (5):788-792.

[22] Mutter GL,Baak JP,Crum CP,et al. Endometrial precancer diagnosis by histopathology, clonal analysis,and computerized morphometry[J]. J Pathol,2000,190(4):462-469.

[23] Jarboe EA,Mutter GL. Endometrial intraepithelial neoplasia [J]. Semin Diagn Pathol, 2010,27(4):215-225.

[24] Baak JP,Mutter GL,Robboy S,et al. The molecular genetics and morphometry-based endometrial intraepithelial neoplasia classification system predicts disease progression in endometrial hyperplasia more accurately than the 1994 World Health Organization classification system[J]. Cancer,2005,103(11):2304-2312.

[25] Marotti JD,Glatz K,Parkash V,et al. International Internet-based assessment of observer variability for diagnostically challenging endometrial biopsies [J]. Arch Pathol Lab Med, 2011,135(4):464-470.

[26] Hannuna KY,Putignani L,Silvestri E. Incidental endometrial adenocarcinoma in early pregnancy: a case report and review of the literature[J]. Int J Gynecol Cancer,2009,19(9): 1580-1584.

[27] Prat J,Gallardo A,Cuatrecasas M,et al. Endometrial carcinoma: pathology and genetics[J].

Pathology,2007,39(1):72-87.

[28] Clement PB,Young RH. Endometrioid carcinoma of the uterine corpus: a review of its pathology with emphasis on recent advances and problematic aspects[J]. Adv Anat Pathol, 2002,9(3):145-184.

[29] Clement PB,Young RH. Non-endometrioid carcinomas of the uterine corpus: a review of their pathology with emphasis on recent advances and problematic aspects [J]. Adv Anat Pathol,2004,11(3):117-142.

[30] Geels YP,Pijnenborg JM,van den Berg-van Erp SH,et al. Endometrioid endometrial carcinoma with atrophic endometrium and poor prognosis [J]. Obstet Gynecol,2012,120(5): 1124-1131.

[31] Hirschowitz L,Nucci M,Zaino RJ.Problematic issues in the staging of endometrial,cervical and vulval carcinomas[J]. Histopathology,2013,62(1):176-202.

[32] Zaino RJ,Kurman RJ,Brunetto VL,et al.Villoglandular adenocarcinoma of the endometrium: a clinicopathologic study of 61 cases: a gynecologic oncology group study [J]. Am J Surg Pathol,1998,22(11):1379-1385.

[33] Liang SX,Patel K,Pearl M,et al. Sertoliform endometrioid carcinoma of the endometrium with dual immunophenotypes for epithelial membrane antigen and inhibin alpha: case report and literature review[J]. Int J Gynecol Pathol,2007,26(3):291-297.

[34] Misir A,Sur M. Sertoliform endometrioid carcinoma of the ovary: a potential diagnostic pitfall[J]. Arch Pathol Lab Med,2007,131(6):979-981.

[35] 马怡晖,赵庆夏,李惠翔. 卵巢类似性索-间质肿瘤子宫内膜样腺癌临床病理观察[J]. 临床与实验病理学杂志,2013,29(1):45-48.

[36] Kauppila S,Altinörs M,Väre P,et al. Primary sex cord-like variant of endometrioid adenocarcinoma arising from endometriosis[J]. APMIS,2008,116(9):842-845.

[37] Murray SK,Clement PB,Young RH. Endometrioid carcinomas of the uterine corpus with sex cord-like formations,hyalinization,and other unusual morphologic features: a report of 31 cases of a neoplasm that may be confused with carcinosarcoma and other uterine neoplasms[J]. Am J Surg Pathol,2005,29(2):157-166.

[38] Wani Y,Saegusa M,Notohara K.Aberrant nuclear beta-catenin expression in the spindle or corded cells in so-called corded and hyalinized endometrioid carcinomas. Another critical role of the unique morphological feature[J]. Histol Histopathol,2009,24(2):149-155.

[39]   Lachance JA,Everett EN,Greer B,et al. The effect of age on clinical/pathologic features, surgical morbidity,and outcome in patients with endometrial cancer [J]. Gynecol Oncol, 2006,101(3):470-475.

[40]   Lim D,Oliva E. Nonendometrioid endometrial carcinomas[J]. Semin Diagn Pathol,2010,27 (4):241-260.

[41]   Pathiraja P,Dhar S,Haldar K. Serous endometrial intraepithelial carcinoma: a case series and literature review[J]. Cancer Manag Res,2013,5:117-122.

[42]   Bartosch C,Manuel Lopes J,Oliva E. Endometrial carcinomas: a review emphasizing over-lapping and distinctive morphological and immunohistochemical features [J]. Adv Anat Pathol,2011,18(6):415-437.

[43]   Fadare O,Liang SX,Ulukus EC,et al. Precursors of endometrial clear cell carcinoma[J]. Am J Surg Pathol,2006,30(12):1519-1530.

[44]   Fadare O,Liang SX. Diagnostic utility of hepatocyte nuclear factor 1-beta immunoreactivity in endometrial carcinomas: lack of specificity for endometrial clear cell carcinoma[J]. Appl Immunohistochem Mol Morphol,2012,20(6):580-587.

[45]   Rauh-Hain JA,Vargas RJ,Clemmer J,et al. Mucinous adenocarcinoma of the endometrium compared with endometrioid endometrial cancer: a seer analysis[J]. Am J Clin Oncol,2014 Jan 2. [Epub ahead of print]

[46]   Ioffe OB. Recent developments and selected diagnostic problems in carcinomas of the en-dometrium[J]. Am J Clin Pathol,2005,124(Suppl):S42-S51.

[47]   Boyd C,Cameron I,McCluggage WG. Endometrial adenocarcinoma with signet ring cells: report of two cases of an extremely rare phenomenon[J]. Int J Gynecol Pathol,2010,29(6): 579-582.

[48]   Abiko K,Baba T,Ogawa M,et al. Minimal deviation mucinous adenocarcinoma ('adenoma malignum') of the uterine corpus[J]. Pathol Int,2010,60(1):42-47.

[49]   Qiu W,Mittal K.Comparison of morphologic and immunohistochemical features of cervical microglandular hyperplasia with low-grade mucinous adenocarcinoma of the endometrium [J]. Int J Gynecol Pathol,2003,22(3):261-265.

[50]   Chekmareva M,Ellenson LH,Pirog EC. Immunohistochemical differences between muci-nous and microglandular adenocarcinomas of the endometrium and benign endocervical epithelium[J]. Int J Gynecol Pathol,2008,27(4):547-554.

[51]   Mittal K. Distinguishing mucinous adenocarcinoma of the endometrium from benign endo-
        cervical epithelium[J]. Int J Gynecol Pathol,2009,28(5):479.

[52]   Bures N,Nelson G,Duan Q,et al. Primary squamous cell carcinoma of the endometrium:
        clinicopathologic and molecular characteristics[J]. Int J Gynecol Pathol,2013,32(6):566–575.

[53]   Terada T,Tateoka K. Primary pure squamous cell carcinoma of the endometrium: a case
        report[J]. Int J Clin Exp Pathol,2013,6(5):990–993.

[54]   Lee SJ,Choi HJ. Primary endometrial squamous cell carcinoma: a case report and review
        of relevant literature on korean women[J]. Korean J Pathol,2012,46(4):395–398.

[55]   Mariño-Enríquez A,González-Rocha T,Burgos E,et al. Transitional cell carcinoma of the
        endometrium and endometrial carcinoma with transitional cell differentiation: a clinico-
        pathologic study of 5 cases and review of the literature [J]. Hum Pathol,2008,39(11):
        1606–1613.

[56]   张安民,张兰仙,张慧娟. 子宫内膜移行细胞癌临床病理学观察[J]. 临床与实验病理学
        杂志,2007,23(5):524–527.

[57]   吕春燕,杨开选,陈鲜,等.女性生殖道移行细胞癌及伴移行细胞癌分化肿瘤临床病理
        分析[J].吉林医学,2010,31(7):870–872.

[58]   蒙伶俐,何向蕾,腾晓东,等. 子宫内膜移行细胞癌临床病理特征[J]. 现代实用医学,
        2012,24(12):1372–1373,1441–1442.

[59]   Chuang J,Chu CC,Hwang JL,et al.Small cell carcinoma of the endometrium with con-
        comitant pelvic inflammatory disease[J]. Arch Gynecol Obstet,2002,266(3):178–180.

[60]   Sato H,Kanai G,Kajiwara H,et al. Small-cell carcinoma of the endometrium presenting as
        Cushing′s syndrome[J]. Endocr J,2010,57(1):31–38.

[61]   Eichhorn JH,Young RH. Neuroendocrine tumors of the genital tract [J]. Am J Clin Pathol,
        2001,115(Suppl):S94–S112.

[62]   Meydanli MM,Erguvan R,Altinok MT,et al. Rare case of neuroendocrine small cell carci-
        noma of the endometrium with paraneoplastic membranous glomerulonephritis [J]. Tumori,
        2003,89(2):213–217.

[63]   Katahira A,Akahira J,Niikura H,et al. Small cell carcinoma of the endometrium: report of
        three cases and literature review[J]. Int J Gynecol Cancer,2004,14(5):1018–1023.

[64]   Albores-Saavedra J,Martinez-Benitez B,Luevano E. Small cell carcinomas and large cell
        neuroendocrine carcinomas of the endometrium and cervix: polypoid tumors and those

227

arising in polyps may have a favorable prognosis[J]. Int J Gynecol Pathol,2008,27(3):333–339.

[65] Rabban JT,Zaloudek CJ. Neuroendocrine differentiation in endometrial tumors: a practical diagnostic approach[J]. Pathology Case Reviews,2011,16(3):119–125.

[66] Stachs A,Makovitzky J,Briese V. Small cell carcinoma of the endometrium: light microscopic and immunohistochemical study of a case[J]. Anticancer Res,2005,25(3A):1823–1825.

[67] Hwang JH,Lee JK,Lee NW,et al. Primary small cell carcinoma of the endometrium: report of a case with immunochemical studies[J]. J Reprod Med,2010,55(1–2):81–86.

[68] Terada T. KIT-positive primary small cell carcinoma of the endometrium: a case report with immunohistochemical and molecular genetic analysis of KIT and PDGFRA genes [J]. Arch Gynecol Obstet,2010,282(4):413–416.

[69] Rouzbahman M,Clarke B. Neuroendocrine tumors of the gynecologic tract: select topics[J]. Semin Diagn Pathol,2013,30(3):224–233.

[70] Al-Loh S,Al-Hussaini M. Undifferentiated endometrial carcinoma: a diagnosis frequently overlooked[J]. Arch Pathol Lab Med,2013,137(3):438–442.

[71] Rahimi S,Lena A,Vittori G. Endometrial lymphoepitheliomalike carcinoma: absence of Epstein-Barr virus genomes[J]. Int J Gynecol Cancer,2007,17(2):532–535.

[72] Ambrosio MR,Rocca BJ,Mourmouras V,et al. Lymphoepithelioma-like carcinoma of the endometrium[J]. Pathologica,2010,102(2):57–61.

[73] Jones H,Gold MA,Giannico G,et al. Lymphoepithelioma-like carcinoma of the endometrium: immunophenotypic characterization of a rare tumor with microsatellite instability testing [J]. Int J Gynecol Pathol,2014,33(1):64–73.

[74] Hoshida Y,Nagakawa T,Mano S,et al. Hepatoid adenocarcinoma of the endometrium associated with alpha-fetoprotein production[J]. Int J Gynecol Pathol,1996,15(3):266–269.

[75] Yamamoto R,Ishikura H,Azuma M,et al. Alpha-fetoprotein production by a hepatoid adenocarcinoma of the uterus. J Clin Pathol,1996,49(5):420–422.

[76] Toyoda H,Hirai T,Ishii E. Alpha-fetoprotein producing uterine corpus carcinoma: a hepatoid adenocarcinoma of the endometrium[J]. Pathol Int,2000,50(10):847–852.

[77] Adams SF,Yamada SD,Montag A,et al. An alpha-fetoprotein-producing hepatoid adenocarcinoma of the endometrium[J]. Gynecol Oncol,2001,83(2):418–421.

[78] Takahashi Y,Inoue T. Hepatoid carcinoma of the uterus that collided with carcinosarcoma

[J]. Pathol Int,2003,53(5):323-326.

[79] Takano M,Shibasaki T,Sato K,et al. Malignant mixed Mullerian tumor of the uterine corpus with alpha-fetoprotein-producing hepatoid adenocarcinoma component[J]. Gynecol Oncol,2003,91(2):444-448.

[80] Takeuchi K,Kitazawa S,Hamanishi S,et al. A case of alpha-fetoprotein-producing adenocarcinoma of the endometrium with a hepatoid component as a potential source for alpha-fetoprotein in a postmenopausal woman[J]. Int J Gynecol Cancer,2006,16(3):1442-1445.

[81] Ishibashi K,Kishimoto T,Yonemori Y,et al. Primary hepatoid adenocarcinoma of the uterine corpus: A case report with immunohistochemical study for expression of liver-enriched nuclear factors. Pathol Res Pract,2011,207(5):332-336.

[82] Mulligan AM,Plotkin A,Rouzbahman M,et al. Endometrial giant cell carcinoma: a case series and review of the spectrum of endometrial neoplasms containing giant cells[J]. Am J Surg Pathol,2010;34(8):1132-1138.

[83] Horn LC,Hänel C,Bartholdt E,et al. Serous carcinoma of the endometrium with choriocarcinomatous differentiation: a case report and review of the literature indicate the existence of 2 prognostically relevant tumor types[J]. Int J Gynecol Pathol,2006,25(3):247-251.

[84] Akbulut M,Tosun H,Soysal ME,et al. Endometrioid carcinoma of the endometrium with choriocarcinomatous differentiation: a case report and review of the literature[J]. Arch Gynecol Obstet,2008,278(1):79-84.

[85] Ferrandina G,Zannoni GF,Petrillo M,et al. Glassy cell carcinoma of the endometrium: a case report and review of the literature[J]. Pathol Res Pract,2007,203(4):217-220.

[86] Marquette A,Moerman P,Vergote I,et al. Second case of uterine mesonephric adenocarcinoma[J]. Int J Gynecol Cancer,2006,16(3):1450-1454.

[87] Wani Y,Notohara K,Tsukayama C. Mesonephric adenocarcinoma of the uterine corpus: a case report and review of the literature[J]. Int J Gynecol Pathol,2008,27(3):346-352.

[88] Korczynski J,Jesionek-Kupnicka D,Gottwald L,et al. Comparison of FIGO 1989 and 2009 recommendations on staging of endometrial carcinoma: pathologic analysis and cervical status in 123 consecutive cases[J]. Int J Gynecol Pathol,2011,30(4):328-334.

[89] Chattopadhyay S,Galaal KA,Patel A,et al. Tumour-free distance from serosa is a better prognostic indicator than depth of invasion and percentage myometrial invasion in endometrioid endometrial cancer[J]. BJOG,2012,119(10):1162-1170.

[90] Geels YP,Pijnenborg JM,van den Berg-van Erp SH,et al. Absolute depth of myometrial invasion in endometrial cancer is superior to the currently used cut-off value of 50%[J]. Gynecol Oncol,2013,129(2):285-291.

[91] Jones MW,Onisko A,Dabbs DJ,et al. Immunohistochemistry and HPV in situ hybridization in pathologic distinction between endocervical and endometrial adenocarcinoma: a comparative tissue microarray study of 76 tumors[J]. Int J Gynecol Cancer,2013,23(2):380-384.

[92] Robboy SJ,Datto MB. Synchronous endometrial and ovarian tumors: metastatic disease or independent primaries?[J]. Hum Pathol,2005,36(6):597-599.

[93] Phelan C,Montag AG,Rotmensch J,et al. Outcome and management of pathological stage I endometrial carcinoma patients with involvement of the lower uterine segment [J]. Gynecol Oncol,2001,83(3):513-517.

[94] Gemer O,Uriev L,Harkovsky T,et al. Significance of lower uterine segment involvement in women with stage I endometrial adenocarcinoma[J]. J Reprod Med,2004,49(9):703-706.

[95] Gemer O,Gdalevich M,Voldarsky M,et al. Lower uterine segment involvement is associated with adverse outcome in patients with stage I endometroid endometrial cancer: results of a multicenter study[J]. Eur J Surg Oncol,2009,35(8):865-869.

[96] Kizer NT,Gao F,Guntupalli S,et al. Lower uterine segment involvement is associated with poor outcomes in early-stage endometrioid endometrial carcinoma [J]. Ann Surg Oncol,2011,18(5):1419-1424.

[97] Wethington SL,Herzog TJ,Burke WM,et al. Risk and predictors of malignancy in women with endometrial polyps[J]. Ann Surg Oncol,2011,18(13):3819-3823.

[98] Matias-Guiu X,Prat J. Molecular pathology of endometrial carcinoma [J]. Histopathology,2013,62(1):111-123.

[99] Kurman RJ,Carcangiu ML,Herrington CS,et al. WHO Classification of Tumours of Female Reproductive Organs[M]. Lyon:IARC Press,2014,122.

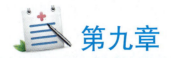

第九章
子宫内膜癌的宫腔镜诊断与鉴别诊断

诊断性刮宫是临床上最常用于子宫内膜癌及其他子宫内膜病变的检查方法,但因刮取部位难以覆盖全部宫腔,一些细小的、局灶性的病灶不容易被发现及刮取,故存在较高的子宫内膜癌漏诊率。由于宫腔镜不仅能看清整个宫腔,观察病变范围和宫颈管受累的情况,还能对一些细小、局灶性的病灶定位活检,故大大提高了对子宫内膜癌及其他子宫内病变的诊断率,弥补了超声及诊断性刮宫的不足。近年来应用的窄带成像宫腔镜又弥补了白光宫腔镜对病变血管识别的不足,改善了子宫内膜癌及内膜不典型增生诊断的灵敏度和准确率,进一步提高了宫腔镜的诊断价值。而宫腔镜下手术治疗子宫内膜癌前病变和早期子宫内膜癌也正在探索中。宫腔镜灌流介质可能造成子宫内膜癌细胞的腹膜腔播散尚存有争议,但多数研究认为对患者的生存预后无明显影响。

第一节　宫腔镜原理及设备

宫腔镜是一种用于子宫腔内检查和治疗的光源内窥镜,包括宫腔镜、能源系统、光源系统、灌流系统和成像系统(图 9-1-1)。宫腔镜是利用镜体的前部进入子宫腔,对所观察的部位具有放大效应,因直观、准确,已成为妇科出血性疾病和子宫内病变的首选检查方法。

宫腔镜分为脊状宫腔镜和柔性宫腔镜,其中脊状宫腔镜又分为宫腔检查镜和宫腔电切镜两种。宫腔检查镜直径多为 6.5~9.0mm,并且带有三个管道,包括膨宫介质进入通道、流出通道,以及直径 2.0mm、通过半硬式手术操作器械的手术通道。这些手术操作器械包括微型剪刀、微型活检钳及微型抓钳,从而足以完成所有的宫腔镜手术操作(图 9-1-2)。宫腔电切镜直径 9.0~11.0mm,包括单极电切系统(图 9-1-3)和双极电切系统(图 9-1-4),其内置的机械装置可以由拇指控制电切装置的伸出和收回,常用于切除息肉、子宫内膜和子宫平滑肌瘤,或切开子宫纵隔和宫腔粘连。柔性宫腔镜直径 3.1~5.0mm(图 9-1-5),较大的宫腔镜有直径 1.8mm 的操作器械通道,可以通过一些设计精巧的柔性操作器械。由于这种宫腔镜不需要扩张宫颈,故常常用于诊断,此外还可以完成一些小的手术,如子宫内膜活检、绒毛活检输卵管疏通或取出残留的宫内节育器等。宫腔镜最常使用液体作为膨宫介质,故常用膨宫泵来控制液体压力及流速(图 9-1-6)。

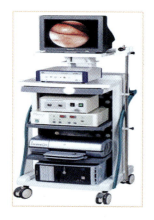

图 9-1-1　宫腔镜系统

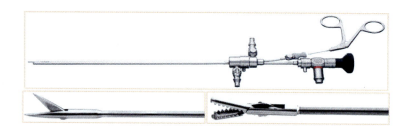

图 9-1-2　宫腔检查镜,微型剪刀、微型抓钳

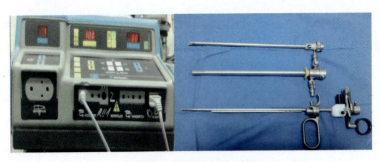

图 9-1-3　单极宫腔电切镜

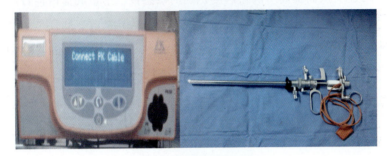

图 9-1-4　双极宫腔电切镜

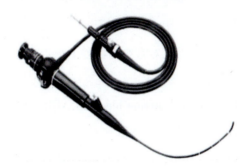

图 9-1-5　纤维宫腔镜

233

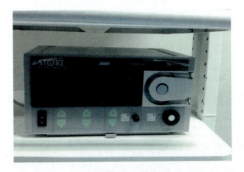

图 9-1-6　膨宫泵

窄带成像（narrow band imaging，NBI）是近年发展起来的一种新的成像技术。NBI通过滤光器将红、绿、蓝三色光谱中的宽带光波进行过滤，仅留下415nm波长的蓝光和540nm波长的绿光。由于血红蛋白吸收的波长约415nm，蓝光可以很好地被血红蛋白吸收，从而能够清晰显示出黏膜表层的微细血管结构和形态；而540nm波长绿光经反射后可以显示黏膜深层的血管，经成像后显现为蓝绿色。因此，与白光相比，NBI能够突出显示出病变表层及深层血管的细微形态学改变，从而提高对肿瘤病变识别的敏感性。窄带成像内镜目前已广泛应用于膀胱、咽喉等肿瘤的早期诊治。由于血管的异常改变同样是子宫内膜癌及内膜不典型增生发生及病变发展的必备条件，2007年Olympus将NBI成像应用于宫腔镜，已显示出对子宫内疾病的诊断价值。

第二节　宫腔镜检查术

一、适应证

对怀疑有宫腔内病变或需要对宫腔内病变做出进一步确诊及治疗者，都被认为宫腔镜检查的适应证。

1. 异常子宫出血（abnormal uterine bleeding，AUB）：包括生育期、围绝经期及绝经后出现的异常子宫出血，主要表现为月经过多、月经过频、经期延长或阴道异常排液，以及绝经前、后子宫出血，均为宫腔镜的适应证。对围绝经期妇女出现的异常出血，应警惕子宫内膜癌的可能性，行宫腔镜检查时膨宫压力不宜过高，以免引起癌细胞向腹腔扩散。近年来，子宫内膜癌的发病率逐渐上升并呈现年轻化趋势，大约25%发生在绝经前，5%发生在40岁以下的妇女，因此对生育年龄的子宫异常出血，尤其合并不孕症、多囊卵巢综合征、无排卵、肥胖等要警惕子宫内膜的癌前病变及癌变，宫腔镜检查不失为早期确诊的有效方法。

2. 诊断或决定能否经宫颈取出黏膜下肌瘤或子宫内膜息肉。

3. 迷失的宫内节育器定位或试行取出。

4. 评估子宫输卵管碘油造影的异常结果。

5. 诊断宫腔畸形、宫腔粘连并试行分离。

6. 检查反复自然流产和妊娠失败的宫颈管和/或宫内原因。

7. 探查原因不明不孕症的宫内因素。

8. 复杂的宫腔内操作术后随访。

9. 宫颈管癌和子宫内膜癌的早期诊断:宫腔镜可观察子宫内膜癌有无侵犯宫颈管的黏膜面,因此除外宫颈播散高度准确。Garuti 等报道,宫腔镜检查预测子宫内膜癌宫颈浸润的灵敏度为 100%,特异性为 87.3%。

10. 他莫昔芬或雌激素替代引起生理或特殊改变：由于他莫昔芬对子宫内膜有弱雌激素作用，绝经前乳腺癌患者长期服用可导致子宫内膜增生形成息肉,甚至出现子宫内膜癌,因此需要进行宫腔镜评估;规范的雌激素替代也可引起子宫内膜癌前病变甚至子宫内膜癌。

11. 异常宫腔吸片细胞学检查所见或异常子宫内膜病理组织学检查所见：有时需要宫腔镜检查进一步确诊。

12. 继发痛经。

13. 确认、评估、定位各种异常宫腔内声像学（包括 B 超、CT、MRI、HSG、SHSG 及 TVCD)所见:所有影像学检查均不能确定疾病性质,宫腔镜检查可在直视下对子宫腔内病灶进行组织学活检。

二、禁忌证

宫腔镜尚无明确的绝对禁忌证,以下为相对禁忌证。

1. 阴道及盆腔感染:包括急性子宫内膜炎、急性附件炎、急性盆腔炎等急性感染,慢性盆腔炎宫腔镜检查有可能引起炎症扩散或炎症加重。

2. 大量子宫出血:大量出血时宫腔镜检查的视野全部被血液覆盖,难以看清子宫内膜,而且由于手术操作会增加出血。

3. 意向继续妊娠者,可能引起流产建议不行宫腔镜检查。

4. 近期子宫穿孔。

5. 宫腔过度狭小或宫颈过硬,难以扩张者。

6. 浸润性子宫颈癌。

7. 患有严重内科疾患,难以耐受膨宫操作者。

8. 生殖道结核,未经抗结核治疗者。

9. 血液病无后续治疗措施者。

三、宫腔镜检查的术前评估和准备

1. 术前准备

检查心肺功能,测血压、脉搏和体温,抽取静脉血进行生化检查、血常规检查;确定有无高血压、糖尿病,评估合并的内科疾病是否能耐受宫腔镜手术。检查白带常规,必要时取阴道分泌物进行衣原体、支原体、淋球菌的检测,以及宫颈细胞学检查;妇科检查判断宫颈的松弛程度;进一步排除盆腔急慢性炎症,确定是否需要围手术期抗生素的预防性使用。

2. 检查时间的选择

除特殊情况外,一般以月经干净后第 5 天内为宜,此时为月经周期的增生早期。内膜菲薄,黏液少,不易出血,宫腔容易暴露,易发现子宫内膜的占位性病变。对长期不规则出血的患者,即便在子宫出血期也有必要检查,检查前可酌情予抗生素。

四、宫腔镜检查的膨宫系统

正常情况下子宫是一个潜在的腔隙,子宫腔的前后壁处于紧密贴敷在一起的状态,必须用某些膨宫介质使宫腔充分膨胀,才能获得良好的视野。常用的膨宫介质如下。

(一)气体膨宫

膨宫气体:CO_2 其折光系数为 1.00,显示图像最佳,气泡和出血可影响观察效果,但有空气栓塞的危险。预防方法为:应用特殊的调压注气装置,限制每分钟流量<100ml,宫内压力<26.7kPa(200mmHg),术后头低臀高位 10~15min 可预防术后肩痛。

(二)液体膨宫

1. 低渗及等渗液体

包括蒸馏水、生理盐水、5%葡萄糖、5%甘露醇、5%山梨醇等。目前临床多用蒸馏水、生理盐水或5%葡萄糖等作为宫腔镜检查术的膨宫液，而5%甘露醇、5%山梨醇等则用来进行子宫电切手术的膨宫。

（1）蒸馏水：无菌蒸馏水由于是低渗液体，一般仅用于需要灌流液较少的宫腔镜检查术。宫腔镜手术一般不宜使用，因被机体大量吸收后，蒸馏水可引起血管内溶血，严重者出现血红蛋白尿，造成对肾脏损害，甚至有引起急性肾功能衰竭的危险。

（2）生理盐水：经济、安全，其折射指数为1.37，是等渗液体。应用生理盐水膨宫不需任何调压装置控制，利用吊桶高度，流水落差相当于50~60mmHg即可。液体进入输卵管的最低压力为35~43mmHg。生理盐水可轻易冲去宫腔内组织碎片和血块，但因黏稠度过差，易与血液混合为红色液体而妨碍观察。

（3）5%葡萄糖：目前国内外常用5%葡萄糖作为膨宫液，价格相对便宜，来源方便，消毒可靠，有一定黏稠度，易于膨宫，视野较清晰，并且安全。其膨宫压力一般在80~180mmHg。缺点是使用时器械、手套表面发黏，产生不适感。此外，葡萄糖溶液被机体吸收后可影响血糖的变化。临床发现，凡使用葡萄糖溶液作为灌流液的患者，术后均有血糖浓度的一过性升高。因此，糖尿病患者不宜使用。

（4）甘露醇溶液：其等渗浓度为5%，口服不吸收，79%~89%经肾小球滤过而排泄。研究证实，3%浓度以下的甘露醇溶液可引起溶血，故临床上多采用3.3%或5%浓度的溶液作为灌流液。甘露醇溶液有以下优点：手术视野清晰度好，不会产生溶血现象，无葡萄糖溶液那样的黏性，对糖尿病患者也可以使用，大量配制比较方便。此外，甘露醇溶液尚具有一定利尿作用，能促进自身排泄。但由于其半衰期长（平均约2h），对体液平衡和心肺功能恢复不利。因其主要经肾脏排泄，患有肾脏疾病及肾功能不全的患者不宜使用，可选其他类型的灌流液。

（5）山梨醇溶液：等渗浓度为5%，宫腔镜手术常用3%~5%的浓度。其优点与甘露醇溶液相似，也具有利尿作用，能促进自身排泄。山梨醇主要经肝脏代谢，故慢性肝病患者肝功能不全时，可能使其半衰期延长，使用时应予以注意。

（6）甘氨酸溶液：甘氨酸是一种非必需氨基酸，易通过血脑屏障。其主要优点是低导电性，国外常用作子宫电切术的膨宫液。缺点是大量甘氨酸被吸收后，通过肝、肾组织的脱氨作用可引起高氨血症,诱发脑组织合成异常神经递质,阻碍去甲肾上腺素和多巴胺合成,导致患者定向力消失、视力障碍,甚至出现氨中毒、昏迷等中枢神经系统的功能紊乱,即所谓"TURP 性脑病"(transurethral resection prostate,TURP,经尿道前列腺切除术)。此外,甘氨酸大量被吸收后,还可引起高草酸尿,有诱发患者出现尿路结石之虑。故患有肝肾疾病的患者应避免使用甘氨酸作为膨宫液。国内甘氨酸价格较贵,限制了临床的广泛应用。

(7)Cytal 溶液:这是一种山梨醇与甘露醇的混合液,具有利尿作用,无溶血现象发生,还能软化血凝块,使血块不易黏附在电切环上。

2. 高渗液体

高渗液体的优点是黏稠度高,不易与血和黏液混合。膨胀宫腔满意,注入 5~10ml 即可膨宫,一次操作需 100~200ml。显像清楚,便于观察和操作。因液体流动缓慢,经输卵管进入腹腔需较长时间,故一般的检查操作膨宫液流入腹腔者较少。缺点是价格昂贵,过于黏稠,推注困难。用毕须以热水浸泡、洗净,否则积垢于管壁和镜面,器械易于损坏。高渗液包括 Hyskon 液、复方羧甲基纤维素钠液、25%~50%葡萄糖及 32%葡聚糖等。

(1)Hyskon 液:Hyskon 是一种非电解质的透明液体, 由平均分子量 70 000 的多糖分子组成,为高黏稠度膨宫液,系 32%右旋糖酐-70(Dextran-70)与 10%葡萄糖液混合而成。与其他的液体膨宫介质比较,Hyskon 具有更清晰的视觉透明度,且不易与血液及黏液相混融,尤其适用于子宫出血的病人。在该液中进行激光和电凝手术,对手术操作也无显著性影响。经输卵管漏到腹腔的 Hyskon 不会引起明显不良反应。天然的右旋糖酐由细菌(如肠白链珠菌属)使蔗糖发生聚合作用所产生。分子量小于 50 000 的右旋糖酐,几乎全部由肾脏排泄而不被吸收。高分子量的 Hyskon 虽不能由肾脏排泄,但可通过其他途径代谢,少部分的右旋糖酐可经消化道排泄,而大量的右旋糖酐分子则在肝脏和网状内皮系统缓慢代谢,产生二氧化碳和水。Hyskon 的缺点是价格昂贵,清洗困难,术后应立即用热水冲洗器械,以防 Hyskon 浓缩后冻结阀门引起管道阻塞。

(2)复方羧甲基纤维素钠液:该液是以右旋糖酐-70 溶液为基础,将羧甲基纤维素钠以 1% 浓度与其混合配制而成。羧甲基纤维素钠为高分子化合物,分子量约 10 万,是纤维素的衍生物。由纤维素经 NO_2 处理后,使羟基氧化为羧基而得。它具有溶于水、分散性好、透明度高、黏度大、性能稳定、无毒、对黏膜无刺激等优点。由于其微黄透明折射率为 1.3479,与一般光学仪器镜片的折射率 1.5 相比,接近于相等。因此,光线从物镜的密媒质到膨宫液的疏媒质时,光速相近,无大折曲,故能较真实地反映物像,具有良好的传光转像性质。此外,因其黏稠度大、流失缓慢,能在宫腔内造成良好的可视空间,是宫腔镜操作中较理想的膨宫液体。

五、操作步骤

(一)宫腔镜检查的麻醉及镇痛

宫腔镜检查的麻醉和镇痛可选择以下任何一种。

(1)消炎痛栓:检查前 20min 将消炎痛栓 50~100mg 塞入肛门深处。

(2)宫颈旁神经阻滞麻醉:于两侧宫颈旁各注入 1% 利多卡因 5~10ml。

(3)宫颈管黏膜表面麻醉:用长棉签浸 2% 利多卡因溶液插入宫颈管,上达宫颈内口水平,保留 1min。

(4)子宫黏膜喷淋麻醉:0.25% 布比卡因 8ml 通过特制宫腔喷注器喷淋于子宫内膜表面,5min 后检查。

(5)静脉麻醉:静脉注入异丙酚或氯胺酮。

(二)检查方法

取截石位,常规消毒外阴及阴道,用宫颈钳夹持宫颈前唇,以探针探明宫腔深度和方向,根据鞘套外径扩张宫颈,使用硬镜一般需扩张至 6.5~7 号。常用 5% 葡萄糖溶液或生理盐水膨宫,先排空镜鞘与光学镜管间的空气,缓慢置入宫腔镜,打开光源,注入膨宫液;压力 13~15kPa(1kPa=7.5mmHg),待宫腔充盈后,视野明亮,可转动镜体并按顺序全面观察,先检查宫底和宫腔前、后、左、右壁再检查子宫角及输卵管开口,注意宫腔形态、有无子宫内膜异常或占位性病变,必要时定位活检,最后在缓慢推出镜体时,仔细检视宫颈内口和宫颈管。

六、宫腔镜检查所见

(一)宫腔镜图像

宫腔镜检查能看到的各种图像仍需病理组织学的诊断来判断是否正常。

(1)子宫内膜:可见月经期、增生期、分泌期、内膜发育不全及内膜增生。

(2)子宫内膜隆起:可见子宫内膜肥厚,呈息肉状、乳头状、房状、结节状、半球状或球状。

(3)子宫内膜腺管开口:呈点状、轮状或管状。

(4)子宫表面:平滑、粗糙、凹凸不平。

(5)子宫透明度:透明、半透明、不透明。

(6)子宫颜色:白色、灰白、黄白色、褐色、淡红色、红色。

(7)子宫质地:硬、软、脆弱。

(8)子宫内膜坏死:点状、斑状、片状。

(9)子宫正常血管或良性血管:可分为毛细血管网、细血管、树枝状血管、压平状血管等。正常子宫内膜常可见到毛细血管网,有时也可见到细血管。黏膜下肌瘤则可见到压平状的宽幅血管。

(10)异形血管:主要是血管扩张及走向不规则。后者指血管呈现部分狭窄、走行断续或中断,突然转弯、蛇形或闪电形盘曲等。以上所见加上血管怒张常见于恶性肿瘤。此外,乳头状子宫内膜癌的最大特征是在其长短的乳头状血管中可透见中心血管。

(二)宫腔镜所见的正常宫腔形态

(1)子宫颈管:正常子宫颈管为圆形或椭圆形的管筒,其形状可随膨宫程度变化,黏膜淡红、泛白或红色,纵横皱襞较多,明显异于子宫内膜,偶见典型的棕榈状皱襞。子宫颈内口多呈圆形或椭圆形,边缘整齐、平滑。子宫颈管黏膜较子宫腔黏膜略显苍白,多种了宫腔内操作如流产、刮宫、放(取)IUD(宫内节育器)及 D&C(诊断性刮宫)等容易造成损伤,引起子宫颈粘连。

(2)子宫腔:膨宫良好时子宫底被展平,但有时略呈弧形,向子宫腔内凸出,使两侧角显得较深,子宫内膜的色泽、厚度、皱褶等均随着月经周期变化略有不同。

宫腔镜所见正常宫腔参见图 9-2-1 至图 9-2-5。

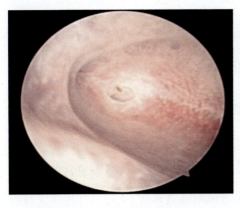

图 9-2-1　正常右侧输卵管开口

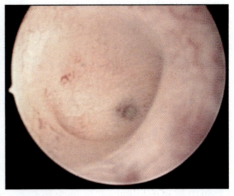

图 9-2-2　正常左侧输卵管开口

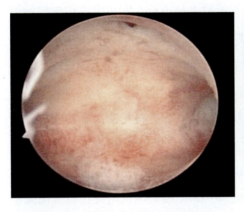

图 9-2-3　膨宫良好的子宫底被展平

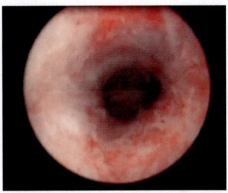

图 9-2-4　正常子宫颈管

241

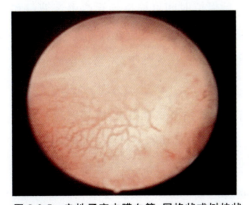

图 9-2-5　良性子宫内膜血管:网格状或树枝状

七、宫腔镜检查后处理

术后禁止性生活 2 周,必要时给抗生素预防感染,并针对原发病进行处理。

八、宫腔镜检查严重并发症及治疗

(一)术中出血

宫腔镜检查术中和术后出血发生率为 0.11%~1.22%。文献报道宫腔镜手术平均出血量为 30ml。子宫是多血器官,子宫肌壁富含血管,子宫血管床在子宫内膜表面下 5~6mm 处,大约在子宫肌壁内 1/3 处,有较多的血管穿行其间,而宫角仅在 2~3mm 处,当术中深及此层时,便会引起多量出血。而当因疾病原因致子宫血管正常分布规律破坏,切割过深或过浅,刀间嵴残留多而不规则,电流强度、种类选择不合适或切割手法不当,均可致术中或术后(合并感染时更常见)出血。重视这些问题也就达到了预防目的。

术中出血处理:①先电凝被切除组织表面大血管后再切割。②动脉出血采用针状电极止血,放置注水球囊压迫止血,应有子宫动脉阻断或子宫切除的准备。③小静脉出血的广泛创面渗血,70mmHg 的宫内压机壳止血,可缓慢降低宫内压,看清出血点时采用有齿滚筒状电极,40~60W 凝固电流电凝止血或加强子宫收缩。④出血量多或停止操作后观察仍有持续流血,可宫腔内放置 Foley 导管,囊中注射 20~40ml 液体压迫止血,术后保留时间可根据导管内引流液量和性状而定,一般保留 6~18h。⑤开腹或腹腔镜相应出血点血管缝扎止血,如效果不佳最后可切除子宫。⑥如果电极伤及髂血管,血压突然下降,紧急剖腹是唯一能挽救生命的方法。

另外由于扩张宫颈时撕裂或操作时损伤致使宫颈管出血,必要时进行缝合止血。子宫峡部宫壁较薄,如切割过深,可伤及子宫动脉下行支。因此切割终止在子宫峡。宫腔镜手术中子宫出血高危因素有子宫穿孔、动静脉瘘、植入胎盘、宫颈妊娠等,为减少术中出血,术前可选择药物与处理,减少血流和血管再生;术中使用缩宫素、止血剂和联合腹腔镜监护及预防性子宫动脉阻断。

（二）子宫穿孔

子宫穿孔损伤多与操作粗暴有关，是宫腔镜手术最常见的并发症，发生率为1.3%（0.45%~4%）。子宫穿孔常继发消化道、泌尿系统和大血管的损伤，导致腹膜炎、瘘管或大出血等，甚至危及患者生命，因此应提高警惕。损伤可源于器械直接穿通和电热损伤。与之相关的因素是经验不足、电切肌层过深，特别是肌层较薄的两侧宫角，电极的功率过大，或在局部停留时间过长，既往有子宫手术史、子宫穿孔史，宫颈管狭窄或瘢痕等。

根据宫腔镜热损伤的基础研究和Onbargi的观点：热损伤厚度一般不应超过剩余肌壁厚度的20%，宫腔镜手术终止标准一般选择在子宫肌壁正常厚度的基础上加平均组织热损伤（单次电切为1mm，单次电凝为3mm），以减少宫腔镜手术并发症。解剖较薄弱部位包括宫角、峡部、宫颈、畸形子宫（尤其是不均衡者）。组织结构不同（宫体、宫颈），热损伤不同。子宫创伤部位包括宫腔镜手术、剖宫产术、多次刮宫术、肌瘤剥除等术后的手术瘢痕和粘连处，其结缔组织硬，扩张不良，边缘不规则或凹凸不平均为易损伤处。术前超声造影尽量明确病变性质，设计好手术细节，术中B超医生监护以预防穿孔。

如膨宫液无阴道外溢，但膨宫效果差，宫腔镜下视野模糊不清；液体溢入腹腔，B超可见子宫周围无回声区迅速增大；腹腔镜监护见子宫浆膜层起水泡，出血或穿孔的创面，见腹腔内液体急速增多；病人情况突然恶化，血压下降、心率加速需考虑存在子宫穿孔可能。

子宫穿孔后立即停止手术。处理与穿孔部位密切相关，宫底部小穿孔出血不多，可用宫缩剂和抗生素，观察是否出现血尿、腹泻、发热、疼痛等症状，对子宫穿孔进行定位并估计其大小，如为探针、扩张棒所致，临床无症状，可严密观察，常可保守治疗成功；如位于峡部、侧壁，大穿孔、出血多，应立即开腹或腹腔镜下明确情况后电凝止血或缝合，应注意检查有无其他脏器损伤，并给予相应正确处理。由电极穿入腹腔或有活动性出血的穿孔，可损伤周围脏器须行开腹手术，进行盆腔、腹腔检查。

（三）灌流液过量吸收综合征

宫腔镜手术中膨宫压力和使用非电解质灌流介质可使液体介质进入患者

243

体内,当超过人体吸收阈值时,可引起体液超负荷及稀释性低钠血症,并引起心、脑、肺等重要脏器的相应改变,出现一系列临床表现,包括心率缓慢、血压升高或降低、恶心、呕吐、头痛、视物模糊、焦躁不安、精神紊乱和昏睡等,如诊治不及时,将出现抽搐、心肺功能衰竭,甚至死亡。灌流液过量吸收综合征发生率为0.04%~3%。

该症随血清钠离子浓度下降,临床症状和治疗相异。当其下降值<4mmol/L时无任何症状;下降达 4.89mmol/L 时可有恶心;下降达 6.38mmol/L 出现焦虑,烦躁;下降值>8mmol/L 估计术中液体吸收>1L,应常规补充钠离子,尽快终止手术;下降值 16~20mmol/L 估计吸入量 2L,立即停手术,补钠、利尿,加大吸氧改善呼吸功能,严密动态监护;下降值>20mmol/L 可致死亡。补钠方法有不同观点,现在大多赞同以补充生理盐水为宜,速度为 1mmol/h,24h不超过 12mmol,过快补钠离子既加重心脏负荷,又可引起脑细胞脱水,脑桥神经脱髓鞘使患者病情反复,并加重神经精神症状。利尿目前首选呋塞米,纠正急性左心衰、肺水肿,治疗低钠血症。临床症状多能在 12~24h 逐渐纠正,恢复正常。

预防关键在于减少灌注液过量吸收。预防措施有:宫腔压力应控制在100mmHg 以下;避免切除过多子宫肌层组织;手术时间应限制在 1h 内完成;手术达 30min 时静脉推注呋塞米 20mg。严密监测灌流液差值,膨宫液的灌注与排出量的差达 1000~1500ml,应停止手术,并立即检查电解质。

(四)气体栓塞

静脉气体栓塞见于宫腔镜手术,也可见于检查术中。国外报道其发生率可达 10%~50%;但罕见后果严重甚至致命者(发生率 0.03%~0.058%)。进入空气量少可无症状而漏诊,进入量达 20ml 即可出现气栓症状,致死量为 3~5ml/kg。宫腔镜手术中,扩宫颈困难、异常出血的反复止血、子宫畸形矫治、过度头低臀高位使子宫较心脏水平高≥26cm、器械运用不当等,均可使子宫创面静脉血管断裂血窦开放,空气被压入或吸入静脉循环;而宫腔与体循环之间的压力差,又进一步加剧空气进入的量和速度。空气的来源主要为注水管中未排出的空气和电手术中组织气化产生的气体;膨宫的气体和是否还有糖在电手术中分解产生的 CO_2 气体有待证实。以上发生的原因即作为预防措施,包括术前排空注水管内空气、避免头低臀高位、降低宫内压、减少子宫内创面血管暴露和组织气化后形成气体、减少无意中造成宫颈裂伤、避免长时间将扩张的宫颈暴露于空气中。

气体栓塞发病突然,发展快,临床表现主要有:①呼气末 CO_2 分压下降(高敏感性和特异性早期确诊征象)。②心前区听诊或多普勒超声监护:大水泡音——空气进入心脏的典型征象。③憋气、呛咳、紫绀、四肢冷、血氧饱和度下降。④心动过缓、心输出量和血压下降、循环呼吸衰竭、心跳骤停、死亡。⑤心电图证实血循环中有气体。

气体栓塞处理:①立即停止操作,防止气体再进入。②100%正压吸氧,患者左侧卧位。③心外挤压迫使空气泡被打碎进入血循环,心脏穿刺或中心静脉插管抽出气体;加用生理盐水增加血循环量带走小气泡。如果一切措施失败,可剖胸直接按摩心脏及抽出气栓。④地塞米松 20mg 静脉注射。⑤高压氧舱复苏。

(五)感染

感染发生率为 0.3%~3%,比较罕见,多原有慢性盆腔炎史。文献中有宫腔镜检查或手术后输卵管积脓、宫腔积脓、输卵管卵巢脓肿、肝脓肿、腹膜炎、菌血症、中毒性休克的个案报道。应严格掌握适应证,对有盆腔炎症病史的患者术前应预防性应用抗生素,术中严格无菌操作。

245

第三节　宫腔镜诊断子宫内膜癌

一、子宫内膜癌行宫腔镜检查的安全性

宫腔镜检查时的膨宫压力和膨宫介质是否会造成子宫内膜癌细胞的腹膜腔内扩散,从而影响患者的预后,一直是临床医生非常关注和有争论的问题。通过比较宫腔镜检查后分段诊刮和单纯分段诊刮术后患者腹腔细胞学检查阳性的发生率,早期研究发现子宫内膜癌宫腔镜检查及活检术后肿瘤细胞会出现在子宫直肠陷凹,提示液体膨宫和灌流可能会引起子宫内膜癌细胞播散。随后更多的学者进行的研究数据表明,应用生理盐水较应用二氧化碳膨宫介质更容易使子宫内膜的恶性细胞在宫腔镜检查时扩散到腹腔。虽然少数实验结果认为扩

散的癌细胞有黏附和种植能力,但这种扩散对临床预后的意义还有待于进一步随访。但近年来更多高级别证据的随机对照研究及 Meta 分析认为,宫腔镜检查不引起子宫内膜癌细胞播散,尤其当宫内压<40mmHg 时。总之,宫腔镜检查可以提高早期子宫内膜癌的诊断率,但又有促使癌细胞腹膜腔内扩散的危险,虽然这种扩散是否会影响患者的预后还未成定论,但确实增加了人们的担心。目前尚无研究证实行宫腔镜检查的子宫内膜癌患者预后较其他传统检查的内膜癌患者预后差。即使是这样,行宫腔镜检查时也必须尽量降低膨宫压力,且尽量避免加压,并选择合适的病例和膨宫介质,提倡宫腔镜下的定位取材,确诊后尽快手术治疗,使这项检查技术对子宫内膜癌患者的诊治起到更有利的作用。

二、子宫内膜癌的宫腔镜下特征

对内膜增生凸起、有无异形血管,以及内膜性状的识别是宫腔镜下判断子宫内膜良恶性病变的基本条件,而子宫内膜癌宫腔镜下主要表现在局部病灶的形态及表面血管异常。常见的宫腔镜下形态有菜花样新生物,肿物可生长在宫腔的任何部位,但以宫腔前后壁及宫底部最为多见。肿物呈菜花样或细小乳头状,往往合并出血和坏死,致使肿物表面呈褐色或灰褐色。肿物表面有形态异常的血管,血管的形态多种多样,如粗大血管走行断续或中断,突然转弯、蛇形或闪电形盘曲等,也可见血管成团或螺旋状围绕腺体周围。弥漫型病变范围大,表现为内膜弥漫性增厚,表面呈乳头样改变,伴有粗细不等的异常血管。局灶型宫腔镜下见息肉样新生物,表面血管分布明显增多,可有粗细不等的异形血管。

白光宫腔镜仅能显示表浅及粗大的异形血管,而窄带成像宫腔镜能进一步显示细小血管及病灶较深的血管,使病灶整体血管网更加清晰,从而凸显出病变的血管特征,再结合白光下病灶表现,可提高内镜对肿瘤病变识别的敏感性。

三、宫腔镜检查诊断子宫内膜癌的价值

宫腔镜检查加子宫内膜活检是诊断异常子宫出血的金标准。宫腔镜检查获得标本诊断子宫内膜癌较超声检查、诊断性刮宫(分段诊刮)等方法可靠。然而,由于宫腔内病变的复杂多样性及早期子宫内膜病变的不典型性,宫腔镜对病变

表面形态学的评估具有很大的主观性。目前大样本研究结果也显示,以病理组织学为诊断的金标准,宫腔镜形态学识别子宫内膜癌及子宫内膜异常增生的灵敏度仅达 80% 及 56.3%。依照子宫内膜癌及子宫内膜不典型增生的宫腔镜下诊断特征:病灶增厚高出周边内膜、异形血管和/或组织坏死致病灶表面毛糙不规则,窄带成像宫腔镜对子宫内膜癌及子宫内膜不典型增生诊断的准确率为 93.7% 和 84.7%,灵敏度为 95.3% 及 79.5%,显著性高于白光宫腔镜。而两者诊断的特异性分别为 92.8% 及 87.9%,差异无显著性。因此,窄带成像宫腔镜弥补了普通光宫腔镜对病变形态学识别的不足,可明显提高对子宫内膜癌及子宫内膜不典型增生诊断的灵敏度和准确率,窄带成像指导下对宫腔内病变的定位活检可能具有较好的临床应用前景。

　　宫腔镜检查对萎缩性子宫内膜的诊断更具优越性。子宫内膜癌(尤其在病变早期)或局灶型子宫内膜癌,超声检查和诊断性刮宫均有较高的漏诊率,而宫腔镜检查可以直接、全面观察宫腔及病变的大小、部位、表面血管分布等情况,并可在直视下进行定位活检,提高诊断准确率。Tinelli 等的研究表明,阴道 B 超用于宫内膜厚度<4mm 作为界点,其诊断子宫内膜癌的灵敏度为 89%,特异性为 86%,阳性预测值为 82%,阴性预测值为 92%,诊断准确率为 87%。宫腔镜检查则显示了其技术上的优越性,其灵敏度为 98%,特异性为 91%,阳性预测值为 88%,阴性预测值为 98%,诊断准确率高达 98%。但如取材不准确仍有漏诊。

　　总之,宫腔镜发现早期子宫内膜癌有着非常重要的作用,尤其是在癌仅限于黏膜表面时。宫腔镜的准确诊断有赖于对怀疑子宫内膜增生者的定位活检,以凭借病理确定或除外严重的宫腔内病变。任何一种方法都有漏诊的可能,对可疑病例应行多项检查,并应充分发挥宫腔镜检查的优势。

四、宫腔镜诊断子宫内膜癌侵及宫颈管的价值

　　Cicinelli 等报道 100 例子宫内膜癌患者术前分别行宫腔镜、阴道 B 超和磁共振评估宫颈浸润情况,结果与病理学检查对照,与阴道 B 超和磁共振比较,宫腔镜的灵敏度最高,磁共振的特异性高于宫腔镜和阴道 B 超,宫腔镜的诊断准确率与磁共振相似,均高于阴道 B 超。该研究还提示在除外宫颈浸润方面宫腔

镜优于磁共振和阴道 B 超,在预测宫颈浸润方面则磁共振更具优势。

五、宫腔镜手术治疗子宫恶性肿瘤的探索

近些年来宫腔镜下子宫内膜切除术(transcervical resection of endometrium,TCRE)已涉足子宫内膜癌前病变和早期子宫内膜癌的治疗。Vilos 等回顾分析因异常子宫出血行 TCRE 术,病理检查确诊为子宫内膜腺癌 13 例,全部患者术后存活 0.5~9 年,无癌复发迹象。Vilos 等通过 TCRE 手术诊断和治疗 3 例子宫肉瘤,包括 1 例低度子宫内膜间质肉瘤,2 例癌肉瘤。其中 2 例 TCRE 术后分别接受了全子宫切除手术,1 例术后子宫标本中未发现残余癌灶;第 3 例 82 岁合并异常子宫流血,TCRE 术后由于阴道流血停止,拒绝子宫切除,术后存活 14 个月。对于高危子宫切除因素的子宫恶性肿瘤患者,TCRE 可以作为诊断和姑息治疗的方法。加拿大 Laframboise 等报道宫腔镜子宫内膜切除术辅以高剂量放射治疗有手术禁忌证的子宫内膜癌,在宫腔置入放射源,缝合宫颈管,行高剂量宫内放疗对不能手术的子宫内膜癌患者可行,宫腔镜检查在子宫内膜癌腔内放疗前准确定位,可为设计治疗方案提供客观指标,对放疗后观察疗效、随访具有临床意义。

第四节　宫腔镜下子宫内膜癌的鉴别诊断

一、子宫内膜增生

子宫内膜增生常见于由于不排卵导致子宫内膜较长期地持续性受雌激素作用,如青春期女性、围绝经妇女、下丘脑—垂体—卵巢轴的功能失调、多囊卵巢综合征及肥胖妇女。垂体腺的促性腺功能不正常、卵巢颗粒细胞瘤等分泌雌激素的肿瘤也可引起长期雌激素增高。此外也常见于他莫昔芬治疗乳腺癌的患者,他莫昔芬微弱的类似雌激素的作用,长期服用也可能可使子宫内膜增生。通常表现为月经失调、阴道不规则出血、月经稀发、闭经或闭经一段时间后出血不止,B 超常提示子宫内膜增厚。子宫内膜增生有单纯增生、复杂增生及不典型增

生三种类型。

子宫内膜增生的宫腔镜下表现常无特异性，可表现为子宫内膜增厚，息肉样改变，出血性改变。但子宫内膜不典型增生与其他两类单纯性增生、复杂性增生须予以鉴别。一般而言，与单纯性增生及复杂性增生不同，子宫内膜不典型增生常具有类似于子宫内膜癌的粗大、断裂的异形血管。Trimble 等研究发现，子宫内膜活检病理提示不典型增生的患者行子宫切除后，有高达 42.6% 的病例确诊为子宫内膜癌，因此子宫内膜不典型增生更需注意与子宫内膜腺癌相鉴别。与子宫内膜癌相比，子宫内膜不典型增生较少具有组织坏死性改变，虽然宫腔镜提高了对子宫内膜癌诊断的准确性，但利用宫腔镜严格区分两者仍有局限性，常常需要病理检查确诊，从而指导后续治疗方案。此外，对子宫内膜癌及子宫内膜不典型增生需保留生育力的患者，宫腔镜检查及定点活检也常常用于药物治疗后的随访。

二、子宫内膜息肉

子宫内膜息肉是子宫内膜的增生物，任何年龄均可发生，发病原因不清，有观点认为与炎症因素或内膜局部雌孕激素受体比例失调有关。较小的息肉一般无临床症状，多数是因其他疾病或常规进行 B 超检查和妇科检查时发现。有些患者可表现为经期延长、经量增多或不规则阴道出血。多发性弥漫型者常见月经过多及经期延长，此与子宫内膜面积增加及内膜过度增生有关。少数息肉较大者可表现为白带增多或白带血丝。大型息肉或突入颈管的息肉，易继发感染、坏死，而引起不规则出血及带有异味的血性分泌物。

宫腔镜下常见息肉类型为局限性内膜肿物突出于子宫腔内，多数呈卵圆形，也有圆锥形甚至不规则形，多为单个，也可多发，表面光滑，可呈暗红色或粉红色，肉样硬度，有的带蒂，蒂长短不一，长者可突出于宫颈口外。也可表现为广泛的内膜粟粒性突起，或仅为暗红色的大片状内膜。绝经后息肉可呈白色突起，或出现萎缩性改变，质地偏韧。

子宫内膜息肉的病理表现为子宫内膜间质和腺体围绕中央血管生长，但宫腔镜下不应见到异形血管。但有些子宫内膜不典型增生及局部癌变仍可表现为息肉样赘生物,在鉴别诊断时,尤应注意有无异形血管。

三、黏膜下子宫肌瘤

黏膜下子宫肌瘤占所有子宫肌瘤的 10%~20%,通常发病于育龄期女性,患者常伴有月经过多、经期延长、经间期出血、不孕或流产。B 超检查和子宫造影可诊断黏膜下子宫肌瘤,但宫腔镜是诊断的金标准。根据肌瘤大小及突出宫腔比例,黏膜下子宫肌瘤宫腔镜下所见多呈圆球形、卵圆形、半球形或丘状,肌瘤的色泽为红色或黄白色,质地较硬,表面内膜血管清晰,血管分布及走向也较规则,血管可粗大,但无血管断裂等异形表现。与子宫内膜癌较易鉴别。

四、胚物残留

胚物残留见于自然流产、药物流产、人工流产、引产及分娩后,多数患者有持续阴道出血症状,也可无特殊临床表现,仅为流产或分娩后 B 超检查发现宫腔占位。宫腔肿物常位于宫角部位,行多普勒超声可见较为丰富的血流信号,如终止妊娠时间长、组织形成机化也可呈低血流或无血流信号。宫腔镜下表现常为黄白色组织物附着或疏松相连于宫壁,当出现胎盘粘连、植入时,也可与宫壁组织致密相连,组织物表面一般无异形血管。但取出组织物的过程中可能出现较多的出血。一般通过病史、B 超及宫腔镜检查与子宫内膜癌较易鉴别,但应警惕滋养细胞肿瘤的可能性。

五、宫腔粘连

宫腔粘连发病于育龄期女性,常见于宫腔操作后,如人工流产、清宫术、黏膜下子宫肌瘤电切术等,也可继发于子宫内膜感染和炎症,如子宫内膜结核等。多数患者具有经量减少病史,B 超检查可提示为子宫内膜变薄或连续性中断,子宫输卵管造影提示宫腔不规则充盈缺损等表现。宫腔镜下可见宫腔形状失常,内膜变薄或部分缺失,代以白色的膜状、条索状、束带样、致密和肌性粘连覆盖宫腔,组织缺乏血供,与子宫内膜癌较易鉴别。但多次宫腔粘连,长时间应用大剂量雌激素治疗的患者应警惕继发子宫内膜不典型增生的可能性。子宫内膜结核可表现为子宫内膜变薄和宫腔粘连,活动性子宫内膜结核的典型宫腔镜下表现为白色干酪样坏死物覆盖宫腔,内膜受到破坏。

六、子宫内膜炎

按照病程的长短,子宫内膜炎可以分为急性子宫内膜炎和慢性子宫内膜炎。急性子宫内膜炎是宫腔镜检查的相对禁忌证。而慢性子宫内膜炎可由急性子宫内膜炎转变而来;也可由长期的输卵管炎或严重的子宫颈炎扩散而成;宫内节育器、分娩或流产后有少量胎盘残留及胎盘附着部的复旧不全也可导致慢性子宫内膜炎;绝经后妇女,由于体内雌激素水平降低,子宫内膜与阴道内膜均变得菲薄,容易受细菌的侵袭,发生慢性炎症;另外,子宫黏膜下肌瘤、黏膜息肉也能引起子宫内膜的慢性炎症。

慢性子宫内膜炎常无特异性的临床表现。有的表现为不规则子宫出血,下腹痛或坠胀感,白带增多,子宫触痛等。宫腔镜检查也常常缺乏特异性,当出现子宫内膜广泛充血、出血及广泛血管分布时应怀疑子宫内膜炎的可能性,可获取子宫内膜组织行病理检查,但病理诊断的准确性也不高。子宫内膜炎也表现为内膜血管增生,但与子宫内膜癌相比,增生血管较规则,无断裂异形等表现。

251

第五节　子宫腔病变图解

子宫腔病变参见图 9-5-1 至图 9-5-19。

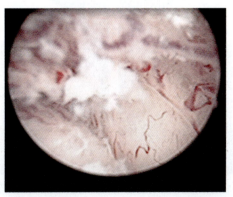

图 9-5-1　子宫内膜癌异形血管:粗大、断裂、盘曲

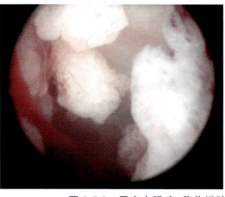
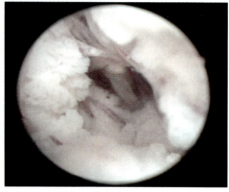

图 9-5-2　子宫内膜癌:菜花样肿物,坏死不明显,血管丰富、异形。
　　　　　病理确诊为高分化子宫内膜腺癌

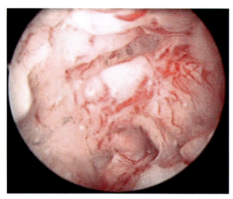
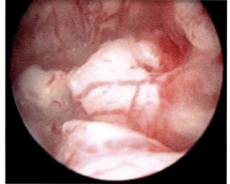

252

图 9-5-3　子宫内膜癌:弥漫性灶性组织突起,血管中断、突然变细、折角。
　　　　　病理确诊为中分化子宫内膜腺癌

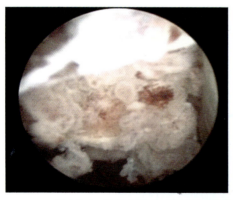
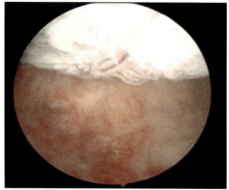

图 9-5-4　子宫内膜癌:菜花样肿物表面广泛水泡样坏死,血管扭曲、中断。
　　　　　病理确诊为低分化子宫内膜腺癌

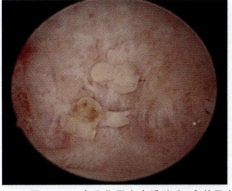
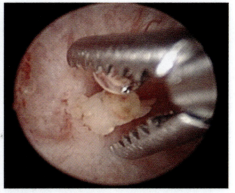

图 9-5-5　高分化子宫内膜腺癌(高效孕激素治疗后):内膜菲薄,局部簇状增生物。
微型抓钳定点活检病理提示为高分化腺癌

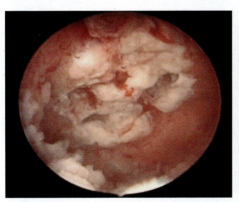
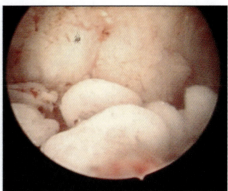

图 9-5-6　子宫内膜癌治疗后(孕激素治疗后):内膜局部结节样、类息肉样隆起

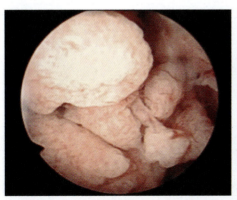
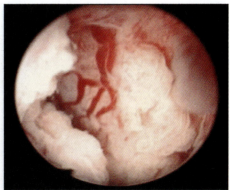

图 9-5-7　子宫内膜复杂性不典型增生:子宫内膜肥厚,广泛大片突起,血管粗大、弯曲、
突然变细,未见明显坏死

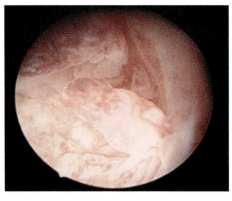
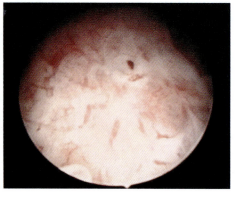

图 9-5-8　子宫内膜复杂性不典型增生:宫腔息肉样突起,血管异形

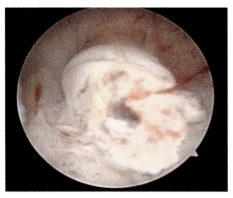
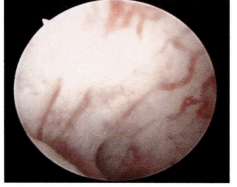

图 9-5-9　子宫内膜复杂性不典型增生:灰黄色息肉样突起,血管异形。定点活检赘生物

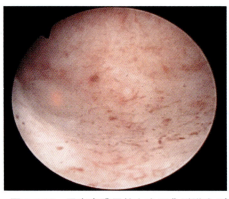
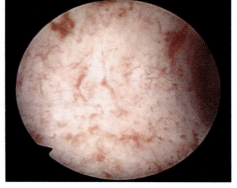

图 9-5-10　子宫内膜局灶上皮不典型增生(高效孕激素治疗后):内膜菲薄,内膜下暴露出广
泛树枝状血管。诊刮病理:慢性子宫内膜炎,伴间质蜕膜样改变

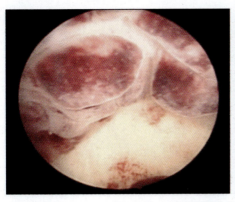
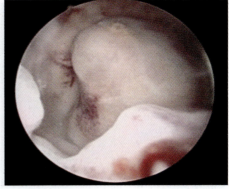

图 9-5-11　子宫内膜息肉：暗红色突起和白色突起

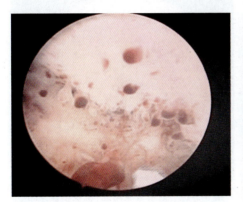
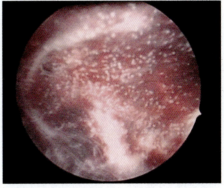

图 9-5-12　子宫内膜小息肉：　　　　　　图 9-5-13　子宫内膜息肉样增生：
多发暗红色粟粒样突起　　　　　　　大片暗红色内膜

255

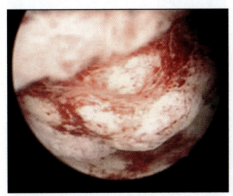
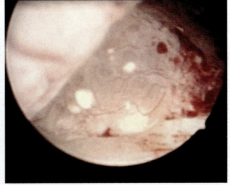

图 9-5-14　不典型腺肌瘤样息肉：质硬肿物突入宫腔，表面凹凸不平，边缘见树枝状血管

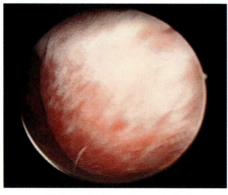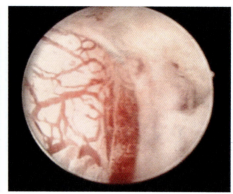

图 9-5-15 黏膜下子宫肌瘤:质硬肿物突入宫腔,表面光滑,见粗大网状血管

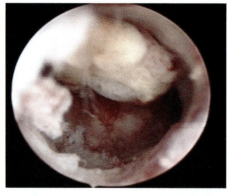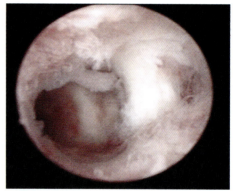

图 9-5-16 不全流产:黄色胚物附着于子宫壁 **图 9-5-17** 致密宫腔粘连:肌性粘连束带,缺乏血供

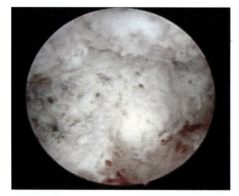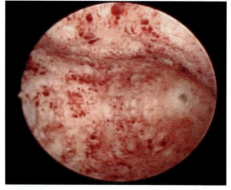

图 9-5-18 子宫内膜结核:大量干酪样坏死物覆盖宫腔 **图 9-5-19** 子宫内膜炎:内膜广泛点状充血,散在树枝状血管

(王晏鹏 方素华)

参考文献

［1］　Surico D,Vigone A,Bonvini D,et al. Narrow-band imaging in diagnosis of endometrial cancer and hyperplasia:a new option?［J］. J Mimim Invasive Gynecol,2010,17(5):620-625.

［2］　Tinelli R,Surico D,Leo L,et al. Accuracy and efficacy of narrow-band imaging versus white light hysteroscopy for the diagnosis of endometrial cancer and hyperplasia:a multi-center controlled study［J］. Menopause,2011,18(9):1026-1029.

［3］　Kisu I,Banno K,Kobayashi Y,et al. Narrow band imaging hysteroscopy:a comparative study using randomized video images［J］. Int J Oncol,2011,39(5):1057-1062.

［4］　Polyzos NP,Mauri D,Tsioras S,et al. Intraperitoneal dissemination of endometrial cancer cells after hysteroscopy:a systematic review and meta-analysis ［J］. Int J Gynecol Cancer,2010,20(2):261-267.

［5］　Chang YN,Zhang Y,Wang YJ,et al. Effect of hysteroscopy on the peritoneal dissemination of endometrial cancer cells:a meta-analysis［J］. Fertil Steril,2011,96(4):957-961.

［6］　夏恩兰. 宫腔镜在子宫恶性肿瘤诊治中的应用与思考 ［J］. 中国实用妇科与产科杂志,2010,26(1):25-27.

［7］　中华医学会妇产科学分会妇科内镜学组. 妇科宫腔镜诊治规范 ［J］. 中华妇产科杂志,2012,47(7):555-558.

［8］　张颖,段华,孔亮,等. 窄带成像宫腔镜在诊断子宫内膜癌及内膜非典型增生中的价值 ［J］. 中国微创外科杂志,2012,12(6):481-484.

［9］　Tinelli R,Tinelli FG,Cicinelli E,et al. The role of hysteroscopy with eye-directed biopsy in postmenopausal women with uterine bleeding and endometrial atrophy ［J］. Menopause,2008,15(4 Pt1):737-742.

［10］　Cicinelli E,Marinaccio M,Barba B,et al. Reliability of diagnostic fluid hysteroscopy in the assessment of cervical invasion by endometrial carcinoma:a comparative study with transvaginal sonography and MRI［J］. Gynecol Oncol,2008,111(1):55-61.

［11］　Ortoft G,Dueholm M,Mathiesen O,et al. Preoperative staging of endometrial cancer using TVS,MRI,and hysteroscopy［J］. Acta Obstet Gynecol Scand,2013,92(5):536-545.

［12］　Laframboise S,Milosevic M,Leyland N. Hysteroscopic endometrial resection and high-dose-rate brachytherapy:treatment of endometrial cancer in a medically compromised patient[J]. Gynecol Oncol,1999,75(1):149–151.

[13] Soucie JE,Chu PA,Ross S,et al . The risk of diagnostic hysteroscopy in women with endometrial cancer[J]. Am J Obstet Gynecol,2012,207(1):e1–5.

[14] Solima E,Brusati V,Ditto A,et al. Hysteroscopy in endometrial cancer:new methods to evaluate transtubal leakage of saline distension medium [J]. Am J Obstet Gynecol, 2008,198(2):e211–e214.

[15] Trimble CL,Kauderer J,Zaino R,et al. Concurrent endometrial carcinoma in women with a biopsy diagnosis of atypical endometrial hyperplasia:a Gynecologic Oncology Group study [J]. Cancer,2006,106(4):812–819.

[16] 杨延林,陈杰,雷巍,宫腔镜严重并发症的发生和救治[J]. 实用妇产科杂志,2005,21(6):401–403.

[17] 夏恩兰. 宫腔镜在子宫内膜癌诊治中的应用 [J]. 中国实用妇科与产科杂志,2005,21(7):398–399.

[18] Pronin SM,Novikova OV,Andreeva JY,et al. Fertility-sparing treatment of early endometrial cancer and complex atypical hyperplasia in young women of childbearing potential[J]. Int J Gynecol Cancer,2015,25(6):1010–1014.

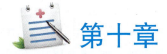

第十章
子宫内膜癌的临床症状学与鉴别诊断

子宫内膜癌是女性生殖道三大恶性肿瘤之一,发病率占欧美妇科恶性肿瘤的第一位。近年来,由于我国经济的发展、人们生活习惯及饮食结构的改变、非正规的激素替代治疗和性激素滥用等因素,子宫内膜癌的发生率明显上升,且趋于年轻化,严重威胁着我国女性的健康。目前认为子宫内膜癌的发病及人群分布与年龄、高血压、糖尿病、绝经延迟、不孕、长期单纯雌激素刺激,以及遗传因素如遗传性非息肉病性结直肠癌（hereditary nonpolyposis colorectal cancer,HNPCC,又称 Lynch 综合征)等有关。绝经后女性以绝经后阴道不规则出血为主要表现,而绝经前和围绝经期女性常以月经不规则为主要表现,但这些症状不是子宫内膜癌所独有的,在临床诊断中需与其他异常子宫出血鉴别诊断。因此,临床妇科医生,尤其妇科肿瘤医生需熟悉和掌握子宫内膜癌发生、发展过程中出现的各种临床表现,并加以甄别,从而提高早诊早治率,进而有助于提高治疗效果、预测防范各种并发症。

259

一、子宫内膜癌的临床表现

(一) 阴道出血

1. 绝经后阴道出血

绝经后患者占子宫内膜癌的大部分,好发年龄为 55 岁左右,故绝经后阴道出血成为子宫内膜癌的主要主诉。肿瘤组织可呈乳头样、菜花样或息肉样生长,血管增生质脆,坏死脱落而引起出血;或肿瘤组织侵蚀血管,使血管受到破坏而出血。患者可出现绝经后持续性或间断性阴道不规则出血,量少或中等量,很少为大量出血。北京协和医院106例绝经患者中,93.8%(150/160)患者有绝经后阴道出血的表现。

2. 异常子宫出血

对于未绝经患者,异常子宫出血如月经周期紊乱、经量增多、经期延长或经期间出血等成为子宫内膜癌主要表现。如:患者周某,女,29岁,因"月经紊乱伴经量增多1个月"去当地医院就诊,当地拟诊"月经病"予以止血、复方短效口服避孕药等反复治疗2个月,仍未见好转,期间阴道排出肉样物。患者携该物的病理切片来浙江省肿瘤医院求诊,会诊示"宫腔排出物低分化癌(腺癌伴鳞化)"。磁共振成像示:子宫内膜占位灶伴宫旁巨大占位灶8.3cm×8.1cm,考虑恶性肿瘤;糖类抗原125(carbohydrate antigen 125,CA125):85.6U/ml。遂在我院行"全子宫+双附件切除+盆清+腹主动脉旁淋巴结切除+大网膜切除+减瘤术",术后病理证实癌细胞已扩散至双侧卵巢、直肠和膀胱表面、大网膜等,术后诊断:子宫内膜癌Ⅳa期。因此,对绝经前妇女出现异常子宫出血情况,除考虑该年龄段常见疾病如流产、排卵期出血、异位妊娠、内分泌异常外,应及时行阴道超声或MRI检查子宫及盆腔内情况,必要时行分段诊刮(dilation and curettage,D&C)或宫腔镜(hysteroscopy,HS)检查,以排除子宫内膜癌或不典型增生等疾病。

(二)阴道排液

当发生子宫内膜癌时,由于肿瘤变性坏死或血管破裂等原因,血管壁通透性增强、完整性破坏,血液中的液体成分和各种细胞成分渗出或漏出,患者会排出血性液体或浆液性分泌物;若合并感染,可分泌脓血性液体,甚至有恶臭,但远不如子宫颈癌异味明显;此外,排出液体中可夹杂有癌组织碎片。有报道,因阴道排液为主诉就诊者约占25%。

(三)下腹疼痛

下腹疼痛不常见,少数患者会有下腹疼痛感觉。早期,当肿瘤浸润子宫内膜或肌层时,会出现隐痛或钝痛;当病变位于子宫下段或累及颈管时,因引流不畅,会出现宫腔积脓或积血,诱发子宫不规则收缩,引起疼痛;此外,腹痛也可能与病变较大突入盆腔诱发宫腔挛缩有关。除腹痛外,还可伴有发热和白细胞增多等症状,提示已合并感染。

(四)腹部触及包块

部分患者可自行在腹部触及增大包块,妇科检查可发现子宫明显增大,合并宫腔积脓可有明显触痛,偶可见癌组织经宫颈管脱出。如患者张某,女,66岁,因"腹胀伴触及腹部包块2个月"来院,妇科检查可触及子宫增大如孕3个月余,活动度可;B超示子宫腔内低回声团,边界欠清;诊刮提示"(宫腔)低分化子宫内膜样腺癌";遂行子宫内膜癌根治术(全子宫+双附件切除+盆清+腹主动脉旁淋巴结切除术)。术后诊断:子宫内膜癌ⅠB期。

若癌灶浸润周围组织,妇科检查子宫固定或可在宫旁扪及不规则结节。如检查发现子宫不规则增大或表面有异常突起,除考虑肌瘤、腺肌瘤可能外,不排除肿瘤穿出浆膜,在子宫表面形成肿瘤结节可能。

临床中,此类患者并不少见,对以腹部包块为主诉者,应做仔细的妇科检查,并结合B超或MRI/CT等辅助检查,必要时HS或D&C以排除子宫内膜病变。

(五)其他症状

晚期病例当肿瘤穿透浆膜、浸润周围组织如宫旁结缔组织、膀胱、直肠,或压迫神经,可引起下腹部疼痛和腰骶部、腿部疼痛。若肿瘤压迫输尿管,可导致该侧输尿管、肾盂积水,严重时引起肾脏萎缩、肾功能不全。少数患者可因长期阴道出血、肿瘤进展和消耗,出现贫血、消瘦及恶液质等相关症状。当晚期子宫内膜癌出现肝、肺、骨骼等部位广泛转移时,会出现相应部位症状,如腹部疼痛、腹水、胸水、咳嗽、胸痛、骨痛等。

二、子宫内膜癌的鉴别诊断

绝经后及绝经前阴道不规则出血或阴道排液为子宫内膜癌最常见症状,故需与其他异常子宫出血(abnormal uterine bleeding,AUB)及阴道出血、排液疾病鉴别。

异常子宫出血是指,与正常月经的周期频率、规律性、经期长度、经期出血量任何一项不符的,源自子宫腔的异常出血,2011年国际妇产科联盟(International Federation of Gynecology and Obstetrics,FIGO)发表了"育龄期非妊娠妇女 AUB 病因新分类 PALM-COEIN 系统",以指导临床治疗及研究。可以参照这个系统,将子宫内膜癌与其他异常子宫出血加以鉴别。

(一)子宫内膜息肉(AUB-P)

中年后、肥胖和他莫昔芬使用为子宫内膜息肉高发人群。子宫一般不大或稍大,也可有绝经后阴道不规则出血,或经期延长、月经量增多,但血性排液或其他性质的排液少见;月经周期第 10 天前行 B 超检查,多可见宫腔内高回声占位。HS 及 D&C 的病理学检查可鉴别。

(二)子宫肌瘤(AUB-L)或子宫腺肌病(AUB-A)

有月经过多或经期延长症状,出血同时也可出现阴道排液,一般有子宫增大,浆膜下和肌壁间肌瘤的子宫大而质硬,表面可不规则突起,B 超可见子宫内低回声占位;腺肌病子宫增大均匀,质硬不如子宫肌瘤,患者除月经过多或经期延长外,常有痛经症状,B 超可见子宫肌壁不均匀增厚,"栅栏样"回声等改变;两者临床表现和子宫内膜癌类似,但可以通过 D&C、子宫碘油造影、B 超、MRI、HS 和术后病理等鉴别。

(三)子宫内膜不典型增生(AUB-M)

子宫内膜不典型增生是癌前病变,多见于育龄期妇女、多囊卵巢综合征(polycystic ovarian syndrome,PCOS)、肥胖或使用他莫昔芬患者,偶见于有排卵而黄体功能不足者,可出现月经不规律,如经期延长、经量增多,常有不孕史;B 超可见子宫内膜增厚或回声不均匀。D&C 或 HS 的病理结果可鉴别。

(四)全身凝血相关疾病所致 AUB(AUB-C)

包括再生障碍性贫血、各类型白血病、各种凝血因子异常、各种原因造成的血小板减少等全身凝血机制异常。临床多表现为月经过多、经间期出血(intermenstrual bleeding,IMB)和经期延长;询问病史,一般有初潮起月经过多,或产后、外科手术后或牙科操作相关出血,或有出血倾向家族史。血常规、凝血功能检查和凝血因子检查等可以鉴别。

(五)排卵障碍相关 AUB(AUB-O)

排卵障碍包括稀发排卵、无排卵及黄体功能不足,是由下丘脑—垂体—卵巢轴功能异常引起，常见于青春期、绝经过渡期，生育期也可因 PCOS、肥胖、高催乳素血症、甲状腺疾病等引起，表现为不规律月经，经量、经期长度、周期频率、规律性均可异常，有时会引起大出血和重度贫血。基础体温测定、生殖激素和甲状腺激素测定、经阴道超声（transvagin scan，TVS）有助于诊断，必要时行 D&C 和 HS 的病理检查以鉴别。

(六)子宫内膜局部异常(AUB-E)

症状可表现为月经过多、IMB 或经期延长，原因可能是调节子宫内膜局部凝血纤溶功能的机制异常，或子宫内膜修复的分子机制异常（如子宫内膜炎症、感染、炎性反应异常和子宫内膜血管生成异常等）。可行 D&C 或 HS 检查以鉴别。

(七)医源性 AUB(AUB-I)

指使用性激素（如雌、孕激素比例不当或漏服避孕药）、放置宫内节育器（局部前列腺素生成过多、纤溶亢进）或服用可能含雌激素的中药保健品、利福平、抗惊厥药、抗生素等引起的 AUB。可通过询问用药史、分析用药或放置节育器与出血的时间关系来鉴别，也可通过 HS 来区别。

(八)未分类的 AUB(AUB-N)

罕见因素如动静脉畸形、剖宫产后子宫瘢痕缺损、子宫肌层肥大等。动静脉畸形的病因可为先天性或获得性（子宫创伤、剖宫产术后），常表现为突然大量子宫出血，经询问病史和 TVS 或子宫血管造影可鉴别；导致剖宫产后子宫瘢痕缺损的高危因素为剖宫产切口位置不当、子宫下段形成前行剖宫产手术及手术操作不当等，表现为经期延长，可结合剖宫产史及通过 TVS 或 HS 来鉴别。

(九)子宫颈癌

子宫颈可及肿瘤，诊断一般不难；但若子宫内膜癌累及子宫颈，需与原发宫颈管癌区别，可行 D&C 或子宫颈活检来鉴别。若病理提示鳞癌，则原发于子宫颈可能性大，若为腺癌，则较难区分，如能找到黏液腺体，则原发于宫颈管可能性也较大。另外，盆腔 MRI 判断肿瘤部位可能对鉴别有帮助。

(十)原发性输卵管癌

"阴道排液、腹痛、盆腔包块"被称为原发性输卵管癌的"三联症"。患者腹痛可较子宫内膜癌更明显,起始时多为患侧钝痛,可逐渐加剧而呈痉挛性绞痛,若阴道排出水样或血样液体后,疼痛可缓解。其发生机制可能是在肿瘤发展过程中,输卵管腔及伞端被肿瘤堵塞,腔内容物潴留增多,内压上升,引起输卵管蠕动增加,为克服输卵管梗阻使积液排出。

患者因存在阴道排液,故子宫颈或阴道涂片也可找到恶性细胞,此与子宫内膜癌类似,但子宫内膜诊刮一般呈阴性,妇科检查有时可触及宫旁包块,也可通过 CT/MRI 或腹腔镜来鉴别。

(十一)子宫肉瘤

可出现阴道不规则出血和阴道排液症状;妇科检查子宫明显增大、质软,偶可见到"烂肉样"组织自宫腔内脱出;B 超或 MRI 监测可见短期内迅速增大的、边界不清的子宫内占位病变,血流供应丰富;行 D&C 取病理和术后病理可鉴别。

(十二)老年性阴道炎

患者可出现血性白带,或少量阴道出血,妇科检查发现阴道黏膜变薄、充血或有出血点,分泌物增多等表现,影像学检查子宫内无明显异常。必要时可行抗炎治疗或 D&C 以区别。

(吴婉莉　于爱军)

参考文献

[1] 赵平,陈万青.中国肿瘤登记年报 2004[M].北京:中国协和医科大学出版社,2008.

[2] 赫捷,赵平,陈万青.2011 中国肿瘤登记年报[M]. 北京:军事医学科学出版社,2012.

[3] 郭瑞霞. 年轻妇女子宫内膜癌保留卵巢功能的探讨[J]. 实用妇产科杂志,2012,28(7):523-524.

[4] 连利娟.林巧稚妇科肿瘤学[M]. 第 4 版.北京:人民卫生出版社,2006.

[5] 乐杰,谢幸,林仲秋,等.妇产科学[M]. 第 7 版.北京:人民卫生出版社,2008.

[6] 陈惠祯,孙健衡,张衡.子宫体恶性肿瘤[M].武汉:湖北科学技术出版社,2003.

[7] Tangjitgamol S,Anderson BO,See HT,et al. Management of endometrial cancer in Asia: consensus statement from the Asian Oncology Summit 2009 [J]. Lancet Oncol,2009,10 (11):1119-1127.

[8] 中华医学会妇产科学分会妇科内分泌学组.异常子宫出血诊断与治疗指南[J].中华妇产科杂志,2014,49(11):801-806.

[9] 华克勤,丰有吉.实用妇产科学[M]. 第 3 版.北京:人民卫生出版社,2013.

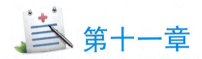

第十一章 子宫内膜癌的临床诊断路径

第一节 子宫内膜癌的诊断

一、病史询问

子宫内膜癌的病史询问在诊断中具有非常重要的作用。目前认为,子宫内膜癌分为Ⅰ型(雌激素依赖型)和Ⅱ型(非雌激素依赖型)。前者是由于在无孕激素拮抗的雌激素长期刺激下,子宫内膜过度增生甚至不典型增生,进而产生癌变,病理主要为子宫内膜样腺癌,进展较慢,预后相对较好。后者少见,发病与雌激素无明显关系,多见于老年体瘦妇女,病理主要是浆液性乳头状癌、透明细胞癌、腺鳞癌和黏液腺癌等,分化程度低,侵袭性高,预后较差。病因学和流行病学研究表明,高血压、肥胖和糖尿病是与子宫内膜癌发病密切相关的三大高危因素;孕激素可以保护子宫内膜,减少雌激素对内膜的作用,因而子宫内膜癌很少发生于有排卵的绝经前患者,长期不排卵,如不孕未孕,是诱发内膜癌的主要风险;家族中有遗传性非息肉病性结直肠癌 (hereditary nonpolyposis colorectal cancer,HNPCC,即 Lynch 综合征)患者,是子宫内膜癌的高危人群。

(一) 高危因素

根据循证医学证据,子宫内膜癌的高危因素有:

265

1. 肥胖

研究发现,随着体重及体质指数(body mass index,BMI)的增加,子宫内膜癌的发病风险逐渐增加,其原因可能与肥胖导致血中游离雌激素水平增高有关,即肾上腺分泌的雄烯二酮可在脂肪组织内经芳香化酶转化为雌酮,脂肪组织越多,转化能力越强。一些研究发现,向心性肥胖比外周型肥胖发生子宫内膜癌的风险更高。有证据提示,高 BMI 与子宫内膜癌的高死亡风险有关:一项纳入了 495 477 例患者,随访了 16 年的研究表明,高 BMI 值($\geq$40)子宫内膜癌患者的死亡相对危险为正常体重患者的 6.25 倍。

2. 未孕或不孕

由于卵巢长期不排卵,子宫内膜在缺乏孕激素拮抗的持续雌激素作用下发生癌变。有研究提示,不孕症妇女与无生育问题妇女发生子宫内膜癌的风险比为 1.7(95%CI:1.1~2.6)。因卵巢问题而不孕的妇女发生子宫内膜癌的风险比为 4.2(95%CI:1.7~10.4)。

3. 晚绝经

$\geq$52 岁比$\leq$49 岁绝经妇女患子宫内膜癌风险增加 2.4 倍。其原因可能是晚绝经妇女的无排卵时间较长,因而雌激素作用时间延长,从而导致子宫内膜癌变。

4. 糖尿病

糖尿病患者患子宫内膜癌的风险是正常人群的 2.8 倍,即使血糖控制多年后,此风险仍旧存在。近年来研究表明,糖尿病,特别是非胰岛素依赖型糖尿病与高胰岛素血症有关,而高胰岛素血症在多个方面使雌激素处于一个高水平状态,从而与子宫内膜癌发生关系。

5. 高血压

高血压和肥胖、糖尿病一起并称子宫内膜癌发病的高危"三联症"。血压高者患子宫内膜癌的风险较正常者增加 1.5 倍。原因考虑是垂体功能紊乱导致垂体前叶分泌较多的致糖尿病—生长激素,引起高血糖和肥胖,继而产生高血压,三者协同作用,子宫内膜受雌激素长期刺激诱发癌变。

6. 多囊卵巢综合征

多囊卵巢综合征(polycystic ovarian syndrome,PCOS)又称施—李综合征,表

现为月经不规则、闭经、不孕、多毛、肥胖、男性化等。此类患者卵巢长期不排卵，子宫内膜在持续雌激素作用而无孕激素对抗情况下，发生增生、癌变。此外，患者体内雄激素较高，雄激素可经芳香化转化为雌酮，对内膜也有刺激作用。

7. 产生雌激素的卵巢肿瘤

如卵巢颗粒细胞瘤、卵泡膜细胞瘤等，因子宫内膜在卵巢肿瘤产生的高水平雌激素的作用下，有 2.5%~27% 的概率合并子宫内膜癌，表现为月经不调、绝经后出血和子宫内膜异常增殖，一般预后较好。

8. 激素补充治疗

自 20 世纪 40 年代开始，国外开始使用激素补充治疗(hormone replacement therapy,HRT)/绝经激素治疗(menopausal hormone treatment,MHT)缓解更年期症状，但到 20 世纪 60 年代发现若不使用孕激素保护子宫内膜，会导致患子宫内膜癌风险增加。此后的妇女健康启动(Women's Health Initiative,WHI)研究发现，雌孕激素联合补充则会降低子宫内膜癌的发病率。因而，若单用雌激素补充治疗或不规范使用激素补充治疗，发生子宫内膜癌的风险将增加。

9. 三苯氧胺使用

三苯氧胺是非甾体抗雌激素药，也可表现出类雌激素作用，对于围绝经期和绝经后乳腺癌患者，虽能有效控制乳腺病变，但也有发展成子宫内膜增生、不典型增生、甚至子宫内膜癌可能。美国乳腺与肠道外科辅助治疗研究组(National Surgical Adjuvant Breast and Bowel Project,NSABP)的 NSABP-P-1 试验的研究者认为，在接受他莫昔芬治疗组，子宫内膜癌的危险为每年 2.30/1000，而安慰剂治疗组为每年 0.91/1000；并且，这种发病风险的增高在年龄超过 50 岁的女性中尤为显著。因而对于此类患者应行子宫内膜监测，行阴道超声评估子宫内膜状态，对内膜增厚或有异常回声者，或出现阴道流血排液者，行手术干预如宫腔镜下活检或分段诊刮(dilation and curettage,D&C)以排除内膜增生或癌变。

10. 遗传性非息肉病性结直肠癌(Lynch 综合征)

许多研究表明，子宫内膜癌有家族聚集倾向，尤其当家族成员发病年龄较早时。Lynch 综合征的结肠外癌如子宫内膜癌的发生率较高。女性 Lynch 综合征患者 60 岁时发生子宫内膜癌的风险可达 36%。患者可以遗传性获得胚系突变的错配修复基因,当体细胞突变使野生型等位基因失活,细胞就有了高的向恶性转化可能性。目前有研究显示,在HNPCC患者中进行分子遗传学检查,如微卫星不稳定,MSI/人第10号染色体缺失的磷酸酶及张力蛋白同源的基因等,可能对子宫内膜癌的早期诊断和预后有益。

(二)症状

1. 早期症状

多为绝经前后阴道不规则出血、经量增多、经期延长,或出现阴道排液,少数患者可出现下腹不适或疼痛。对有子宫内膜癌高危因素、激素治疗后仍不能止血或持续阴道排液患者,应行B超、D&C或宫腔镜(hysteroscopy,HS)检查。

2. 中晚期症状

疾病进展至晚期,除了阴道出血、排液症状以外,还可出现以下症状:①若肿瘤侵犯周围组织或压迫神经,患者会出现下腹部疼痛和腰骶部疼痛,并可向腿部放射。②若肿瘤在子宫内生长,使子宫呈膨胀性增大,妇检可触及增大的子宫;若肿瘤侵犯周围组织,可在宫旁扪及不规则结节;若肿瘤侵出子宫浆膜面,形成子宫表面的肿瘤结节,可扪及子宫增大不规则或异常突起。③晚期子宫内膜癌转移至其他器官如肝、肺、骨骼等,则出现相应转移部位的症状,如肝区疼痛、黄疸、咳嗽咯血、骨痛、病理性骨折等症状。④晚期肿瘤患者会出现恶液质,如贫血、消瘦、腹胀等症状。

二、体检

(一)一般状况评价

患者的一般状况评估包括:卡氏(Karnofsky,KPS)功能状态评分、生命体征测定和全身各系统的常规体格检查,包括锁骨上淋巴结等浅表淋巴的详细检查。

(二)妇科检查

早期病例因子宫大小、形状基本正常,故妇科检查可无明显异常;肿瘤发展到一定程度,妇科检查可发现子宫轻度增大,质软而均匀;进展到中晚期,可触及子宫增大明显、子宫表面不规则增大或有异常突起,或有宫旁不规则结节。双合诊后指套可沾有血性分泌物或坏死组织碎屑,有时宫颈口可见脱出肿物。晚期患者甚至可触及腹股沟质硬固定的肿大淋巴结。

三、病理学检查

(一)病理检查方法

1. 子宫病灶的病理组织学检查

组织病理学是诊断子宫内膜癌的"金标准"。主要通过 D&C 或 HS 来获得。

D&C 是最常用、最简便的诊断方法。通过先搔刮宫颈管,后全面搔刮子宫内膜,能较好地区别子宫内膜癌和宫颈管腺癌,评估子宫内膜癌是否有宫颈管受累。但也存在一定的宫颈管假阴性情况,以及子宫穿孔、感染、出血等并发症。操作过程中要注意分段诊刮的先后顺序, 以免将子宫内膜组织带入宫颈管标本,出现宫颈管假阳性。此外,由于 D&C 是一种非直视下的盲操作,存在一定的遗漏率。据报道,60%经 D&C 所获取的内膜标本不超过整个宫腔的 50%。

近 20 年来,HS+子宫内膜活检术已经代替 D&C 成为内膜癌诊断的金标准。HS 获得标本较 D&C 更可靠,遗漏率低。对萎缩性子宫内膜更具诊断优越性。对早期或局灶型子宫内膜癌,可直接全面观察宫腔及病变大小、部位、表面血管分布情况,在直视下定位活检,诊断准确率高。但一些研究认为,可能会带来子宫内膜癌细胞的扩散。

269

2. 子宫内膜细胞学检查

子宫内膜细胞除行经期外,平时不易脱落,因此宫颈细胞学阳性率不高,约50%。1955 年 Clyman 首次报道了采用子宫内膜细胞采集器来进行子宫内膜细胞学检查 (endometrial cytologic test,ECT)。2000~2010 年多项研究评价了 ECT 诊断子宫内膜癌准确率,发现其灵敏度为 78%~100%,特异性为 66%~100%,且取材满意度高,与 D&C 相比更为安全且无需麻醉,微创且耐受性好,可在门诊进行。国外曾先后出现过多种形式, 应用较多的是 Pipelle 取样器、Tao 刷(Tao brush)、Novak 取样器、Endo-pap 取样器、Gynoscan 取样器等。国内也有类似产品,如手动式一次性宫腔组织吸引管(刷吸管)等,其具体结构和配套的子宫内膜细胞保存处理液的照片,如图 11-1-1 和图 11-1-2。有学者研究认为,细胞学检查方法对于绝经后子宫内膜组织少、宫颈萎缩难以操作的妇女,子宫内膜取材器能顺利进入宫腔取样，其诊断作用甚至超过子宫内膜活检。现已有研究将ECT用于绝经后无症状人群和子宫内膜癌高危人群的筛查。

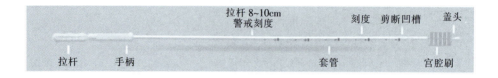

图 11-1-1　手动式一次性宫腔组织吸引管(刷吸管)结构示意图

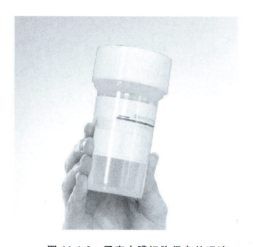

图 11-1-2　子宫内膜细胞保存处理液

当然,ECT也存在假阴性情况,究其原因,可能是对子宫内膜癌细胞的涂片特征认识不足,也可能某些老年妇女宫颈管萎缩狭窄、引流不畅,子宫内膜癌细胞混杂在脓液中,大量脓液或炎性渗出物及坏死组织将癌细胞稀释或掩盖。对ECT假阳性情况的分析认为,可能是误将某些在形态学上与癌细胞相似性的细胞认为是子宫内膜癌细胞,如子宫内膜增生性病变、子宫内膜结核、子宫内膜炎、再生的子宫内膜细胞、A-S反应的子宫内膜腺细胞和子宫内膜上皮细胞鳞状化生等。而子宫内膜厚度和早期病灶的面积局限性是限制子宫内膜活检诊断准确性的重要因素。在病理学检测方面,内膜腺体的形态和排列在子宫内膜的组织病理学诊断中占有非常重要的地位,而 ECT 标本无法保留腺体的形态学特征,这为细胞学检测子宫内膜病变,特别是癌前病变的诊断设置了难以逾越的障碍。目前,子宫内膜细胞学在我国运用尚不普遍,且只能起辅助诊断作用,确诊仍需子宫内膜病理组织学检查。

3. 淋巴结活检

临床工作中,若发现双侧锁骨上或腹股沟淋巴结肿大,如体检可明显触及,应去病理科细胞学室行穿刺活检,如触诊不明显,则需在超声引导下行针吸细胞学活检。此结果有助于疾病分期和明确诊断,以指导下一步治疗方案的确定。

(二)病理学分析

1. 按肿瘤生长方式分型

(1)弥漫型:肿瘤累及大部分或全部子宫内膜,充填宫腔,晚期表现为出血、坏死、溃疡,肿瘤可侵犯深肌层或累犯宫颈,若阻塞宫腔可引起宫腔积脓,也可经宫颈管脱出于子宫颈外口。

(2)局灶型:肿瘤局限在一个区域,以宫底或宫角常见,单发或多发,可因术前刮宫而未在术后标本中找到肿瘤,也可能隐匿在宫角处,易被刮宫或术后病理取材遗漏,晚期可有肌层浸润。

2. 按组织学分型

(1)子宫内膜样腺癌,最多见。

(2)黏液性腺癌,应注意和原发宫颈内膜的腺癌区分。

(3)浆液性腺癌(浆液性乳头状癌),占子宫内膜癌 1.1%~10%。

(4)透明细胞腺癌,占子宫内膜癌 1%~5.5%。

(5)混合型腺癌(Ⅰ型和Ⅱ型内膜癌混合存在),混合成分比例至少占 10%。

(6)鳞状细胞癌,罕见。

(7)移行细胞癌,对放疗敏感。

(8)小细胞癌,少见,占子宫内膜癌比例不足 1%。

(9)未分化癌,少见,恶性程度高。

(10)少见的子宫内膜癌,如肝样癌、印戒细胞癌和子宫内膜癌合并绒癌分化等。

271

3. 病理分级

目前仍采用 WHO 2003 三级分法：

G_1（高分化）：以腺样结构为主，实性区≤5%；G_2（中分化）：实性区占 6%~50%；G_3（低分化）：实性区>50%。

注意事项：①重视细胞核的非典型性，若与其结构分级不符合时，相应升高1级；②浆液性乳头状癌、透明细胞癌、鳞状细胞癌应更重视细胞核级别；③含有不同鳞状成分的腺癌，其分级应根据腺体成分的细胞核进行分级。

4. 免疫组化检查

免疫组化的癌胚抗原（carcino-embryonic antigen，CEA）、细胞角蛋白（cytokeratin，CK）、波形蛋白 Vimentin、雌激素受体（estrogen receptor，ER）、孕激素受体（progesterone receptor，PR）、p16 有助于区分子宫内膜黏液性腺癌和原发于宫颈内膜的腺癌；移行细胞癌的免疫组化显示 CK7 阳性、CK20 阴性；免疫组化抗细胞角蛋白（anti-cytokeratin 1，AE1/anti-cytokeratin 3，AE3）和上皮膜蛋白（epithelial membrane protein，EMP）灶性阳性、突触素（synaptophysin，Syn）阴性则可诊断未分化癌。

子宫内膜癌的诊疗流程见图 11-1-3。

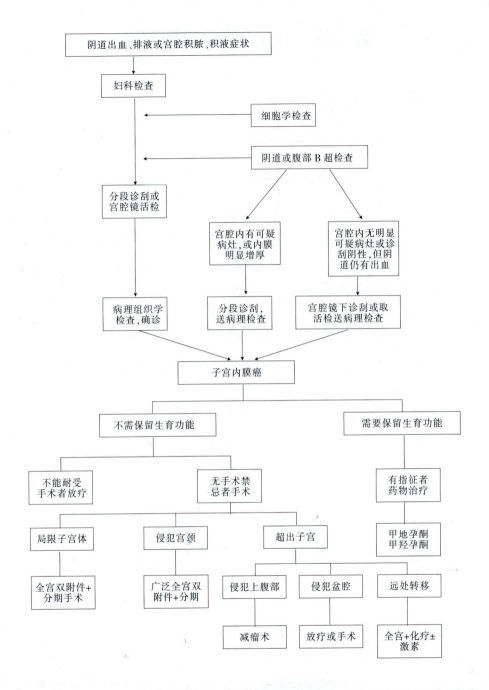

图 11-1-3　子宫内膜癌诊疗流程

第二节　子宫内膜癌诊断方法

一、血液生化检查

对于子宫内膜癌,目前无特异性血液生化检查。

二、分段诊刮行子宫内膜检查

目前获取子宫内膜的方法很多,主要为分段诊刮(D&C);为明确宫颈管是否受侵,应先做宫颈管搔刮,扩张宫颈,最后搔刮宫腔和宫底,注意避免遗漏宫角。在 HS 出现以前,D&C 是诊断内膜癌的金标准;而我国目前多数情况下仍以 D&C 作为获得病理诊断的主要方法。对弥漫型病变,D&C 不易遗漏;然而对局限性病灶,如病灶较小,或位于宫底、宫角,因器械的限制及非直视下的盲操作,D&C 难以刮取,极易漏诊,因而诊断能力有限。有报道,即使是有经验的妇产科医生,D&C 也最多刮到 50%~60% 的内膜。总结国外文献,术前 D&C 和术后石蜡病理诊断的符合率也仅 50%~60%, 基本是细胞分化越差,D&C 的准确性越高,如表 11-2-1。国内郭洪艳等报道 D&C 准确性为 74.1%。此外,D&C 的准确性还受以下因素影响,如手术者经验、肿瘤面积大小、异常子宫出血时间和病理医生经验等。

病理学上判断细胞级别主要是根据非鳞状细胞生长比例,D&C 得到的样本

表 11-2-1　国外术前分段诊刮和术后石蜡病理比较分析

患者例数(n)	符合率(%)			不符合率(%)	升级(%)	降级(%)
	G_1	G_2	G_3			
89	52.9	68.4	77.4		20.2(18/89)	10.1(9/89)
263	55.5(146/263)G_1~G_3				37.3(98/263)	7.2(19/265)
137	78.8(108/137)	–	–		20.4(28/137)	0.7(1/137)
117	–	–	–	54(63/117)		
460	60	71	84		所有内膜活检	
68	54.4(35/68)G_1~G_3			28	25(17/68)	2.9(2/68)

[汪希鹏.子宫内膜癌的侵袭性诊断技术应用现状[J].国际妇产科学杂志,2010,37(2):77-80.]

远少于术后切除子宫中得到的肿瘤组织，因此要观测 D&C 样本的肿瘤细胞类型、细胞与核的异型性，以及有丝分裂比例等较有难度。所以 D&C 在提供子宫内膜病理信息上有一定的局限性。

D&C 也存在一定的并发症，如子宫穿孔、感染、出血、Asherman 综合征（宫腔部分或完全粘连后出现的一种病理情况，可导致继发性闭经或月经不规则，或习惯性流产），宫颈机能不全和宫颈狭窄等。

因此，近 20 年来，D&C 已不再作为子宫内膜癌的首选检查方法推荐使用。

三、宫腔镜检查

1869 年，Pantalione 首次描述了宫腔镜（HS）检查。在宫腔镜直视下行子宫内膜活检术能明显提高子宫内膜病变诊断的敏感性，因而逐渐替代 D&C 成为子宫内膜病变诊断的"金标准"。宫腔镜不仅能在直视下观察病变内膜的形态、大小、特征、增生血管及宫颈受累情况，还能在直视下行活检，能非常准确地取到病变组织，尤其是位于宫角、宫底部的微小病变。

宫腔镜下的子宫内膜癌外观可分为以下几种类型：①弥漫型癌（溃疡型癌）：杂乱、凹凸不平突起，迂曲怒张血管，组织质脆易出血，表面可见污秽状白色或暗褐色颗粒状组织；②息肉型癌：形态类似息肉，血管扩张出血坏死，质地较息肉稍硬；③结节型癌：隆起于宫腔内，基底宽阔，表面高低不平分叶状，血管迂曲粗大，走行不规则，颜色青白或黄白；④乳头状癌：呈树枝状突起，长短各异，游离端呈乳头状、绒毛状或树枝状，基底部与血管相连，粉红色或橘红色，是最常见类型。

近 20 年来，HS 得到了广泛的应用，对各种类型的子宫内膜癌都能确定诊断。有研究对 734 例围绝经期异常出血患者先行 D&C，再行 HS+活检，发现 HS+活检漏诊 4 例，但 D&C 漏诊 21 例，有 4 例 HS+活检和 23 例 D&C 因取材过少而无法诊断，因而认为 HS+活检较 D&C 能显著性提高子宫内膜病变检出率。HS的准确诊断有赖于对怀疑子宫内膜增生者的定位活检。任何一种方法都有漏诊的可能，对可疑病例应行多项检查，其中 HS 不可或缺。

虽然 HS+活检诊断子宫内膜癌优势颇多，但目前学术界多数观点认为，HS

275

术中通过灌流液膨胀子宫,容易导致肿瘤细胞经输卵管进入腹腔,引起腹腔细胞学阳性。一篇关于子宫内膜癌患者采用宫腔镜与阳性腹腔冲洗液概率的 Meta 分析研究,纳入了 9 项随机对照研究,共 1015 例患者,结果发现,宫腔镜诊断患者的阳性腹腔冲洗液概率显著性高于非宫腔镜诊断患者 (OR=1.78;95%CI: 1.13~2.79;P=0.013),但是研究没有进一步深入研究宫腔镜有关的阳性腹腔冲洗液是否与盆腹腔转移和不良预后有关。

虽然 HS 可能导致腹腔冲洗液出现肿瘤细胞,但阳性腹腔冲洗液对子宫内膜癌病情进展和预后的影响还没有定论。美国妇科肿瘤学组(Gynecologic On-cology Group,GOG)早期的大宗病例研究对 697 例子宫内膜癌的随访结果表明,86 例阳性腹腔冲洗液患者中 25 例 (29.1%) 复发,611 例阴性患者仅 64 例 (10.5%)复发,阳性较阴性腹腔冲洗液患者的死亡相对风险至少提高 3 倍。但也有研究认为,经 HS 诊断的子宫内膜癌患者的 HS 因素并不会影响患者肿瘤复发和预后。我国宫腔镜泰斗夏恩兰老师总结了多项国内外研究后认为:HS 可以提高早期子宫内膜癌的诊断率,但又有促使瘤细胞腹腔内扩散可能,虽然这种扩散是否影响患者的预后还未成定论,即使如此,行 HS 时也必须尽量降低膨宫压力,且尽量避免加压。目前尚无循证医学的资料来证实究竟宫腔内多大的压力可避免内膜细胞的播散。如何权衡利弊,选择合适的病例和膨宫介质,提倡宫腔镜下的定位取材,确诊后尽快手术治疗将使这项检查技术对子宫内膜癌患者的诊治起到更有利的作用。

四、经阴道超声检查

经阴道超声(transvagin scan,TVS)检查早在 19 世纪 80 年代中期已进入临床应用,对于绝经后阴道不规则出血(postmenopausal bleeding,PMB)的内膜病变的诊断价值已被普遍认可。TVS 可以较准确地评估子宫内膜厚度及宫腔内情况。在 TVS 下,子宫内膜癌超声图像表现为子宫增大,子宫内膜增厚,宫腔内实质性不均质回声,或宫腔线消失,肌层内有不规则紊乱回声区等。对绝经后患者,内膜不超过 5mm 者,发生内膜癌的概率相对较低。TVS 也可以分析子宫内膜癌肌层浸润情况。但 TVS 也有其局限性:当子宫内膜不均质、宫腔积液、内膜形态欠规则或存在局限的占位性病变时,很难准确测量子宫内膜的厚度。

目前尚没有关于绝经前 TVS 对子宫内膜病变诊断价值的大样本多中心前瞻性研究。子宫内膜厚度在整个月经周期内发生大幅度变化,因而难以确定诊断子宫内膜病变的内膜厚度界值。Smith-Bindman 等研究发现,有出血症状的绝经后妇女子宫内膜厚度>5mm 时,子宫内膜癌的发病风险是 7.3%;无症状的绝经后妇女子宫内膜厚度达 11mm 时,子宫内膜癌的发病风险是 6.7%,而内膜厚度<11mm 时,风险仅为 0.002%。国内一些报道认为,TVS 对 PMB 患者子宫内膜病变的诊断界值为 5mm。李焕菊等研究表明,TVS 提示子宫内膜≥5mm 患者的子宫内膜不典型增生或子宫内膜癌发生情况显著性高于子宫内膜<5mm 者($P<0.05$)。但对于某些内膜癌(特别是 II 型内膜癌),其内膜厚度可以≤3mm,因而 TVS 可能具有一定的假阴性。

近年来研究发现 TVS 还可以测定子宫内膜的血流,因而可为鉴别病变良恶性提供依据。研究表明 TVS 存在较高的假阳性。虽然乳腺癌术后 TAM 治疗是子宫内膜癌的高危因素之一，但 TAM 同样可引起子宫内膜息肉等子宫内膜良性病变发生概率升高,也可导致绝经后子宫内膜水肿增厚,因而并不适用于对乳腺癌术后 TAM 治疗患者的随访和筛查。

五、影像学检查

电子计算机断层扫描 (computed tomography,CT) 和磁共振成像(nuclear magnetic resonance imaging,MRI)在子宫内膜癌术前病情评估,有无宫旁、盆腹腔转移方面有重要作用。MRI 对于判断肌层浸润深度、宫颈受累与否有明显优势。有报道,MRI 术前分期与手术病理分期一致性较高,对子宫内膜癌浸润深度及周围组织侵犯的判断有较高的准确性，对术前分期及评估有重要参考价值。子宫内膜癌在磁共振扩散加权成像(diffusion weighted imaging,DWI)和 MRI 中的影像学表现见图 11-2-1。

在评估淋巴结转移方面,CT 和 MRI 作用相同，但两者均不能代替手术分期。有学者采用 PET-CT 对患者行术前评估,发现对子宫外转移检出灵敏度为 60%,特异性达 94%~98%,因而适合那些不适合行手术分期的患者使用。

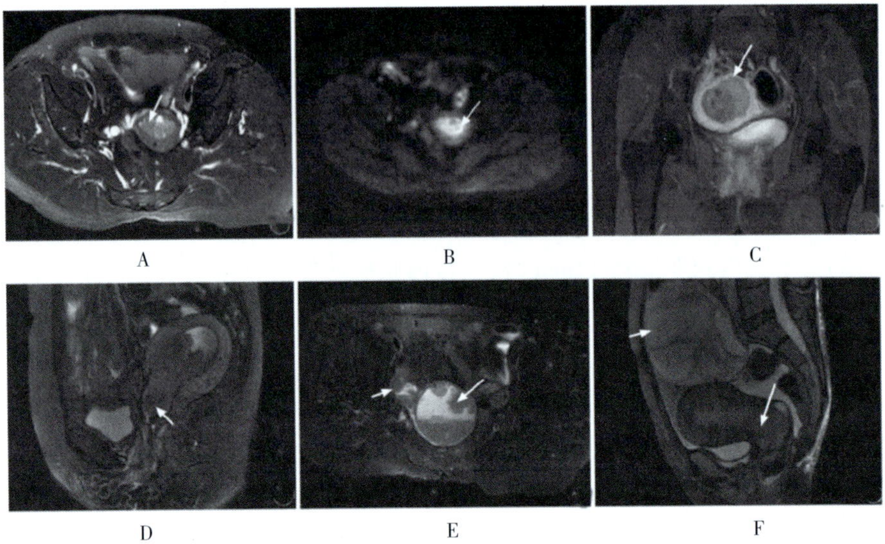

A:Ⅰa期T2WI压脂像示子宫内膜弥漫性增厚(箭头),宫腔扩张,结合带变薄、中断,肿瘤侵犯浅肌层;B:与图A同一层面的DWI示病灶呈明显高信号(箭头);C:Ⅰb期T2WI压脂像示宫腔扩大,宫腔内稍高信号影,病灶浸润深肌层(箭头)但未达浆膜层;D:Ⅱ期T2WI压脂像宫腔内不规则信号影,病灶累及宫颈后壁(箭头),并浸润深肌层;E:Ⅲ期T2WI像示宫腔内见液平面,可见多个壁结节向腔内突出(长箭头),部分壁结节累及全肌层,右侧附件明显增大(短箭头),信号混杂;F:Ⅳ期T2WI压脂像示子宫内膜不规则增厚延伸至宫颈管(长箭头),宫体及宫颈结合带消失,但未累及深肌层,网膜及肠系膜呈糕饼状改变(短箭头),子宫直肠陷凹及盆腔见积液影。

[廖秋玲,董巨浪,朱新进,等.MRI及DWI在子宫内膜癌术前分期中的诊断价值[J].海南医学,2015,26(16):2390-2393.]

图 11-2-1　子宫内膜癌 DWI 和 MRI 影像学表现

六、肿瘤标志物

子宫内膜癌无特异性肿瘤标志物。子宫内膜癌来源于苗勒管上皮,苗勒管来源于体腔上皮,故糖类抗原125(carbohydrate antigen 125,CA125)除作为卵巢上皮癌抗原外,也可作为子宫内膜癌抗原。由于早期子宫内膜癌病灶小,多位于宫腔内,进入血循环中较少,所以CA125多呈阴性反应。若癌细胞扩散至子宫外,CA125值明显升高。有研究认为,在预测子宫外扩散方面,CA125较肌层浸润指标更敏感。另有学者认为,术前血清糖类抗原199(carbohydrate antigen 199,CA199)水平的变化是预测子宫内膜癌病理高危因素的一个有价值的指标。

近年来有报道证实,人附睾分泌蛋白4(human epididymis protein 4,HE4)也可能是与子宫内膜癌的分期、转移及预后等密切相关的肿瘤标志物,且敏感性较CA125更高,可将HE4与CA125联用,以提高子宫内膜癌的诊断率。

第三节　年轻早期子宫内膜癌诊断及保留生育功能前的评估

子宫内膜癌是最常见的妇科恶性肿瘤之一。尽管大部分患者在绝经后发病,仍有约10%的患者在45岁之前患病,并且有4%的患者在40岁之前患病。近年来子宫内膜癌发病更是呈现年轻化趋势。导致发病年轻化的原因可能与女性不孕、不育、多囊卵巢综合征、食物中外源性激素摄入,以及诊断水平的提高有关。然而传统的子宫内膜癌手术即全子宫切除及双侧附件切除及腹膜后淋巴结切除术将使这些患者失去生育能力。随着现代女性生育年龄逐渐推后,尚未生育的年轻子宫内膜癌患者日益增多。有调查显示高达70%的育龄期子宫内膜癌患者确诊时仍未生育。因此,育龄期子宫内膜癌患者保留器官与生育功能的愿望十分强烈。

根据子宫内膜癌发病机制、病理及临床特点的不同,可以将其分为两种。一种是雌激素依赖型,其发生可能由于失去孕激素拮抗,而由单一雌激素长期作用于子宫内膜导致。这种类型占子宫内膜癌的大多数,均为子宫内膜样腺癌,肿瘤分化好,雌、孕激素受体阳性率高,预后较好。这类患者通常较年轻,常伴有肥胖、高血压、糖尿病、不孕不育及月经延迟等情况。另一种是非雌激素依赖型,如子宫内膜浆液性乳头状癌、透明细胞癌等。这种类型多见于老年妇女,肿瘤分化差,恶性程度高,雌、孕激素受体通常呈阴性,预后较差。有数据显示,年轻子宫内膜癌患者被诊断时通常为早期、低级别的子宫内膜样腺癌。这些患者预后极佳,5年和10年肿瘤无进展生存率(DFS)分别为99.2%和98%。并且同样为早期、低级别的患者中,45岁以下患者相对于45岁以上患者的预后明显要好。基于上述特点,越来越多的学者开始关注如何在保证高DFS的同时提高年轻子宫内膜癌患者的生存质量,包括保留生育功能。

目前子宫内膜癌保留生育功能的主要治疗为激素治疗、手术治疗及其他治疗（如光动力治疗）。其中使用最多的为孕激素治疗，主要包括醋酸甲羟孕酮(MPA)500~600mg/d 和醋酸甲地孕酮(MA)160mg/d 两种方案。孕激素治疗开始于 20 世纪 60 年代，其作用机制主要是降低雌激素受体表达，以及通过细胞内酶系统拮抗雌激素的作用，并通过对性激素结合蛋白及生长因子产生影响，直接干扰癌细胞代谢。然而，关于激素治疗的药物选择、剂量以及持续时间，目前尚未形成标准。近年来也有一些学者采用宫腔镜下子宫内膜局部切除术联合激素治疗获得较好的效果，然而这类研究通常为回顾性研究，且例数较少，因此其临床价值尚无法证实。保守治疗的主要问题在于漏诊一些中晚期子宫内膜癌，以及合并早期卵巢恶性肿瘤。有研究显示，年轻的子宫内膜癌患者中，Ⅲ、Ⅳ期患者比例高达 10.5%~29.5%。同时子宫内膜癌的年轻患者相对于整体患者来说更容易发生卵巢恶性肿瘤，其危险性分别为 5%~29% 和 5%。此外，在年轻早期子宫内膜癌患者中，有一部分为 Lynch 综合征患者，对于这类患者，孕激素治疗无效。因此，在激素治疗前必须对患者进行严格筛选。对于筛选标准，尽管目前尚未达成统一，但肿瘤分级、肌层浸润深度、附件是否侵犯是最重要的筛选条件。

早期子宫内膜癌诊断及保留生育功能治疗前常用的评估方法:

(1)详细询问病史:子宫内膜癌患者通常表现为不规则阴道流血,当患者出现上述症状,同时具有一些高危因素时(如年龄大、长期服用外源性激素、有家族史等),应首先考虑子宫内膜癌的可能。此时需要详细询问病史,必要时行诊断性刮宫、宫腔镜等检查排除子宫内膜癌。

(2)诊断性刮宫或宫腔镜直视下诊断性刮宫:研究表明,子宫诊刮病理分级与最终手术病理分级符合度比子宫内膜活检高。此外,子宫诊刮相对于子宫内膜活检可以明显减少肿瘤负荷。对于诊断有疑问的子宫内膜癌也可以借助宫腔镜来提高诊断的准确性。一项 Meta 分析显示,宫腔镜下诊刮的灵敏度及特异性分别为 86.4% 和 99.2%。但也有学者提出疑问:过多使用宫腔镜是否会增加肿瘤细胞转移至腹腔的风险? 研究表明,经诊刮及宫腔镜下诊刮后,腹腔冲洗液细胞学阳性率分别为 1.6% 和 12.5%,但是否增加腹腔或腹膜后淋巴结转移的风险,目前尚无确凿证据。因此目前认为,宫腔镜用于年轻妇女子宫内膜癌的诊断是安全可靠的。

(3)影像学检查:即使高分化的子宫内膜癌仍有深肌层浸润及淋巴结转移可能,需要依靠影像学检查加以鉴别。已有多种检查手段接受研究和评估,包括经阴道超声、计算机断层扫描(CT)以及磁共振(MRI)等。MRI是最常用来评估肌层浸润的方法。一项Meta分析表明,三种检查方法对于深肌层浸润的灵敏度分别为:经阴道超声50%~100%,CT 40%~100%,MRI 80%~100%。增强MRI除了可以提供淋巴结及宫颈受累情况外,对于附件区包块的灵敏度可达91%,也高于CT(90%)及超声(86%~91%)。此外,PET-CT也已应用于子宫内膜癌的诊断,其在发现肌层浸润与微小病变方面较MRI略有差距,但在鉴别淋巴结转移上具有特异性高的优势,而PET-MRI则结合了PET和MRI两者的优点,更具优势。

(4)腹腔镜检查术:研究发现,年轻子宫内膜癌患者并发卵巢恶性肿瘤的概率显著性增加,但并发卵巢肿瘤概率报道不一,可能与大多为小样本病例报道有关。如Navarria等报道年轻患者并发卵巢恶性肿瘤概率为14%。Walsh等对4所医院102例45岁以下患者研究发现,年轻子宫内膜癌患者并发卵巢恶性肿瘤的概率为25%,其中23例原发,3例子宫内膜癌转移。由于合并卵巢肿瘤患者在早期往往病灶较小,单凭影像学检查,以及肿瘤标志物如CA125、HE4等可能难以发现,而腹腔镜手术易于发现并可减少子宫外侵犯及卵巢病变的遗漏。因此,有外科医生推荐在保留生育功能之前常规行腹腔镜探查。

(5)雌、孕激素受体的测定:由于激素治疗通常采用孕激素,有学者建议治疗前行雌、孕激素受体测定。有报道在肿瘤高表达雌、孕激素受体时,p53和Ki-67等肿瘤增殖标志物也高表达。尽管对于保守治疗前是否应该测定激素受体尚缺乏依据,但选择性检查雌、孕激素受体,p53,以及Ki-67,有利于描述肿瘤的生物学特性。

(6)保守治疗选择条件:在对患者进行了全面的治疗前评估后,只有对符合下列所有标准的患者才考虑进行保留生育功能的治疗:①高分化子宫内膜腺癌(由有经验的病理学专家诊断);②无子宫肌层浸润;③无子宫外病灶(包括同时发生的卵巢肿瘤或累及卵巢、腹膜后淋巴结可疑阳性）；④被推荐的评估方法：诊断性刮宫、加强 MRI、宫腔镜检查、雌孕激素受体及分子生物学标志物检查、腹腔镜分期；⑤无药物治疗禁忌证；⑥渴望保留生育功能，并且知道和接受保守治疗并非标准治疗方案。

第四节 子宫内膜癌分期诊断

一、临床分期

目前，对于放疗患者，仍可采用 1971 年由国际妇产科联盟(International Federation of Gynecology and Obstetrics,FIGO)颁布的临床分期,该分期是依据临床检查和 D&C 等辅助检查来制定的。

二、手术分期

目前,子宫内膜癌的手术分期采用 2009 年 FIGO 手术分期。该手术分期是经 FIGO 与美国癌症联合委员会(American Joint Committee on Cancer,AJCC)修订后发布,自 2010 年 1 月 1 日正式启用。对 FIGO 1988 分期系统,做了以下几点修改。

(1)子宫内膜癌与子宫肉瘤的分期系统各自独立。

(2)原ⅠA期"病变局限于子宫内膜"不再单独作为亚分期,新分期中Ⅰ期只有两个亚分期,即ⅠA期"肿瘤浸润<1/2 肌层"和ⅠB期"肿瘤浸润≥1/2 肌层"。

(3)原ⅡA期"仅宫颈腺体受累"现被归为Ⅰ期,新分期中对Ⅱ期不再划分亚分期。

(4)原ⅢA期诊断标准之一"腹水或腹腔冲洗液发现癌细胞"被删除,不再影响分期。

(5)原ⅢB期"阴道侵犯"更改为"阴道和/或宫旁侵犯"。

(6)原ⅢC期"盆腔和/或腹主动脉旁淋巴结转移"被进一步划分为ⅢC₁"盆腔淋巴结阳性"和ⅢC₂"腹主动脉旁淋巴结阳性或/和盆腔淋巴结阳性"。

关于子宫内膜癌分期,有几点需要说明:

(1)子宫内膜癌的临床分期是基于临床的,是在对患者行详细的全身及盆腔检查,并结合辅助检查如颈管搔刮、HS、阴道镜、肺和骨骼的 CT 或 X 线检查后得出的分期;但术前很难通过临床检查明确病变是否累及到附件、盆腔或腹主动脉旁淋巴结,宫腔内细胞也易脱落至颈管,造成宫颈受累的假阳性。因此临床分期和手术分期差别较大。

(2)目前,子宫内膜癌多采用手术分期,以往采用的依据诊刮来区别 I 期 II 期的方法已不再使用。

(3)对于少数不适合手术的放疗患者,仍可采用 1971 年的临床分期,但应加以注明。

(4)关于 2009 年 FIGO 手术分期的 II 期,是指颈管间质受侵,使得过去分段诊刮的假阳性率高(腺体受侵属于 I 期),如何术前判断宫颈管间质受侵成为诊断难题,现在有观点认为宫腔镜下直视检查/结合活检,可能可帮助判断颈管受侵情况。

(吴婉莉 闻 强 于爱军)

参考文献

[1] Purdie DM,Green AC. Epidemiology of endometrial cancer[J]. Best Pract Clin Obstet Gynaecol,2001,15(3):341-354.

[2] Calle EE,Rodriguez C,Walker-Thurmond K,et al.Overweight,obesity,and mortality from cancer in a prospectively studied cohort of US adults[J]. New Engl J Med,2003,348(17):1625-1638.

[3] Escobedo LG,Lee NC,Peterson HB,et al. Infertility-associated endometrial cancer risk may be limited to specific subgroups of infertile women[J].Obstet Gynecol,1991,77(1):124-128.

[4] 郄明蓉,张竹.子宫内膜癌流行病学及发病因素[J].中国实用妇科与产科杂志,2011,27(11):808-811.

[5] 连利娟.林巧稚妇科肿瘤学[M].第 4 版.北京:人民卫生出版社,2006.

［6］ 陈惠祯,孙健衡,张衡.子宫体恶性肿瘤［M］.武汉:湖北科学技术出版社,2003.

［7］ Yoon SN,Ku JL,Shin YK,et al. Hereditary nonpolyposis colorectal cancer in endometrial cancer patients［J］. Int J Cancer,2008,122(5):1077-1081.

［8］ Stock RJ,Kanbour A. Prehysterectomy curettage ［J］. Obstet Gynecol,1975,45 (5):537-541.

［9］ 汪希鹏.子宫内膜癌的侵袭性诊断技术应用现状［J］.国际妇产科学杂志,2010,37(2):77-80.

［10］ Bedner R,Rzepka -Gorska I. Hysteroscopy with directed biopsy versus dilatation and curettage for the diagnosis of endometrial hyperplasia and cancer in perimenopausal women［J］. Eur J Gynaecol Oncol,2007,28(5):400-402.

［11］ Polyzos NP,Mauri D,Tsioras S,et al. Intraperitoneal dissemination of endometrial cancer cells after hysteroscopy:a systematic review and meta-analysis ［J］. Int J Gynecol Cancer,2010,20(2):261-267.

［12］ Morrow CP,Bundy BN,Kurman RJ,et al. Relationship between surgical-pathological risk factors and outcome in clinical stage Ⅰ and Ⅱ carcinoma of the endometrium:a Gynecologic Oncology Group study ［J］. Gynecol Oncol,1991,40(1):55-65.

［13］ Ben-Arie A,Tamir S,Dubnik S,et al. Does hysteroscopy affect prognosis in apparent early-stage endometrial cancer? ［J］. Int J Gynecol Cancer,2008,18(4):813-819.

［14］ 夏恩兰.宫腔镜在子宫恶性肿瘤诊治中的应用与思考［J］.中国实用妇科与产科杂志,2010,26(1):25-27.

［15］ Clyman MJ. Cannula aspirators for vaginal,endocervical,and endometrial cytology［J］. Obstet Gynecol,1955,6(3):258-261.

［16］ 杨曦,廖秦平,吴成,等.子宫内膜细胞学检查在子宫内膜癌筛查中的应用［J］.中华妇产科杂志,2013,48(12):884-890.

［17］ 张乃怿,吴成,廖秦平.子宫内膜癌的现状和筛查［J］.中华临床医师杂志(电子版),2011,5(3):804-810.

［18］ Bertelli G,Valenzano M,Costantini S,et al. Limited value of sonohysterography for endometrial screening in asymptomatic,postmenopausal patients treated with tamoxifen［J］. Gynecol Oncol,2000,78(3 Pt 1):275-277.

［19］ Smith-Bindman R,Weiss E,Feldstein V. How thick is too thick? when endometrial thickness should prompt biopsy in postmenopausal women without vaginal bleeding ［J］. Ultrasound Obstet Gynecol,2004,24(5):558–565.

[20] 李焕菊,杜菲.阴道超声检测子宫内膜厚度对于绝经后女性子宫内膜不典型增生或子宫内膜癌的预测价值[J].中国妇幼保健,2015,30(31):5496–5498.

[21] 牟大英,张露.MRI 在子宫内膜癌肌层浸润及术前分期的临床应用[J].齐齐哈尔医学院学报,2015,36(21):3141–3143.

[22] Horowitz NS,Dehdashti F,Herzog TJ,et al. Prospective evaluation of FDG-PET for detecting pelvic and para-aortic lymgh node metastasis in uterine corpus cancer[J].Gynecol Oncol,2004,95(3):546–551.

[23] 廖秋玲,董巨浪,朱新进,等.MRI 及 DWI 在子宫内膜癌术前分期中的诊断价值[J].海南医学,2015,26(16):2390–2393.

[24] Powell JL,Hill KA,Shiro BC,et al.Preoperative serum CA125 levels in treating endometrial cancer[J]. J Reprod Med,2005,50:585.

[25] 李小毛,叶辉霞,刘继红,等.术前血清 CA199 在子宫内膜癌评估中的价值[J].中山大学学报(医学科学版),2015,36(2):275–278.

[26] 陈瑞芳,鹿欣.子宫内膜癌血清肿瘤标志物研究进展[J].国际肿瘤学杂志,2014,41(5):364–367.

[27] Siegel R,Ma J,Zou Z,et al. Cancer statistics,2014[J]. CA Cancer J Clin,2014,64:9–29.

[28] Creasman WT,Odicino F,Maisonneuve P,et al. Carcinoma of the corpus uteri [J]. J Epidemiol Biostat,2001,6:47–86.

[29] Barakat RR,Bundy BN,Spirtos NM,et al. Randomized double–blind trial of estrogen replacement therapy versus placebo in stage Ⅰ or Ⅱ endometrial cancer:a Gynecologic Oncology Group Study[J]. J Clin Oncol,2006,24:587–592.

[30] Duska LR,Garrett A,Rueda BR,et al. Endometrial cancer in women 40 years old or younger[J]. Gynecol Oncol,2001,83:388–393.

[31] Gitsch G,Hanzal E,Jensen D,et al. Endometrial cancer in premenopausal women 45 years and younger[J]. Obstet Gynecol,1995,85:504–508.

[32] Lee NK,Cheung MK,Shin JY,et al. Prognostic factors for uterine cancer in reproductive–aged women[J]. Obstet Gynecol,2007,109:655–662.

[33] Tran BN,Connell PP,Waggoner S,et al. Characteristics and outcome of endometrial carcinoma patients age 45 years and younger[J]. Am J Clin Oncol,2000,23:476–480.

[34] Peng ZL.The standard treatment of endometrial carcinoma [J]. Chin J Oncol Prev Treat,

2012,4:14-18.

[35] Xie YH. Clinical analysis of 180 cases with endometrial carcinoma [J]. J Chin Oncol, 2010,16:858-860.

[36] Ota T,Yoshida M,Kimura M,et al. Clinicopathologic study of uterine endometrial carcinoma in young women aged 40 years and younger [J]. Int J Gynecol Cancer,2005,15:657-662.

[37] Gallup DG,Stock RJ. Adenocarcinoma of the endometrium in women 40 years of age or younger[J]. Obstet Gynecol,1984,64:417-420.

[38] Silverberg SG,Makowski EL,Roche WD. Endometrial carcinoma in women under 40 years of age:comparison of cases in oral contraceptive users and non-users [J]. Cancer, 1977,39:592-598.

[39] Gallos ID,Yap J,Rajkhowa M,et al. Regression,relapse,and live birth rates with fertility-sparing therapy for endometrial cancer and atypical complex endometrial hyperplasia:a systematic review and metaanalysis[J]. Am J Obstet Gynecol,2012,207:266.

[40] Park JY,Kim DY,Kim JH,et al. Long-term oncologic outcomes after fertility-sparing management using oral progestin for young women with endometrial cancer (KGOG 2002) [J]. Eur J Cancer,2013,49:868-874.

[41] Yang XH,Li XM. The endocrine therapy of endometrial carcinoma [J]. J Chin Phys, 2014,16:280-282.

[42] Laurelli G,Di Vagno G,Scaffa C,et al. Conservative treatment of early endometrial cancer:preliminary results of a pilot study[J]. Gynecol Oncol,2011,120:43-46.

[43] Mazzon I,Corrado G,Masciullo V,et al. Conservative surgical management of stage IA endometrial carcinoma for fertility preservation[J]. Fertil Steril,2010,93:1286-1289.

[44] Mazzon I,Corrado G,Morricone D,et al. Reproductive preservation for treatment of stage I A endometrial cancer in a young woman:hysteroscopic resection[J]. Int J Gynecol Cancer,2005,15:974-978.

[45] Duska LR,Garrett A,Rueda BR,et al. Endometrial cancer in women 40 years old or younger[J]. Gynecol Oncol,2001,83:388-393.

[46] Gitsch G,Hanzal E,Jensen D,et al. Endometrial cancer in premenopausal women 45 years and younger[J]. Obstet Gynecol,1995,85:504-508.

[47] Lee NK,Cheung MK,Shin JY,et al. Prognostic factors for uterine cancer in reproductive-

aged women[J]. Obstet Gynecol,2007,109:655-662.

[48] Walsh C,Holschneider C,Hoang Y,et al. Coexisting ovarian malignancy in young women with endometrial cancer[J]. Obstet Gynecol,2005,106:693-699.

[49] Evans -Metcalf ER,Brooks SE,Reale FR,et al. Profile of women 45 years of age and younger with endometrial cancer[J]. Obstet Gynecol,1998,91:349-354.

[50] Leitao MM Jr,Kehoe S,Barakat RR,et al. Comparison of D&C and office endometrial biopsy accuracy in patients with FIGO grade 1 endometrial adenocarcinoma [J]. Gynecol Oncol,2009,113:105-108.

[51] Daniel AG,Peters WA 3rd. Accuracy of office and operating room curettage in the grading of endometrial carcinoma[J]. Obstet Gynecol,1988,71:612-614

[52] Clark TJ,Voit D,Gupta JK,et al. Accuracy of hysteroscopy in the diagnosis of endometrial cancer and hyperplasia:a systematic quantitative review[J]. JAMA,2002,288:1610-1621.

[53] Taka I,Legura B. Office hysteroscopy and the risk of microscopic extrauterine spread in endometrial cancer[J]. Gynecol Oncol,2007,107:94-98.

[54] Kinkel K,Kaji Y,Yu KK,et al. Radiologic staging in patients with endometrial cancer:a meta-analysis[J]. Radiology,1999,212:711-718.

[55] Wu LM,Xu JR,Gu HY,et al. Predictive value of T2-weighted imaging and contrast-enhanced MR imaging in assessing myometrial invasion in endometrial cancer:a pooled analysis of prospective studies[J]. Eur Radiol,2013,23:435-449.

[56] Kitajima K,Suenaga Y,Ueno Y,et al. Value of fusion of PET and MRI for staging of endometrial cancer:comparison with 18F-FDG contrast-enhanced PET/CT and dynamic contrast-enhanced pelvic MRI[J]. Eur J Radiol,2013,82:1672-1676.

[57] Crivellaro C,Signorelli M,Guerra L,et al. Tailoring systematic lymphadenectomy in high-risk clinical early stage endometrial cancer:the role of 18F-FDG PET/CT[J]. Gynecol Oncol,2013,130:306-311.

[58] Ghooshkhanei H,Treglia G,Sabouri G,et al. Risk stratification and prognosis determination using (18)F-FDG PET imaging in endometrial cancer patients:a systematic review and meta-analysis[J]. Gynecol Oncol,2014,132:669-676.

[59] Chiva L,Lapuente F,Cortijo LG,et al. Sparing fertility in young patients with endometrial cancer[J]. Gynecol Oncol,2008,111:101-104.

[60] Park JY,Kim DY,Kim TJ,et al. Hormonal therapy for women with stage IA endometrial

287

cancer of all grades[J]. Obstet Gynecol,2013,122:7-14.

[61] Brown AJ,Westin SN,Broaddus RR,et al. Progestin intrauterine device in an adolescent with grade 2 endometrial cancer[J]. Obstet Gynecol,2012,119:423-426.

[62] Koskas M,Yazbeck C,Walker F,et al. Fertility-sparing management of grade2 and 3 endometrial adenocarcinomas[J]. Anticancer Res,2011,31:3047-3049.

[63] 涂画,刘继红. 2011 年 NCCN 子宫内膜癌临床实践指南解读[J].中国实用妇科与产科杂志,2011,27(11):803-807.

[64] 林仲秋.《FIGO2015 妇癌报告》解读连载二——子宫内膜癌诊治指南解读[J].中国实用妇科与产科杂志,2015,31(11):986-991.

[65] Sartori E,Laface B,Gadducci A,et al. Factors influencing survival in endometrial cancer replapsing patients:a Cooperation Task Force (CTF) study [J].Int J Gynecol Cancer,2003,13(4):458-465.

[66] Creuzberg CL,van Putten WL,Koper PC,et al. Surgery and postoperative radiotherapy versus surgery alone for patients with stage-1 endometrial carcinoma,multicentre randomized trial. PORTEC study group.post-operative radiation therapy in endometrial carcinoma[J].Lancet,2000,355(9213):1404-1411.

[67] 陈春玲,马珂,廖秦平,等.晚期子宫内膜癌复发特征与相关因素分析[J].中国医药导刊,2008,10(1):7-11.

[68] Dellinger TH,Monk BJ.Systemic therapy for recurrent endometrial cancer: a review of North American trials[J].Expert Rev Anticancer Ther,2009,9(7):905-916.

[69] Thigpen T,Brady MF,Homesley HD,et al.Tamoxifen in the treatment of advanced or recurrent endometrial carcinoma:a Gynecologic Oncology Group study[J]. J Clin Oncol,2001,19(2):364-367.

[70] Fleming GF,Brunetto VL,Cella D,et al. Phase Ⅲ trial of doxorubicin plus cisplatin with or without paclitaxel plus filgrastim in advanced endometrial carcinoma.A gynecologic oncology group study[J].J Clin Oncol,2004,22(11):2159-2166.

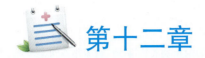

第十二章
子宫内膜癌的分期

　　1988 年前对子宫内膜癌通常采用临床分期,但由于临床分期与术后实际分期有较大出入,目前广泛采用的子宫内膜癌分期是手术病理分期,此分期体系已被国际妇产科联盟(FIGO)和美国癌症联合委员会(AJCC)采纳为通用的分期标准。

一、子宫内膜癌临床分期

　　子宫内膜癌的第一个分期标准产生于 1950 年(表 12-1),此后 1961 年(表 12-2)、1971 年(表 12-3)、1988 年分别进行了修改。

表 12-1　1950 年子宫内膜癌第一次分期

0 期:有病理工作者认为形态很似癌的病变,但显微镜观察难以肯定诊断
Ⅰ期:病变限于子宫(1 组适于手术,2 组手术危险)
Ⅱ期:病变超出子宫

表 12-2　1961 年子宫内膜癌分期的修订

0 期:组织学可疑癌,但不能肯定诊断
Ⅰ期:病变局限于子宫体
Ⅱ期:病变累及子宫体与子宫颈
Ⅲ期:病变超出子宫,但未超出盆腔
Ⅳ期:病变扩散到真骨盆外或明显累及膀胱直肠黏膜

表 12-3　子宫内膜癌分期(FIGO,1971)

0 期:内膜非典型增生,原位癌,组织学检查可疑为恶性

Ⅰ期:肿瘤局限于子宫体

Ⅰa 期:子宫腔长度≤8cm

Ⅰb 期:子宫腔长度>8cm

Ⅱ期:肿瘤累及宫颈,但未超出子宫

Ⅲ期:肿瘤播散于子宫体外,局限于盆腔内(阴道、宫旁组织可能受累,但未累及膀胱、直肠)

Ⅳ期:肿瘤播散于盆腔内累及膀胱或直肠(黏膜明显受累),或有盆腔以外的播散

Ⅳa 期:肿瘤累及邻近器官

Ⅳb 期:肿瘤累及远处器官,包括腹腔转移或腹股沟淋巴结转移

G_1(高分化):非鳞状或非桑葚状实质性生长类型成分≤5%

G_2(中分化):非鳞状或非桑葚状实质性生长类型成分 6%~50%

G_3(低分化或未分化):非鳞状或非桑葚状实质性生长类型成分>50%

　　1971 年由 FIGO 颁布的子宫内膜癌分期系统是临床分期,分期的依据是根据临床检查及辅助检查的结果修订,尤其是分段诊刮。因为绝大多数子宫内膜癌被认为是Ⅰ期,故Ⅰ期最受关注,将测量子宫腔的深度来区分阶段ⅠA 和ⅠB(小于或大于 8cm 深度)。同时,此次分期将影响肿瘤预后的肿瘤分级引入到子宫内膜癌分期中。目前该分期体系已很少应用,但仍应用于少数非手术患者及手术前放疗患者。

二、子宫内膜癌手术—病理分期

　　子宫内膜癌的临床分期体系是完全基于临床的,即对患者进行较详细的盆腔及全身的检查,探测宫腔的深度,同时结合某些辅助检查,如宫颈搔刮、宫腔镜、阴道镜、肺和骨骼的 X 线检查等,根据以上的具体情况进行分期。但是,有时术前很难通过以上的临床手段明确病变是否累及附件或者盆腔、腹主动脉旁淋巴结,个别的隐匿性宫颈受累病例,术前诊刮也未能被发现,另外,有时宫腔内的肿瘤脱落至宫颈管,也可以造成宫颈受累的假象,因此,临床分期与手术—病理分期相比误差较大。结合文献中的报道,临床分期Ⅰ期者,经过手术分期证实

19.7%将会变成临床病理分期的Ⅱ期或Ⅲ期,而临床分期为Ⅱ期者,有80.5%将与手术—病理分期不相符。具体来说,临床分期为Ⅰ期者,42%伴有淋巴结转移,10.6%腹腔冲洗液呈阳性,60.5%将伴有肌层浸润;临床分期为Ⅱ期者,淋巴结转移率可达51.4%,腹腔冲洗液阳性率将达到46.9%。由此可见,子宫内膜癌的临床分期与手术—病理分期相比存在较大的误差。因此,在首次手术时除应该注意手术范围之外,还应该特别注意留取腹腔冲洗液,尽可能行盆腔及腹主动脉旁淋巴结切除或活检,术中必要时行冷冻病理检查,严格按照手术—病理分期的规定制定分期,为以后治疗提供依据。

　　1988年10月FIGO推荐子宫内膜癌手术—病理分期(表12-4),自1989年10月开始使用。在肿瘤的分级和范围上应该有组织学证据。该分期增加了与预后有关的因素:子宫肌层浸润的深度、淋巴结有无转移、腹腔冲洗液细胞学检查是否阳性、有无子宫外的转移灶等。

表 12-4　子宫内膜癌手术分期(FIGO,1988)

Ⅰ期

　Ⅰa ($G_{1,2,3}$)肿瘤局限于子宫内膜

　Ⅰb ($G_{1,2,3}$)肿瘤浸润深度≤1/2肌层

　Ⅰc ($G_{1,2,3}$)肿瘤浸润深度>1/2肌层

Ⅱ期

　Ⅱa ($G_{1,2,3}$)仅宫颈内膜腺体受累

　Ⅱb ($G_{1,2,3}$)宫颈间质受累

Ⅲ期

　Ⅲa ($G_{1,2,3}$)肿瘤累及浆膜和/或附件和/或腹腔细胞学阳性

　Ⅲb ($G_{1,2,3}$)阴道转移

　Ⅲc ($G_{1,2,3}$)盆腔淋巴结和/或腹主动脉旁淋巴结转移

Ⅳ期

　Ⅳa ($G_{1,2,3}$)肿瘤累及膀胱和/或直肠黏膜

　Ⅳb ($G_{1,2,3}$)远处转移,包括腹膜内转移和/或腹股沟淋巴结转移

G_1(高分化):非鳞状或非桑葚状实质性生长类型成分≤5%

G_2(中分化):非鳞状或非桑葚状实质性生长类型成分 6%~50%

G_3(低分化或未分化):非鳞状或非桑葚状实质性生长类型成分>50%

有关分期的几点说明:①由于子宫内膜癌现已采用手术分期,以前使用的分段诊刮以区分Ⅰ期或Ⅱ期的方法不再使用。②少数患者首选放疗,仍使用1971年FIGO通过的临床分期,但应注明。③肌层厚度应和肿瘤浸润的深度同时测量。

病理分级注意事项:①要注意核的不典型性,若与结构分级不符合时,应将G_1或G_2肿瘤相应提高一级。②浆液性和透明细胞癌核的分级原则同上述,多数学者将其定义为高级别病变。③腺癌伴有鳞状上皮分化时,其分级根据腺体部分核的分级来确定。

1988年分期应用了20年之后,2009年FIGO公布了新的分期(表12-5)。经过多次讨论和多个专门从事研究和治疗女性恶性肿瘤的国际科学性机构,包括国际妇科肿瘤协会(IGCS)、妇科癌症团体(GCIG)、美国妇科肿瘤学会(SGO)、美国癌症联合委员会(AJCC)和国际妇科病理学会(ISGP)的共同努力,于2008年3月初形成新分期文件,并于2008年5月初提交到在日内瓦举办的国际抗癌联盟TNM分期核心小组会议上,得到国际抗癌联盟和AJCC的批准。2008年9月初,FIGO分期执行理事会正式批准了子宫内膜癌的新分期,并于2009年5月予以公布。

FIGO 2009年重新修订的子宫内膜癌分期较前有了较大的变化,其中需要说明的是:

(1)经循证医学研究,Ⅰa期/G_1、Ⅰb期/G_1、Ⅰa期/G_2、Ⅰb期/G_2的5年生存率分别为93.4%、91.2%、91.3%和93.4%,无显著性差异。因FIGO 1988分期中Ⅰa及Ⅰb期患者预后差异不大,将原Ⅰa和Ⅰb期合并为Ⅰa期。

(2)宫颈黏膜受累作为上皮内癌,归为Ⅰ期。现Ⅱ期定为宫颈间质受累。以前使用分段诊刮区分Ⅰ期或Ⅱ期的方法不再使用;肌层厚度应和浸润深度同时测量。

(3)腹膜后淋巴结转移是预后不良的独立因素。越来越多的研究证实,子宫内膜癌腹主动脉旁淋巴结受累的预后远比仅有盆腔淋巴结受累差,因此,新分期将盆腔淋巴结和腹主动脉旁淋巴结受累分开,将原Ⅲc期分为$Ⅲc_1$和$Ⅲc_2$。

(4)研究显示,腹水细胞学检查阳性常常是其他高危因素作用后的结果,而

表 12-5　子宫内膜癌手术分期(FIGO,2009)

Ⅰ期　肿瘤限于子宫体

　Ⅰa期:肿瘤局限于子宫内膜或肿瘤浸润深度≤1/2肌层

　Ⅰb期:肿瘤浸润深度>1/2肌层

Ⅱ期　肿瘤累及宫颈间质,但是未播散到子宫外

Ⅲ期　肿瘤局部和/或区域扩散

　Ⅲa期:肿瘤累及子宫浆膜和/或附件

　Ⅲb期:阴道和/或宫旁受累

　Ⅲc_1期:盆腔淋巴结转移

　Ⅲc_2期:腹主动脉旁淋巴结转移

Ⅳ期　肿瘤侵及膀胱和/或直肠黏膜,和/或远处转移

　Ⅳa期:肿瘤侵及膀胱和/或直肠黏膜。

　Ⅳb期:远处转移,包括腹腔转移或腹股沟淋巴结转移

G_1(高分化):非鳞状或非桑葚状实质性生长类型成分≤5%

G_2(中分化):非鳞状或非桑葚状实质性生长类型成分6%~50%

G_3(低分化或未分化):非鳞状或非桑葚状实质性生长类型成分>50%

不是影响预后的独立因素。所以,新分期将腹水细胞学阳性不再作为分期的一个依据,也就是说,腹水细胞学阳性不再作为分期的条件。但它本身仍然是影响预后的一个因素,手术时细胞学检查还是要做。

(5)此次修改将宫旁转移明确划为Ⅲb期。

(6)在新分期中,盆腔淋巴结和腹主动脉旁淋巴结转移成了重要的分期依据,直接关系到患者治疗方式的选择与预后。但子宫内膜癌患者的淋巴结切除仍是最有争议的问题。其中突出的问题之一就是关于没有高危因素的早期患者淋巴结的处理问题。一方面FIGO手术病理分期中明确将盆腔淋巴结转移定为Ⅲc_1期,腹主动脉旁淋巴结转移而不论盆腔淋巴结是否转移为Ⅲc_2期,如果不进行淋巴结切除,有可能使患者的分期降低而错失术后综合治疗的机会。大多数治疗指南一致性地提示,如果想使"分期准确"就必须遵守分期标准,如果选择另外的方法就会使患者的手术分期不准确而不能得到恰当的术后综合治疗。另一方面,由于一些没有高危因素的早期患者的淋巴结转移的发生率确实很

低,扩大手术(淋巴清扫术)无疑将给患者的身体与经济带来损害,而且持此观点者还不在少数,但在这些学者中,关于如何实施合理的手术方式仍然存在分歧,患者是否能从较大的手术分期及后续的辅助治疗中受益是争议的焦点。

争议源于GOG33号研究所发现的子宫内膜癌淋巴结转移的模式与发生率,以及对预后的影响结果。该研究阐述了对于低危组(组织学分级为G_1和G_2、肌层受侵深度<50%、原发肿瘤直径<2cm)患者行淋巴结切除术没有明确的益处。但是,这些"低危"因素是根据子宫切除后的最终病理诊断而定的,要在术前或术中确定是比较困难的。为此,术者在术前及术中常常应用各种各样的"算法"来决定是否行淋巴结切除术,但直到现在,还没有前瞻性研究阐明如何指导是否行淋巴结的切除。

GOG33号研究对淋巴结低危转移的患者进行了评价,对真正低危转移患者行淋巴结切除的价值是被质疑的。目前,应用术前、术中临床病理特征已经能够较准确地评估出低危患者,有学者认为对低危患者可以不切除淋巴结。同样,识别高危淋巴结转移的价值也十分重要,对高危患者应切除淋巴结。这种做法本身没有什么不妥,但是,子宫内膜癌的分期是手术病理分期,病理诊断才是分期的"金标准",而不能依靠低危+推论来确定分期,只有全面地切除盆腔淋巴结与腹主动脉旁淋巴结(至少应该取样),才能最准确地识别淋巴结转移,尤其是对于显微镜下的转移病变,这样才能真正做到准确分期。对于早期、低危的患者,淋巴结切除本身也许不是"治疗"或起到治疗的作用不大,但是,却能用于指导选择恰当的术后辅助治疗方法。所以,淋巴结切除对防止过度治疗或治疗不足具有重要意义。对低危患者持反对行淋巴结切除的另一理由是术后的下肢淋巴水肿将影响患者的生活质量。GOG目前正在进行一项大型前瞻性研究来确定这类患者下肢淋巴水肿的发生率。前哨淋巴结绘图技术的应用,可能提供一个可以接受的只针对转移淋巴结的切除来替代全面的淋巴结切除术。

最近,发表了两项关于子宫内膜癌患者切除与不切除盆腔淋巴结比较的前瞻性研究结果,认为盆腔淋巴结切除提高了手术分期的准确性,但却没有提高生存期,这引起了一些质疑与争议。因为这两项研究也存在一些问题,一是病例的选择标准不同,而且都没有行腹主动脉旁淋巴结切除术,致分期可能不准确;

二是术后辅助治疗的方法也不同。

目前,术前还不能发现淋巴结的微小转移,因此如果要获得准确的手术分期,应行系统的盆腔淋巴结切除术。而淋巴结取样将会导致不准确的分期结果。若患者有内科合并症,则不建议行系统的淋巴结切除术而只需切除肿大的淋巴结。尽管淋巴结切除术的治疗意义尚未明了,但因其能指导辅助治疗而逐渐被广泛接受。

三、子宫内膜癌 TNM 分期

TNM 分期系统是目前国际上最为通用的肿瘤分期系统(表 12-6)。首先由法国 Pierre Denoix 于 1943~1952 年间提出, 后来美国癌症联合委员会(American Joint Committee on Cancer,AJCC)和国际抗癌联盟(Union for International Cancer Control,UICC)逐步开始建立国际性的分期标准,并于 1968 年正式出版了第 1 版《恶性肿瘤 TNM 分类法》手册。

随着 UICC 对 TNM 分期的不断完善和发展,FIGO 也开始引入 TNM 分类法的概念,在 2000 第 16 届 FIGO 会议上明确提出了 TNM 分期标准。两者的比较见表 12-7。

表 12-6　TNM 分期

T_X:原发肿瘤的情况无法评估

T_0:没有证据说明存在原发肿瘤

T_{is}:早期肿瘤没有播散至相邻组织

T_{1-4}:大小和/或原发肿瘤的范围

N_X:区域淋巴结情况无法评估

N_0:没有区域淋巴结受累(淋巴结未发现肿瘤)

N_1:只有附近的少数淋巴结受到累及

N_2:于 N_1 和 N_3 的状况之间的情况(并不适用于所有肿瘤)

N_3:远处的和/或更多的淋巴结受到累及(并不适用于所有肿瘤)

M_0:没有远处转移(肿瘤没有播散至体内其他部分)

M_1:有远处转移(肿瘤播散至体内其他部分)

表 12-7　子宫内膜癌 FIGO 2009 年分期与 TNM 分期比较

FIGO 分期	国际抗癌联盟(UICC)		
	T(肿瘤)	N(淋巴结)	M(远处转移)
I	T_1	N_0	M_0
I A	T_{1a}	N_0	M_0
I B	T_{1b}	N_0	M_0
II	T_2	N_0	M_0
III	T_3	$N_0\sim N_2^*$	M_0
III A	T_{3a}	N_0	M_0
III B	T_{3b}	N_0	M_0
III C$_1$	$T_1\sim T_3$	N_1	M_0
III C$_2$	$T_1\sim T_3$	N_2^*	M_0
IV A	T_4	任何 N	M_0
IV B	任何 T	任何 N	M_1

* 原稿为 $N_0\sim N_1$ 和 N_1,与定义不符——译者注。

四、子宫肉瘤的分期

2009 年之前,子宫平滑肌肉瘤(LMS)使用的是 FIGO(1988 年)子宫内膜癌手术病理分期标准,其他类型肉瘤使用的是国际抗癌联盟—美国癌症联合委员会分期(UICC-AJCC)(1994 年)子宫肉瘤临床分期标准(表 12-8)。这两种分期标准对指导临床治疗决策的制定及预后的判定均有一定局限性,其原因在于:子宫内膜癌与子宫肉瘤组织起源、生物学行为及预后不同。而 UICC-AJCC(1994 年)子宫肉瘤分期未将肿瘤浸润深度、淋巴结受累、血管淋巴管内瘤栓等列入分期,但这些均与子宫肉瘤的复发及预后相关。2009 年,FIGO 根据子宫肉瘤的临床特征及其生物学行为提出新的分期标准 (表 12-9),首先将子宫肉瘤分为 3 类:子宫平滑肌肉瘤(LMS)、子宫内膜间质肉瘤(ESS)和腺肉瘤(adenosarcoma),以及癌肉瘤(CS)。新分期仍然是手术病理分期,并未把术前影像学结果纳入分期标准。

表 12-8　UICC-AJCC 分期标准子宫肉瘤的临床分期

Ⅰ期:肿瘤局限于宫体

Ⅱ期:肿瘤已累及宫颈管

Ⅲ期:肿瘤已超出子宫,侵犯盆腔其他脏器及组织,但仍限于盆腔

Ⅳ期:肿瘤超出盆腔范围,侵犯上腹腔或已有远处转移

表 12-9　FIGO 子宫肉瘤分期(2009 年)肿瘤范围

子宫平滑肌肉瘤

Ⅰ期 肿瘤局限于子宫

Ⅰ A 肿瘤直径≤5 cm

Ⅰ B 肿瘤直径>5cm

Ⅱ期 肿瘤扩散至盆腔

Ⅱ A 侵犯附件

Ⅱ B 侵犯子宫及其他盆腔组织

Ⅲ期 肿瘤扩散至腹腔(不单是突向腹腔)

Ⅲ A 一处受累

Ⅲ B 一处以上受累

Ⅲ C 转移至盆腔和(或)腹主动脉旁淋巴结

Ⅳ期

Ⅳ A 侵犯膀胱和(或)直肠

Ⅳ B 远处转移

子宫内膜间质肉瘤和腺肉瘤

Ⅰ期 肿瘤局限于子宫体

Ⅰ A 肿瘤局限于子宫内膜和(或)子宫颈内膜

Ⅰ B 肿瘤浸润肌层<1/2

Ⅰ C 肿瘤浸润肌层≥1/2

Ⅱ期 肿瘤扩散至盆腔

Ⅱ A 侵犯附件

Ⅱ B 侵犯子宫及其他盆腔组织

Ⅲ期 肿瘤扩散至腹腔(不单是突向腹腔)

Ⅲ A 一处受累

Ⅲ B 一处以上受累

Ⅲ C 转移至盆腔和(或)腹主动脉旁淋巴结

Ⅳ期

Ⅳ A 侵犯膀胱和(或)直肠

Ⅳ B 远处转移

癌肉瘤 同子宫内膜癌

1. 子宫平滑肌肉瘤

子宫平滑肌肉瘤(LMS)来源于子宫平滑肌,占子宫肉瘤的22.5%~44%,是子宫肉瘤最常见的病理类型,5年生存率为18.8%~68%。在Ⅰ期中,FIGO调整了ⅠA期与ⅠB期的标准,摒弃了原来肿瘤浸润子宫肌层的标准而采用肿瘤直径大小的标准。原因在于:首先,LMS来源于子宫平滑肌,肿瘤浸润子宫肌层并不是肿瘤发展的问题,按肿瘤侵犯子宫肌层的程度分为ⅠA期及ⅠB期并不准确;其次,并没有循证医学证据表明LMS浸润子宫肌层的程度与预后直接相关;再者,有研究表明肿瘤直径大小与LMS术后的5年生存率呈负相关。故2009年FIGO分期摒弃了肌层浸润对LMS预后的影响,而考虑肿瘤大小的影响,把肿瘤直径≤5cm的LMS定为ⅠA期,>5cm定为ⅠB期。但是以往的临床资料证据仍稍显不足:首先,综合4位学者对300余例LMS肿瘤最大直径资料,发现LMS中位直径为7~9cm,肿瘤直径≤5cm的仅占10%~23%,以5cm分界在流行病学上的证据不足;其次,大多数临床研究因缺乏肿瘤直径资料无法进行肿瘤大小的多因素分析,即关于肿瘤大小与预后相关的证据太少;再者,学者Soslow在2010年美加病理学年会上报道了123例Ⅰ期LMS,其总体生存率数据并不支持2009年FIGO对ⅠA、ⅠB期的分期。

2009年FIGOⅡ期总体纳入标准完全变化,摒弃了原分期肿瘤无宫体外蔓延的标准,而采用肿瘤侵犯盆腔的标准,最主要的改变在于对待肿瘤侵犯宫颈及侵犯卵巢的不同。一方面,新FIGO分期像UICC–AJCC分期一样并未把肿瘤累及宫颈作为分期标准,是因为研究发现肿瘤累及宫颈的发生率仅0~14%,且5年生存率25%~100%;同时一些学者认为宫颈浸润实质上是子宫肌层病变的直接延续,无关肿瘤发展的问题。另一方面,新分期把肿瘤侵入卵巢从ⅢA期降至ⅡA期。因为一般情况下,Ⅲ期子宫肉瘤预后不佳,5年生存率为0~44.9%,而1993年GOG的多因素分析表明,卵巢转移并不是子宫肉瘤无瘤生存率的独立的危险因素,即使仅出现卵巢转移的子宫肉瘤患者的预后不佳,而且子宫肉瘤出现卵巢转移发生率仅为3.5%。另外,新FIGO分期把肿瘤浸润其他盆腔组织从原分期ⅢB期降至ⅡB期,但尚未见相关循证医学证据。在LMSⅢ期新标准中,不再强调转移、扩散的部位,而强调发生转移的数量,如ⅢA期指出现一处转移，ⅢB 期指一处以上转移；同时，新标准还强调Ⅲ期不单是突向腹腔；但是关于腹膜后淋巴结转移的问题新旧标准一致，仍定为ⅢC 期。另外纵观整体标准，需注意子宫浆膜层受累及腹水细胞学检查的问题。一方面，因多项临床研究资料多因素分析表明，肿瘤累及浆膜层并不是总体生存率的独立的危险因素，所以摒弃了肿瘤累及浆膜层的标准。另一方面，新分期并没有强调腹水细胞学阳性作为 LMS 分期标准，在处理时可像子宫内膜癌一样予以保留意见，仍予以检查并记录在案。Ⅳ期标准仍是肿瘤侵及膀胱、直肠或发生远处转移，没有变化。

2. 子宫内膜间质肉瘤(ESS)和腺肉瘤

此次分期将子宫内膜间质肉瘤与恶性苗勒管肉瘤中的含有正常上皮与苗勒管间质肉瘤划在一起是合理的。组织学方面都属于上皮部分的间质，都属于肉瘤，没有癌的成分。ESS 细胞类似增殖期子宫内膜的间质细胞，发生率为子宫肉瘤的 1.5%~20%。过去根据核异型性、有丝分裂活性、血管类型及肌层浸润把 ESS 分为低级别 ESS 及高级别 ESS，但目前研究发现，两者的生物学行为及其临床预后相去甚远。低级别 ESS 存在激素依赖性，5 年总生存率为73%~100%，晚期复发率为 14%~60%；而高级别 ESS 缺乏子宫内膜间质异型性，5 年生存率为 25%~55%。因此，最新分类把原高级别 ESS 归为未分化子宫内膜肉瘤或未分化子宫肉瘤，而目前所指 ESS 则仅指以前的低级别 ESS。因为新旧分类方法不一致，故一些比较久远的临床资料已无法作为新分期的证据。

腺肉瘤起源于子宫内膜上皮间质，无癌的成分，占子宫肉瘤的 5.5%~9%，生长较慢，5 年生存率超过 80%，但是其复发率及死亡率分别达 25%~45%和 20%~25%。目前关于其分期的临床证据较少，故无法判断新旧两种分期的优劣。因为 ESS 及腺肉瘤均来源于腺上皮间质，所以在新分期中把两者放在一起讨论。2009 年 FIGO 分期中Ⅰ期沿用了原分期标准，而Ⅱ、Ⅲ、Ⅳ期分期标准同 LMS 分期中Ⅱ、Ⅲ、Ⅳ期标准。因 ESS 及腺肉瘤源自上皮组织，其向子宫肌层的浸润体现了肿瘤发展，故在Ⅰ期分期标准仍把肿瘤对子宫肌层的浸润程度纳入其中。Ⅱ期同 LMS 一样变化最大，首先摒弃原Ⅱ期肿瘤侵及宫颈的标准，一方面因为 Garg 等研究发现，低级别 ESS 宫颈浸润与患者 5 年生存率无显著性相关；

299

另一方面 ESS 或腺肉瘤侵及宫颈的发生率很低,且肿瘤累及宫颈可看作是子宫肌层受累时一并出现的蔓延,并不认为是肿瘤的进一步发展。其次,新分期把卵巢转移、盆腔受累纳入Ⅱ期标准,强调了附件受累,而其余盆腔组织一并带过。虽然目前尚无大样本的资料报道 ESS 或腺肉瘤单纯出现盆腔浸润的预后,但有资料报道低级别 ESS 患者中有 25%~50%出现子宫外的盆腔扩散,从流行病学角度上看此分期有一定依据。在 FIGO Ⅲ期中,与 LMS 相似,新分期未把浆膜层浸润、阴道转移作为Ⅲ期标准,而是考虑出现肿瘤转移的数量,因为 ESS 中浆膜层浸润或阴道转移的发生率均较低。而Ⅳ期分期标准不变。

3. 癌肉瘤

目前学术观点认为癌肉瘤是单克隆肿瘤,其肉瘤成分是未分化的癌组织。研究证实癌肉瘤与子宫内膜癌的疾病类型、危险因子、对化疗药物的反应、免疫组化学及分子学研究结果类似。因此,癌肉瘤的分期仍参见 FIGO 子宫内膜癌的分期。

(寿华锋 朱 滔)

参考文献

[1] Boronow RC, Morrow CP, Creasman WT, et al. Surgical staging in endometrial cancer:clinical-pathologic findings of a prospective study[J]. Obstet Gynecol, 1984, 63(6):825-832.

[2] Cowles TA, Magrina JF, Masterson BJ, et al. Comparison of clinical and surgical-staging in patients with endometrial carcinoma[J]. Obstet Gynecol, 1985, 66(3):413-416.

[3] Creasman WT, Morrow CP, Bundy BN, et al. Surgical pathologic spread patterns of endometrial cancer. A Gynecologic Oncology Group Study[J]. Cancer, 1987, 60(8 Suppl):2035-2041.

[4] Benedet JL, Bender H, Jones H 3rd, et al. FIGO staging classifications and clinical practice guidelines in the management of gynecologic cancers. FIGO Committee on Gynecologic Oncology[J]. Int J Gynaecol Obstet, 2000, 70(2):209-262.

[5] Pecorelli S. Revised FIGO staging for carcinoma of the vulva, cervix, and endometrium[J]. Int J Gynaecol Obstet, 2009, 105(2):103-104.

[6] Creasman W. Revised FIGO staging for carcinoma of the endometrium[J]. Int J Gynaecol

Obstet,2009,105(2):109.

[7]　Mariani A1,Dowdy SC,Podratz KC. New surgical staging of endometrial cancer:20 years later[J]. Int J Gynaecol Obstet,2009,105(2):110-111.

[8]　Colombo N,Preti E,Landoni F,et al. Endometrial cancer:ESMO Clinical Practice Guidelines for diagnosis,treatment and follow-up[J]. Ann Oncol,2013;24:33.

[9]　Rauta CP,Nucci MR,Wang Q,et al. Predictive value of FIGO and AJCC staging systems in patients with uterine leiomyosarcoma[J]. Eur J Cancer,2009,45(16):2818-2824.

[10]　Tse KY,Crawford R,Ngan HY. Staging of uterine sarcomas[J]. Best Pract Res Clin Obstet Gynecol,2011,25(6):733-749.

[11]　Benito V,Lubrano A,Arencibia O,et al. Clinicopathologic analysisof uterine sarcomas from a single institution in the Canary Islands[J]. Int J Gynecol Obstet,2009,107(1):44-49.

[12]　Bartosch C,Exposito MI,Lopes JM. Low-grade endometrial stromalsarcoma and undifferentiated endometrial sarcoma:a comparative analysis emphasizing the importance of distinguishing between these two groups[J]. Int J Surg Pathol,2010,18(4):286-291.

第十三章
子宫内膜癌复发和转移的诊断及鉴别诊断

子宫内膜癌总体治疗效果较好,治疗失败者占所有患者的 10%~20%。大部分是晚期患者或特殊的病理类型,如浆液性癌和透明细胞癌。子宫内膜癌治疗失败根据部位可分为局部复发及远处转移,其诊断及鉴别诊断需根据症状、体征、实验室检查及影像学检查,组织病理学检查是诊断金标准,一般情况下应尽可能获得组织病理学诊断。

第一节　子宫内膜癌的复发

一、子宫内膜癌的复发率

子宫内膜癌经过规范的综合治疗后,复发率通常较低。意大利的一项研究分析了 1606 例 Ⅰ~Ⅳ 期内膜癌,复发率为 13%。Tjalma 等综述既往研究,报道子宫内膜癌复发率为 7.7%~18.9%,平均复发率为 13%。Kew 等回顾性分析 9 项临床研究,子宫内膜癌复发率为 8.8%~19%。Patsner 等报道了 125 例 Ⅰ~Ⅱ 期的子宫内膜癌患者,随访中位时间 18 个月,复发率为 11%。然而 Simpkins 等分析,Ⅰ 期子宫内膜样腺癌伴脉管侵犯的患者,86/131 例患者接受了辅助放疗,45 例术后无辅助治疗,中位随访期 4.25 年,其复发率可达 23%(30/131)。因此,即使是早期患者总的复发率较低,但其中也有部分患者具有复发的高危因素,这部分患者的复发率会相对较高。

对于晚期及特殊病理类型的患者,其复发率可高达 50%。Rose 等报道 266 例子宫内膜癌患者,根据术后病理分为低危(97 例)、中危(42 例)、高危(97 例),低危患者中无一例复发,中危患者中 2 例复发 (5%),高危患者中 27 例复发 (28%)。Milgrom 等报道了 40 例 III 期子宫内膜癌患者的随访结果,中位随访时间 49 个月,阴道及盆腔内复发均为 3%,腹主动脉旁转移 11%,腹膜转移 5%,其余部位转移 11%。

子宫内膜癌的复发率通常与具体病理类型有关,浆液性癌及透明细胞癌复发率较子宫内膜样腺癌高。Yechieli 等报道了早期 II 型(浆液性癌/透明细胞癌)子宫内膜癌的结果, 中位随访时间 47 个月, 发现行辅助放疗的患者复发率达 16%,而未行辅助放疗的患者高达 42%。美国的一项研究发现,I ~ III 期子宫内膜浆液性癌的复发率可达 41%。Nguyen 等报道了 22 例子宫内膜浆液性癌随访结果,4 例盆腔内复发,7 例出现远处转移, 出现远处转移的均为 III ~ IV 期患者。Murphy 等报道 38 例子宫内膜透明细胞癌, 治疗后 3 年内的复发率为 50%。Scarfone 等报道 128 例子宫内膜浆液性癌和透明细胞癌患者, 总的复发率为 38.3%(49/128),I ~ II 期复发率为 20.3%,III ~ IV 期复发率为 56.2%,浆液性癌的复发率为 43.1%,透明细胞癌的复发率为 32.6%,浆液性癌和透明细胞癌混合型的复发率为 66.7%。

由于 G_3 子宫内膜样腺癌分化差,易复发,预后差,一些学者研究了浆液性癌/透明细胞癌和 G_3 子宫内膜样腺癌的复发率。Kim 等比较了 G_3 的子宫内膜样腺癌与特殊病理类型(浆液性癌和透明细胞癌)的预后,51 例 G_3 子宫内膜样腺癌,46 例浆液性癌或透明细胞癌,中位随访时间 35 个月,G_3 子宫内膜样腺癌 10 例(19.6%)复发,浆液性癌或透明细胞癌 17 例复发(37.0%)。Goto 等及 Slomovitz 等的研究也认为浆液性癌的预后较 G_3 子宫内膜样腺癌差。Park 等研究则认为,G_3 子宫内膜样腺癌与浆液性癌相比,早期患者预后较好,晚期患者预后无显著性差异。

二、子宫内膜癌的复发时间

超过一半的子宫内膜癌患者治疗失败发生在初次治疗后 2 年之内,超过 3/4

发生在初次治疗后 3 年之内，绝大部分发生在 5 年之内（表 13-1-1）。2006 年 FIGO 年会报道 3 年内复发的子宫内膜癌占所有复发的 70%~95%。MacDonald 等报道了 101 例子宫内膜癌患者，19 例复发，3 年内复发占 89%，全部复发均发生在 5 年内。Morice 等报道 351 例子宫内膜癌患者，27 例复发，85%复发发生在 3 年之内，100%复发在 5.6 年之内。Shumsky 等报道 317 例子宫内膜癌患者，其中复发 53 例，70%复发在 3 年内，86%复发在 5 年内。Milton 等分析了 355 例子宫内膜癌患者，其中 77 例复发，1 年之内复发 49 例，第二年复发 12 例，第三年复发 7 例，第四年复发 5 例，第五、六年各 2 例，表明大部分复发在治疗后 3 年之内。对于特殊病理类型的患者，Scarfone 等报道 128 例子宫内膜浆液性癌和透明细胞癌患者，复发的时间为 7~18 个月，中位复发时间为 12 个月。

三、子宫内膜癌复发或转移部位

（一）子宫内膜癌局部复发

复发子宫内膜癌根据病灶的部位可分为局部复发及远处转移。子宫内膜癌的局部复发病灶一般位于阴道或盆(腹)腔，特别是阴道残端。既往通常认为子宫内膜癌的复发部位最常见在阴道残端，然而随着术后放射治疗的应用，特别是近年来阴道后装治疗在子宫内膜癌辅助治疗中地位的提高，无论是子宫内膜样腺癌，还是特殊病理类型的子宫内膜癌，阴道残端复发已显著性减少(表 13-1-2)，复发患者的复发部位大部分为盆腔外复发。Satori 等的研究发现，在复发的子宫内膜癌患者中，阴道复发占 16.7%，盆腔复发占 32.1%，远处转移则占 51.2%。Tjalma 等报道的局部复发占 33%，远处转移占 57%，10%治疗失败的患者同时有局部复发和远处转移。Scarfone 等报道 128 例子宫内膜浆液性癌和透明细胞癌患者，盆腔内复发 24 例，盆腔外转移 52 例。

表 13-1-1　子宫内膜癌复发率及复发时间

作者	病例数	复发例数（%）						中位随访时间（范围）	复发的中位时间（范围）	术后到诊断复发的时间	
		低危	高危	有症状	无症状	局部	远处			复发比例	时间（年）
Morice	351	9(3)	18(5)	22(81)	5(19)	7(26)	20(74)	42(12~137)	22(5~67)	85 100	3 5.6
Owen	97	17(18)		11(65)	6(35)	8(47)	9(53)	>120(NR)	NR(NR)	82	2
Gadducci	133	3(2)	21(16)	11(46)	13(54)	6(25)	18(75)	53(16~125)	18(6~64)	100	5.3
Agboola	432	50(12)		30(60)	20(40)	19(38)	31(62)	55(3~138)	19(3~194)	80	3
Gordon	111	17(15)		13(76)	4(24)	5(29)	12(71)	NR(NR)	21[a],8[b](NR)	100	5
Ng	86	14(17)		12(86)	2(14)	2(14)	12(86)	26(3~90)	NR(NR)	NR	NR
Salvesen	249	47(19)		42(89)	5(11)	15(32)	32(68)	108(48~192)	NR(NR)	68	2
Berchuck	354	12(3)	32(9)	27(61)	17(39)	24(55)	20(45)	>60(NR)	NR(NR)	82	3
Reddoch	398	1(1)	38(10)	16(41)	23(59)	15(38)	24(62)	64(NR)	15(NR)	100	3.2
Shumsky	317	53(16)		40(75)	13(25)	25[c](47)	28[c](53)	≤120(NR)	18[d](3~110)	70 86[b]	3 5
Podczaski	300	47(16)		23(49)	24(51)	29(62)	18(38)	56(NR)	13(2~125)	70	2
MacDonald	101	19(19)		19(100)	0	NR(NR)	NR(NR)	NR(NR)	NR(NR)	89 100	3 5
合计	2922	13(11~14)		77(74~81)	23(19~26)	39(35~44)	61(56~65)				

NR：未报道；a：有症状；b：无症状；c：6例同时局部复发和远处转移；d：根据生存曲线的估计值（Fung-Kee-Fung, et al. Gynecol Oncol, 2006, 101:523）

表 13-1-2　Ⅰ~Ⅱ期子宫内膜癌术后行阴道后装治疗后的局部复发率

作者/发表年份	病例数	随访时间	复发病例数	
			阴道	盆腔
Piver 1979	49	最短 10 年	0	0
Sause 1990	376	NA	1	NA
Calais 1990	63	NA	3	NA
Piver 1990	92	NA	0	0
Sorbe 1990	404	NA	3	NA
Elicott 1994	358	最短 9 年	8	NA
COSK-NZ-UK 1996	207	3~10 年	2	7
Orr 1997	310	最长 10 年	0	0
Eltabbakh 1997	303	中位 8.1 年	0	2
Mohan 1998	159	中位 96 个月	0	1
Petereit 1999	191	中位 38 个月	0	3
Ng 2000	77	中位 45 个月	2	1
Anderson 2000	102	中位 49 个月	1	2
Fanning 2001	66	平均 4.4 年	0	0
Seago 2001	23	中位 25 个月	0	0
Horowitz 2002	143	中位 65 个月	1	2
Jolly 2005	50	中位 38 个月	2	1
Solhjem 2005	100	中位 23 个月	0	0
Alektiar 2005	382	中位 48 个月	7	2
Lin 2007	42	中位 55 个月	1	1
McCloskey 2010	87	中位 52 个月	1	1
Donnelly 2012	100	5 年	0	3
Robbins 2012[a]	56	中位 54 个月	1	10
Desai 2013[a]	77	中位 61 个月	2	5
Townamchai 2013[b]	37	中位 24.8 个月	1	1
Barney 2013[b]	103	中位 36 个月	2	2
Dunn 2014	424	中位 3.7 年	13	17
Ozen 2015	208	中位 46.4 个月	13	15

a:浆液性癌;b:浆液性癌和透明细胞癌;NA:无相关信息

(二)子宫内膜癌远处转移

复发子宫内膜癌的远处转移较局部复发发生率高。一般认为分化越差的肿瘤转移的可能性越大,但 Chi 等研究了病理分级与腹腔内外转移,发现肿瘤病理学分级与是否发生腹腔外转移无明显相关性。

子宫内膜癌在多个器官或组织均可发生转移。Numazaki 等报道了 55 例转移子宫内膜癌,肺转移 16 例,骨转移 7 例,肝转移 4 例,脑转移 1 例;腹腔内转移 36 例,其中腹膜转移 22 例,网膜转移 14 例;远处淋巴结转移 8 例,其中锁骨上淋巴结 6 例,腹股沟淋巴结 2 例。Bristow 等报道 65 例子宫内膜癌转移患者,盆腔内转移 75.4%,腹腔腹膜转移 49.2%,网膜转移 47.7%,腹膜后转移 38.5%,肠浆膜或系膜转移 36.9%,上腹部(肝、脾、横膈、门静脉)转移 24.6%,腹腔外转移 13.8%。Tanioka 等报道了 41 例转移子宫内膜癌患者,15 例盆腔淋巴结转移,14 例腹主动脉旁淋巴结转移,13 例网膜转移,13 例腹膜转移,6 例直肠转移,3 例横膈转移,9 例腹腔外淋巴结转移,8 例肺转移,4 例肝转移,3 例骨转移,2 例脾转移, 脑转移和眼转移各 1 例。Sohaib 等报道了 86 例复发或转移子宫内膜癌,41 例淋巴结复发,36 例阴道复发,23 例腹膜转移,21 例肺转移,7 例膀胱转移,肝、骨、腹壁转移各 6 例,脾转移 4 例,直肠转移 3 例,胰腺、肌肉、脑转移各 1 例。Desai 等报道了 77 例 Ⅰ~Ⅱ期子宫内膜浆液性癌的结果,共 11 例复发,部分患者多处复发, 其中 2 例阴道复发,5 例盆腔复发,5 例腹主动脉旁转移,6 例腹膜转移,2 例横膈转移,3 例肺转移,2 例肝转移,2 例脊柱转移(表 13-1-3)。

1. 骨转移

文献报道骨转移的发生率为 2%~6%,骨转移常见的部位为椎体和盆腔骨、足部。Loizzi 等综述 23 例公开报道的骨转移患者,从子宫内膜癌到骨转移的时间为 2 个月到 3 年,中位骨转移时间为 21 个月。Uccella 等分析 19 例骨转移患者, 从子宫内膜癌到骨转移的时间为 3 个月到 114 个月, 中位骨转移时间为 19.5 个月,最常见的部位为脊柱 13 例(其中胸椎 6 例,腰椎 2 例,骶骨 5 例)和髂骨(5 例),其中子宫内膜样腺癌 13 例,其余病理类型 6 例,Ⅰ期 10 例,Ⅱ期 1 例,Ⅲ期 3 例,Ⅳ期 5 例。

表 13-1-3　子宫内膜癌转移各部位分布

项目	Numazaki	Bristow	Tanioka	Sohaib	Desai[a]
总例数	55	65	41	86	11
盆腔内转移		49	15+6[b]	54	7
腹腔内转移					
腹膜	22	32+24[c]	13	23	6
网膜	14	31	13		
肝	4	16[d]	4	6	2
脾			2	4	
横膈			3		2
腹主动脉旁		25	14		5
腹腔外转移		9			
肺	16		8	21	3
骨	7		3	6	2
脑	1		1	1	
淋巴结	8		9		
其他			1	2	

部分患者有多处转移

a:浆液性癌;b:6 例为直肠转移;c:24 例为肠浆膜和系膜转移;d:16 例为肝、脾、横膈、门静脉转移

2. 肺转移

尽管子宫内膜癌转移发生率较低，但肺是子宫内膜癌发生转移较多的器官,2006 年 FIGO 年会报道子宫内膜癌转移最多的器官是肺。文献报道子宫内膜癌肺转移占所有部位转移的 19.5%~29.1%。Amkreutz 等报道了 784 例子宫内膜癌患者,其中高危患者 193 例,541 例行胸部影像学检查,8 例(1%)在治疗前或随访中发现转移,8 例患者均有高危因素(浆液性癌,透明细胞癌或分化差),在高危患者中肺转移的发生率为 4.1%,低危患者未发现肺转移。

3. 脑转移

子宫内膜癌脑转移的发生率较低,据报道为 0.6%~0.97%,治疗后发生脑转移的中位时间为 8~26 个月，大部分患者伴发有脑外的复发病灶,Chura 等报道

了 20 例子宫内膜癌脑转移患者,其中ⅠA 期 1 例,ⅠB 期 2 例,ⅢA 期 4 例,ⅢB 期 4 例,ⅣB 期 9 例,根据病理类型,子宫内膜样腺癌 11 例,癌肉瘤 3 例,未分化癌 3 例,腺鳞癌 2 例,浆液性癌 1 例。

4. 其余部位的转移

其他部位的转移也有少数报道,如肝转移、肾转移、肾上腺转移、脾转移、胰腺转移、眼转移、支气管转移、皮肤转移、口腔黏膜转移、舌转移等。此外,开腹手术切口和腹腔镜手术切口复发也有报道。

5. 子宫内膜浆液性癌和透明细胞癌的转移

子宫内膜浆液性癌和透明细胞癌发生转移可能性较子宫内膜样腺癌大。Murphy 等报道 38 例子宫内膜透明细胞癌(±浆液性癌、子宫内膜样腺癌),3 年内 16 例复发,8 例盆腔内复发 (5 例阴道,3 例盆壁),6 例腹主动脉旁淋巴结复发,2 例腹腔内复发,9 例远处转移,最常见部位为肺转移和骨转移。Desai 等报道了 77 例Ⅰ~Ⅱ期子宫内膜浆液性乳头状癌随访结果,随访 5 年,阴道复发 2 例,盆腔复发 5 例,腹主动脉旁复发 5 例,腹膜复发 6 例,其余远处转移 8 例。Scarfone 等报道 128 例子宫内膜浆液性癌和透明细胞癌患者,Ⅰ期 54 例,Ⅱ期 120 例,Ⅲ期 47 例,Ⅳ期 17 例,中位随访时间 25 个月,盆腔复发 24 例,腹部转移 35 例,胸部转移 11 例,其余部位转移 6 例(表 13-1-4)。

309

表 13-1-4 子宫内膜浆液性乳头状癌、透明细胞癌的复发/转移

项目	Murphy	Desai	Scarfone
病例数	38	77	128
分期	Ⅰ~Ⅳ	Ⅰ~Ⅱ	Ⅰ~Ⅳ
中位随访(月)	36.5	62	25
复发率	16/38(42%)	11/77(14.3%)	49/128(38.3%)
复发/转移部位			
阴道/盆腔	8	5	24
腹部	6	6	35
胸部	9[a]	3	11
其他		3	6

a:超出腹部转移共 9 例

第二节　复发子宫内膜癌的诊断和鉴别诊断

复发子宫内膜癌诊断及鉴别诊断需根据症状、体征、实验室检查及影像学检查，对无症状复发患者的诊断是重点和难点。组织病理学检查是诊断金标准，一般情况下应尽可能获得组织病理学诊断。规范的随访是早期发现复发或转移的重要手段。

一、症　状

复发或转移患者通常表现有乏力、体重下降等全身症状。阴道残端局部复发的症状通常为阴道不规则流血及排液，伴有局部感染时可有白带异味等表现。盆腔内复发早期若无压迫通常患者无症状，出现压迫症状时可有腹痛及下肢放射性疼痛，此时常需与术后淋巴囊肿产生的压迫症状、腰椎间盘突出等鉴别。腹主动脉旁肿大淋巴结若压迫神经，也可产生相应部位的疼痛症状。远处转移的病灶产生的症状则与转移的具体部位有关，肺转移多出现干咳，发生感染时出现咳痰，侵犯血管可出现咯血，脑转移与病灶在脑中的具体部位有关，病灶压迫脑组织可有头晕头痛、恶心呕吐、视物模糊等症状，压迫功能区则产生相应的感觉、运动障碍。骨转移可产生局部疼痛，严重时可能有病理性骨折，椎体转移时需注意可能引起脊髓损伤。肝实质转移早期通常无症状，侵犯肝包膜可引起肝区疼痛。浅表淋巴结转移有时患者可自己触及肿块。

通常情况下，出现症状意味着复发已有一段时间；然而，症状仍然是诊断子宫内膜癌复发的重要方面。据文献报道，有41%~83%的复发或转移是依靠各类症状而发现，即使是远处转移，70%的患者也会有相关症状。因此，应仔细询问病史，重视患者的主诉。

二、体　征

通过查体及妇科检查获得的体征是子宫内膜癌治疗后随访的重要内容，也是早期发现肿瘤复发或转移的重要手段。通常妇科检查随访应包括阴道窥视、双合诊及三合诊,而全身体格检查应着重于浅表淋巴结及腹部、胸部体征,有神经系统症状时还应注意神经系统病理体征。

由于症状往往出现在体征之后,因此患者复查时的体格检查对于早期发现子宫内膜癌复发或转移具有重大意义。文献报道单纯的体格检查即可发现35%~68%的复发患者。如果结合患者症状,体格检查可以发现超过80%的复发或转移患者。

通过体格检查早期发现复发患者,对于患者的预后具有重大意义。研究发现,约52%复发患者是出现症状之后获得确诊,这部分患者的中位生存期为7个月,而未出现症状但通过查体或影像检查发现的复发患者,其中位生存期为20个月。Otsuka等报道了51例复发子宫内膜癌患者,在无症状的复发患者中,通过MR或CA125变化发现的复发患者生存期比通过体格检查发现的复发患者生存期短(7个月 vs 31$^+$个月)。对于Ⅰ期子宫内膜癌的常规随访方法,发现有或无症状并不影响最后的生存率,但对这部分患者,体格检查是发现复发的主要手段,也说明体格检查的重要性。因此,应特别重视患者复查时的体格检查。

三、肿瘤标志物实验室检查

实验室检查包括常规检查,针对肿瘤则主要是一些肿瘤标志物的检查,CA125是常用的肿瘤标志物,近年来HE4等一些标志物也有较多研究。

(一)CA125

血清CA125是目前常用的子宫内膜癌肿瘤标志物,CA125水平升高通常被认为是子宫内膜癌复发的表现。研究发现,治疗前CA125升高的患者并不多,仅占所有患者的11%~34%。Lee等报道248例子宫内膜癌患者,CA125升高的患者仅40例,占所有患者的16.1%。Desai等报道早期(Ⅰ~Ⅱ期)子宫内膜浆液性癌治疗前有16%的患者CA125异常。因此CA125对子宫内膜癌患者并不是很敏感的指标。

在复发子宫内膜癌的研究中发现,CA125水平并非对所有患者的复发都有预测意义。文献报道,在晚期的、组织学分化差的患者中,约50%的患者有CA125升高,Rose等报道97例高危患者,其中27例复发,有55%的复发病例

311

CA125 超出正常范围。然而,在低危病变的子宫内膜癌患者中,CA125 对肿瘤复发的预测意义并不大。Lo 等分析了 14 例早期(Ⅰ~Ⅱ期)子宫内膜癌患者,随访中发现 3 例 CA125 升高,但均非复发。Patsner 等报道了 125 例Ⅰ~Ⅱ期的子宫内膜癌患者,6 例阴道复发的患者 CA125 均正常,7 例 CA125 升高的复发患者复发部位在盆腔、腹部及肺。

CA125 检测对一些特定的患者,如治疗前 CA125 水平偏高、浆液性癌的患者可能更有意义。多个研究表明,治疗前 CA125 偏高提示预后相对较差,Nakamura 等研究认为治疗前 CA125 升高的患者其无进展生存期较短;Goksedef 等报道治疗前 CA125 水平超过 35U/ml 的患者预测肿瘤进展的灵敏度为 60%,特异性为 84%,其无进展生存期和总生存期都较短;Chen 等研究则认为 40U/ml 可能是一个更好分界。Frimer 等报道了 CA125 水平在子宫内膜浆液性癌复发患者中的变化,认为诊断时的 CA125 升高与肿瘤复发或肿瘤晚期有较好的相关性,在正常范围内 CA125 升高超过 10U/ml 或非正常范围内升高超过 15U/ml 与肿瘤复发有相关性。但在浆液性癌的研究中,也有作者认为 CA125 与复发关系不大,Price 等回顾性分析了 11 例子宫内膜浆液性癌患者,所有患者治疗前 CA125 均<35U/ml,治疗后 1 例复发但 CA125 在正常范围,4 例 CA125 超过 35U/ml,但未见肿瘤复发证据。总之,对治疗前 CA125 偏高的患者随访时更应关注是否有肿瘤复发或转移。

同时需要注意的是,CA125 的特异性并不高,在一些其他的情况,例如炎症、一些其他部位肿瘤等情况也可能升高,需与之鉴别。

(二)其他肿瘤标志物

近几年来,HE4 作为肿瘤标志物受到了高度关注。在多个研究中 HE4 已经被证实是子宫内膜癌的高度特异性标志物,与子宫内膜癌的分期、肌层浸润深度、淋巴结转移、病理分级、预后等都有相关性。Bignotti 等研究发现,病理分级 G_3 的患者,HE4 水平是独立的预后因素。Zanotti 等及 Mutz-Dehbalaie 等报道 HE4 水平与总生存率有关。也有学者认为,联合检测 CA125 及 HE4 对预测子宫内膜癌转移评估功能比单一检测更有效。Saarelainen 等报道了 98 例患者,其中 14 例转移患者,多因素分析认为联合检测 CA125 及 HE4 是转移的预测因素。

Brennan 等研究 98 例患者,其中 26 例复发,HE4 水平与肿瘤治疗前的升高和肿瘤治疗后的降低有良好的相关性, 在 26 例复发患者中,21 例 HE4 水平超过 70pmol/L,该数值对预测肿瘤复发的灵敏度为 84%,特异性为 74%,阴性预测值为 93%。尽管 HE4 在复发子宫内膜癌里并没有进行良好的系统评估,目前已有的研究提示对于 HE4 异常的患者应特别注意有无肿瘤复发。

除 HE4 外,其余一些肿瘤标志物也有研究。Fan 等检测了子宫内膜癌患者血清 YKL40 水平, 认为 YKL40 升高的患者无进展生存期和总生存期都比 YKL40 正常的患者短。Nakamura 等报道了 Emmpirn/CD147、肝细胞生长因子激动剂抑制剂(HAI1、HAI2)可能是较好的子宫内膜癌预后的预测因子。

四、影像学检查

影像学检查在复发子宫内膜癌中的诊断处于辅助地位, 尽管近年来 PET-CT 等功能性成像技术的应用使得一些检查手段有望早期发现复发患者, 但目前并不是推荐的常规随访手段,其主要作用仍然在于评估复发患者的全身肿瘤状态。

1. 胸部 X 线片

胸部 X 线片由于价格便宜,既往通常被作为常用的随访手段以检查胸部病变,特别是对于无症状患者的常规随访,一般情况下每年进行 1~2 次的胸部 X 线片检查。一些研究表明,对无症状的胸部复发患者,胸部 X 线片的检出率为 0~20%。因此,有学者认为胸部 X 线片对肺部或纵隔转移检出率太低而不实用,因而不推荐胸部 X 线片检查作为常规的随访手段。

2. CT

目前 CT 的使用越来越多,然而,对于 CT 在发现复发病灶中的作用存在争议。对于无症状的患者,CT 检查发现的患者和盆腔体格检查发现的患者相比,并没有生存率的差异, 因此大多数学者认为 CT 检查对于发现无症状患者病灶的作用尚不确定。研究发现只有 5%~21% 的无症状患者病灶是由 CT 检查发现的。但是对于有症状的患者可达到 50% 的病灶检出率,因此 CT 检查对于有症状的患者是一个检查全身肿瘤状态的较好的方法。

3. 超声

文献报道超声对局部复发的检出率为 4%~31%。与 CT 一样,超声也被认为对于无症状的患者检出病灶意义不大,但对有症状的患者发现病灶有较大意义。此外,超声检查常用于判断浅表淋巴结状态,或在超声引导下进行可疑组织的细针或粗针穿刺病理学检查。

4. MR

MR 对盆腔内软组织显像较 CT 更好,对于阴道残端复发,能更好地分辨复发病灶与邻近组织,主要是膀胱和直肠的关系。对于盆腔淋巴结状态的判断,一般认为盆腔 MR 与 CT 效果相似。近年来 MR 的研究往功能性方向发展,已发现 MR 检查的一些指标与子宫内膜癌复发相关。Nakamura 等研究了子宫内膜癌 MR 检查的最小表观扩散系数(minimum apparent diffusion coefficient, ADCmin),多因素分析后认为该指标是肿瘤复发独立的预测因素。总的来说,MR 在发现复发子宫内膜癌中的作用研究未进行系统的评估,与 CT 及超声相似,目前用于对有症状或可疑复发的患者的检查及诊断可能更为合适。

5. PET-CT

PET 作为功能性成像工具,越来越受到关注。Part 等报道,对于无症状的子宫内膜癌患者 PET-CT 发现复发病灶的灵敏度为 100%,特异性为 83%,对于有症状的患者检出的准确率为 100%。Chang 等利用 PET 或 PET-CT 检测子宫内膜癌淋巴结转移,认为 PET 或 PET-CT 检测盆腔或者腹腔淋巴结转移的灵敏度为 63%,特异性为 94.7%。Kitajima 等认为 PET-CT 对于复发病灶检查的灵敏度为 93%,特异性为 93%,准确率为 93%。Ozcan Kara 等比较了 PET-CT 和传统的影像学方法(CT、MR 和超声),以及 CA125 对复发的检测,PET-CT 对复发诊断的灵敏度为 100%,特异性为 96%,准确率为 97%,传统影像学方法的上述指标分别为 46%、87%、74%,以 20U/ml 为分界时的 CA125 则为 45%、88%、74%,以 35U/ml 为分界时的 CA125 则分别为 27%、100%、78%,PET-CT 预测复发的假阳性率为 1/22,因此认为 PET-CT 对于可疑复发患者的检出率明显高于传统的影像学检查(即 CT、MR 和超声),也高于基于 CA125 水平的判断。Sharma 等研究报道,PET-CT 对复发病灶的灵敏度为 89.5%,特异性为 96.4%,准确率为

92.1%，阳性预测值为 94.1%，阴性预测值为 88%；而 CT 或 MR 的灵敏度为 85.1%，特异性为 62%，准确率为 76.3%，PET-CT 对可疑复发患者的检查具有明显优势。Nakamura 等报道 PET-CT 的肿瘤 SUVmax 值是肿瘤复发独立的预测因子，SUVmax 值大的患者其无进展生存期和总生存期都更短。Chung 等研究认为，PET-CT 上肿瘤 SUVmax 值超过 4.25 时肿瘤复发的风险明显增大。尽管多项研究表明 PET-CT 对复发病灶的检测具有明显优势，但到目前为止，PET-CT 在子宫内膜癌复发中的应用并没有很好的评估，同时由于其昂贵的价格，也限制了应用(表 13-2-1)。

表 13-2-1　PET-CT 对子宫内膜癌复发或转移病灶的检测能力评估

作者	病例数	灵敏度(%)	特异性(%)	准确率(%)
Part	88	100	83	100[a]
Chang[b]	243	63	94	NR
Kitajima	30	93	93	93
Ozcan Kara	31	100	96	97
Sharma	101	89.5	96.4	92.1
Suga[c]	40	100	100	NR
Ryu	127	100	88	NR
Belhocine	34	96	79	90
Sage	21	100	88	NR
Sironi	13	100	100	96
Chung	31	100	95	96.8
Leborn	20	100	86	NR
Kitajima	45	92	97	95

a:有症状的患者;b:盆腔和腹主动脉旁淋巴结转移检测;c:淋巴结转移检测

315

总之，影像学检查的发展，特别是 PET-CT 的研究，使其有可能成为早期发现复发患者的重要手段，但目前认为，在现有研究的基础上，影像学检查仍不能替代对可能复发的患者详细病史的询问及仔细的体格检查。但是对于有症状的患者，或者可疑复发的患者，重要部位(胸部、腹部、浅表淋巴结及盆腔)的 CT、

MR、超声检查或者全身 PET-CT 检查可以帮助明确病变的范围,指导有针对性的治疗。

五、细胞学及组织病理学检查

由于既往子宫内膜癌残端复发较多,复查时阴道细胞学检查通常被采用。然而,据报道阴道细胞学检查对复发的检出率为 0~6.8%。Berchuck 等及 Owen 等报道细胞学检查可以发现 25% 的复发患者,但单纯细胞学检查发现的复发患者只有 7%。Otsuka 等报道了 51 例复发子宫内膜癌患者,无一例是通过阴道细胞学检查发现复发。Zakhour 等报道了 47 例 II 型复发子宫内膜癌患者,也无一例是通过阴道细胞学检查发现。另外有学者从经济学的角度研究,认为阴道细胞学检查的花费较大,而绝大部分阴道复发的患者通常可以通过仔细的妇科检查发现阴道复发病灶。基于这些研究,阴道细胞学检查并不是一个诊断复发患者高效率的手段。

组织病理学诊断是诊断子宫内膜癌复发的金标准,一般情况下应尽量取得病灶的病理学诊断。除常规活检外,一些较深部位的病灶可以通过影像引导的细针或粗针穿刺获得细胞学或组织病理学诊断。

表 13-2-2 总结了各种检查手段对无症状复发患者检查的效率。

总之,对于复发或转移子宫内膜癌的诊断,应从患者的病史开始,对复发风险高的患者(治疗结束时间较短,高危或特殊病理类型等)应有足够的重视。随访时应特别重视患者的主诉和体格检查,不能寄希望于实验室检查或影像学检查来发现肿瘤复发,尽量做到早期发现肿瘤复发。实验室检查,主要是 CA125 以及 HE4 等,这些指标的变化可以提示肿瘤复发。而选择合适的影像学检查可以了解肿瘤具体的复发或转移部位,为有针对性的治疗做好准备。特别指出的是,多种方式结合,可能是能更早发现肿瘤复发的方法。例如 CA125 通常无法准确预测低危者转移风险,但 MR 参数联合 CA125 预测淋巴结转移的模型,该模型预测低危子宫内膜癌患者淋巴结转移的假阴性率仅为 1.3%。但需注意的是,使用多种手段应该有良好的临床评估,而不是简单的多种检查叠加。

表 13-2-2　各类检查对无症状复发子宫内膜癌的检出率

作者	复发例数 (%)	无症状复发例数(占所有复发%)	检测出的无症状复发患者例数(%)					
			体格检查	阴道细胞学	胸部X线片	腹部超声	CT	CA125
Morice	27(8)	5(19)	3(11)	0	0	1(4)		
Owen	17(18)	6(35)						
Gadducci	24(18)	13(54)	3(13)	1(4)	1(4)	3(13)	5(21)	
Agboola	50(12)	20(40)ᵃ	13(26)	2(4)	7(14)			
Gordon	17(15)	4(24)						
Ng	14(17)	2(14)	1(7)	0	1(7)			
Salvesen	47(19)	5(11)						
Berchuck	39(11)	23(59)	13(33)	1(3)	1(3)			
Reddoch	44(12)	17(39)						
Shumsky	53(16)	12(25)	6(11)	0	7(13)			
Podczaski	47(16)	24(51)	14(5)	1(<1)	9(3)			
MacDonald	19(19)	0						
检出率(%)	8~19	0~59	5~33	0~4	0~14	4~13	5~21	15

a：未区分有症状和无症状复发患者(Fung-Kee-Fung,et al. Gynecol Oncol,2006,101：525)

（张　翔　陈学军）

参考文献

[1] Satori G,Negri G,Mariani I,et al. Relevance of semantic features and category specificity [J]. Cortex,2004,40(1):191-193.

[2] Tjalma WA,van Dam PA,Makar AP,et al. The clinical value and the cost-effectiveness of follow-up in endometrial cancer patients[J]. Int J Gynecol Cancer,2004,14(5):931-937.

[3] Kew FM,Roberts AP,Cruickshank DJ. The role of routine follow-up after gynecological malignancy[J]. Int J Gynecol Cancer,2005,15(5):413-419.

[4] Patsner B,Orr JW Jr,Mann WJ Jr. Use of serum CA 125 measurement in posttreatment surveillance of early-stage endometrial carcinoma[J]. Am J Obstet Gynecol,1990,162(2): 427-429.

317

[5] Simpkins F,Papadia A,Kunos C,et al. Patterns of recurrence in stage I endometrioid en-domial adenocarcinoma with lymphovascular space invasion [J]. Int J Gynecol Cancer,2013,23(1):98-104.

[6] Randall ME,Filiaci VL,Muss H,et al. Randomized phase Ⅲ trial of whole-abdominal irra-diation versus doxorubicin and cisplatin chemotherapy in advanced endometrial carcino-ma:a Gynecologic Oncology Group Study[J]. J Clin Oncol,2006,24(1):36-44.

[7] Keys HM,Roberts JA,Brunetto VL,et al. A phase Ⅲ trial of surgery with or without ad-junctive external pelvic radiation therapy in intermediate risk endometrial adenocarcino-ma:a Gynecologic Oncology Group study[J]. Gynecol Oncol,2004,92(3):744-751.

[8] Creutzberg CL,van Putten WL,Koper PC,et al. Survival after relapse in patients with en-dometrial cancer:results from a randomized trial[J]. Gynecol Oncol,2003,89(2):201-209.

[9] Rose PG,Sommers RM,Reale FR,et al. Serial serum CA 125 measurements for evaluation of recurrence in patients with endometrial carcinoma[J]. Obstet Gynecol,1994,84(1):12-16.

[10] Milgrom SA,Kollmeier MA,Abu-Rustum NR,et al. Postoperative external beam radiation therapy and concurrent cisplatin followed by carboplatin/paclitaxel for stage Ⅲ (FIGO 2009) endometrial cancer[J]. Gynecol Oncol,2013,130(3):436-440.

[11] Yechieli R,Rasool N,Robbins JR,et al. Adjuvant radiation therapy for patients with type Ⅱ endometrial carcinoma:impact on tumor recurrence and survival [J]. Int J Gynecol Cancer,2013,23(4):763-768.

[12] Martinez AA,Weiner S,Podratz K,et al. Improved outcome at 10 years for serous-papil-lary/clear cell or high-risk endometrial cancer patients treated by adjuvant high-dose whole abdomino-pelvic irradiation[J]. Gynecol Oncol,2003,90(3):537-546.

[13] Nguyen NP,Sallah S,Karlsson U,et al. Prognosis for papillary serous carcinoma of the en-dometrium after surgical staging[J]. Int J Gynecol Cancer,2001,11(4):305-311.

[14] Murphy KT,Rotmensch J,Yamada SD,et al. Outcome and patterns of failure in pathologic stages Ⅰ-Ⅳ clear-cell carcinoma of the endometrium:implications for adjuvant radiation therapy[J]. Int J Radiat Oncol Biol Phys,2003,55(5):1272-1276.

[15] Scarfone G,Secomandi R,Parazzini F,et al. Clear cell and papillary serous endometrial car-cinomas:survival in a series of 128 cases[J]. Arch Gynecol Obstet,2013,287(2):351-356.

[16] Kim HJ,Kim TJ,Lee YY,et al. A comparison of uterine papillary serous,clear cell carci-nomas,and grade 3 endometrioid corpus cancers using 2009 FIGO staging system [J]. J

Gynecol Oncol,2013,24(2):120-127.

[17] Goto T,Takano M,Aoyama T,et al. Prognosis of high-grade endometrial cancer:a comparison of serous-type and clear cell type to grade 3 endometrioid-type [J]. Eur J Gynaecol Oncol,2012,33(6):579-583.

[18] Slomovitz BM,Burke TW,Eifel PJ,et al. Uterine papillary serous carcinoma(UPSC):a single institution review of 129 cases[J]. Gynecol Oncol,2003,91(3):463-469.

[19] Park JY,Nam JH,Kim YT,et al. Poor prognosis of uterine serous carcinoma compared with grade 3 endometrioid carcinoma in early stage patients [J]. Virchows Archiv,2013,462(3):289-296.

[20] Sartori E,Pasinetti B,et al. Pattern of failure and value of follow-up procedures in endometrial and cervical cancer patients[J]. Gynecol Oncol,2007,107(Suppl 1):S241-S247.

[21] Reddoch JM,Burke TW,Morris M,et al. Surveillance for recurrent endometrial carcinoma: development of a follow-up scheme[J]. Gynecol Oncol,1995,59(2):221-225.

[22] Agboola OO,Grunfeld E,Coyle D,et al. Costs and benefits of routine follow-up after curative treatment for endometrial cancer[J]. CMAJ,1997,157(7):879-886.

[23] Fung-Kee-Fung M,Dodge J,Elit L,et al. Follow-up after primary therapy for endometrial cancer:a systematic review[J]. Gynecol Oncol,2006,101(3):520-529.

[24] Gadducci A,Cosio S,Fanucchi A,et al. An intensive follow-up does not change survival of patients with clinical stage I endometrial cancer[J]. Anticancer Res,2000,20(38):1977-1984.

[25] Morice P,Levy-Piedbois C,Ajaj S,et al. Value and cost evaluation of routine follow-up for patients with clinical stage I/II endometrial cancer[J]. Eur J Cancer,2001,37(8):985-990.

[26] Salvesen HB,Akslen LA,Iversen T,et al. Recurrence of endometrial carcinoma and the value of routine follow up[J]. Br J Obstet Gynaecol,1997,104(11):1302-1307.

[27] Shumsky AG,Stuart GC,Brasher PM,et al. An evaluation of routine follow-up of patients treated for endometrial carcinoma[J]. Gynecol Oncol,1994,55(2):229-233.

[28] Milton PJ,Metters JS. Endometrial carcinoma:an analysis of 355 cases treated at St. Thomas' Hospital,1945-1969[J]. J Obstet Gynaecol Br Commonw,1972,79(5):455-464.

[29] Aung L,Howells RE,Lim KC. Why routine clinical follow-up for patients with early stage endometrial cancer is not always necessary:a study on women in South Wales [J]. Int J Gynecol Cancer,2014,24(3):556-563.

[30] Creasman WT, Odicino F, Maisonneuve P, et al. Carcinoma of the corpus uteri. FIGO 26th Annual Report on the Results of Treatment in Gynecological Cancer [J]. Int J Gynaecol Obstet, 2006, 95(Suppl 1): S105–S143.

[31] Sause WT, Fuller DB, Smith WG, et al. Analysis of preoperative intracavitary cesium application versus postoperative external beam radiation in stage I endometrial carcinoma[J]. Int J Radiat Oncol Biol Phys, 1990, 18(5): 1011–1017.

[32] Calais G, Vitu L, Descamps P, et al. Preoperative or postoperative brachytherapy for patients with endometrial carcinoma stage I and II [J]. Int J Radiat Oncol Biol Phys, 1990, 19: 523–527.

[33] Piver MS, Hempling RE. A prospective trial of postoperative vaginal radium/cesium for grade 1–2 less than 50% myometrial invasion and pelvic radiation therapy for grade 3 or deep myometrial invasion in surgical stage I endometrial adenocarcinoma [J]. Cancer, 1990, 66: 1133–1138.

[34] Sorbe BG, Smeds AC. Postoperative vaginal irradiation with high dose rate afterloading technique in endometrial carcinoma stage I [J]. Int J Radiat Oncol Biol Phys, 1990, 18: 305–314.

[35] Elliott P, Green D, Coates A, et al. The efficacy of postoperative vaginal irradiation in preventing vaginal recurrence in endometrial cancer[J]. Int J Gynecol Cancer, 1994, 4: 84–93.

[36] Eltabbakh GH, Piver MS, Hempling RE, et al. Excellent long-term survival and absence of vaginal recurrences in 332 patients with low-risk stage I endometrial adenocarcinoma treated with hysterectomy and vaginal brachytherapy without formal staging lymph node sampling: report of a prospective trial[J]. Int J Radiat Oncol Biol Phys, 1997, 38: 373–380.

[37] Mohan DS, Samuels MA, Selim MA, et al. Long-term outcomes of therapeutic pelvic lymphadenectomy for stage I endometrial adenocarcinoma[J]. Gynecol Oncol, 1998, 70: 165–171.

[38] Petereit DG, Tannehill SP, Grosen EA, et al. Outpatient vaginal cuff brachytherapy for endometrial cancer[J]. Int J Gynecol Cancer, 1999, 9: 456–462.

[39] Ng TY, Perrin LC, Nicklin JL, et al. Local recurrence in high-risk node-negative stage I endometrial carcinoma treated with postoperative vaginal vault brachytherapy [J]. Gynecol Oncol, 2000, 79: 490–494.

[40] Anderson JM, Stea B, Hallum AV, et al. High-dose-rate postoperative vaginal cuff irradiation alone for stage IB and IC endometrial cancer [J]. Int J Radiat Oncol Biol Phys,

2000,46:417-425.

[41] Fanning J. Long-term survival of intermediate risk endometrial cancer (stage Ⅰ G3, Ⅰ C, Ⅱ) treated with full lymphadenectomy and brachytherapy without teletherapy[J]. Gynecol Oncol,2001,82:371-374.

[42] Seago DP,Raman A,Lele S. Potential benefit of lymphadenectomy for the treatment of node-negative locally advanced uterine cancers[J]. Gynecol Oncol,2001,83:282-285.

[43] Horowitz NS,Peters WA 3rd,Smith MR,et al. Adjuvant high dose rate vaginal brachytherapy as treatment of stage Ⅰ and Ⅱ endometrial carcinoma [J]. Obstet Gynecol,2002,99(2):235-240.

[44] Jolly S,Vargas C,Kumar T,et al. Vaginal brachytherapy alone:an alternative to adjuvant whole pelvis radiation for early stage endometrial cancer [J]. Gynecol Oncol,2005,97:887-892.

[45] Solhjem MC,Petersen IA,Haddock MG. Vaginal brachytherapy alone is sufficient adjuvant treatment of surgical stage Ⅰ endometrial cancer [J]. Int J Radiat Oncol Biol Phys,2005,62:1379-1384.

[46] Alektiar KM,Venkatraman E,Chi DS,et al. Intravaginal brachytherapy alone for intermediate-risk endometrial cancer[J]. Int J Radiat Oncol Biol Phys,2005,62:111-117.

[47] Lin LL,Mutch DG,Rader JS,et al. External radiotherapy versus vaginal brachytherapy for patients with intermediate risk endometrial cancer[J]. Gynecol Oncol,2007,106:215-220.

[48] McCloskey SA,Tchabo NE,Malhotra HK,et al. Adjuvant vaginal brachytherapy alone for high risk localized endometrial cancer as defined by the three major randomized trials of adjuvant pelvic radiation[J]. Gynecol Oncol,2010,116:404-407.

[49] Donnelly ED,Rakhra S,Helenowski I,et al. Dosimetry and toxicity outcomes in postoperative high-dose-rate intracavitary brachytherapy for endometrial carcinoma [J]. J Contemp Brachytherapy,2012,4:135-140.

[50] Robbins JR,Yechieli R,Laser B,et al. Is time to recurrence after hysterectomy predictive of survival in patients with early stage endometrial carcinoma? [J]. Gynecol Oncol,2012,127:38-42.

[51] Desai NB,Kiess AP,Kollmeier MA,et al. Patterns of relapse in stage Ⅰ-Ⅱ uterine papillary serous carcinoma treated with adjuvant intravaginal radiation (IVRT) with or without chemotherapy[J]. Gynecol Oncol,2013,131(3):604-608.

[52] Townamchai K,Berkowitz R,Bhagwat M,et al. Vaginal brachytherapy for early stage uterine papillary serous and clear cell endometrial cancer [J]. Gynecol Oncol,2013,129:18-21.

[53] Barney BM,Petersen IA,Mariani A,et al. The role of vaginal brachytherapy in the treatment of surgical stage I papillary serous or clear cell endometrial cancer [J]. Int J Radiat Oncol Biol Phys,2013,85:109-115.

[54] Dunn EF,Geye H,Platta CS,et al. Predictive factors of recurrence following adjuvant vaginal cuff brachytherapy alone for stage I endometrial cancer[J]. Gynecol Oncol,2014,133:494-498.

[55] Ozen A,Falchook AD,Varia MA,et al. Effect of race and histology on patterns of failure in women with early stage endometrial cancer treated with high dose rate brachytherapy[J]. Gynecol Oncol,2015,138:429-433.

[56] Numazaki R,Miyagi E,Konnai K,et al. Analysis of stage IVB endometrial carcinoma patients with distant metastasis:a review of prognoses in 55 patients [J]. Int J Clin Oncol,2009,14:344-350.

[57] Bristow RE,Zerbe MJ,Rosenshein NB,et al. Stage IVB endometrial carcinoma:the role of cytoreductive surgery and determinants of survival[J]. Gynecol Oncol,2000,78:85-91.

[58] Tanioka M,Katsumata N,Sasajima Y,et al. Clinical characteristics and outcomes of women with stage IV endometrial cancer[J]. Med Oncol,2010,27:1371-1377.

[59] Sohaib SA,Houghton SL,Meroni R,et al. Recurrent endometrial cancer:patterns of recurrent disease and assessment of prognosis[J]. Clin Radiol,2007,62:28-34;35-36.

[60] Abdul-Karim FW,Kida M,Wentz WB,et al. Bone metastasis from gynecologic carcinomas:a clinicopathologic study[J]. Gynecol Oncol,1990,39:108-114.

[61] Brufman G,Krasnokuki D,Biran S. Metastatic bone involvement in gynecological malignancies[J]. Radiol Clin(Basel),1978,47:456-463.

[62] Loizzi V,Cormio G,Cuccovillo A,et al. Two cases of endometrial cancer diagnosis associated with bone metastasis[J]. Gynecol Obstet Invest,2006,61:49-52.

[63] Uccella S,Morris JM,Bakkum-Gamez JN,et al. Bone metastases in endometrial cancer:Report on 19 patients and review of the medical literature [J]. Gynecol Oncol,2013,130:474-482.

[64] Amkreutz LC,Mertens HJ,Nurseta T,et al. The value of imaging of the lungs in the diag-

nostic workup of patients with endometrial cancer[J]. Gynecol Oncol,2013,131(1):147-150.

[65] Chura JC,Marushin R,Boyd A,et al. Multimodal therapy improves survival in patients with CNS metastasis from uterine cancer:a retrospective analysis and literature review[J]. Gynecol Oncol,2007,107:79-85.

[66] Mahmoud-Ahmed AS,Suh JH,Barnett GH,et al. The effect of radiation therapy on brain metastases from endometrial carcinoma:a retrospective study[J]. Gynecol Oncol,2001,83:305-309.

[67] Gien LT,Kwon JS,D'Souza DP,et al. Brain metastases from endometrial carcinoma:a retrospective study[J]. Gynecol Oncol,2004,93:524-528.

[68] Barlin JN,Wysham WZ,Ferda AM,et al. Location of disease in patients who die from endometrial cancer:a study of 414 patients from a single institution [J]. Int J Gynecol Cancer,2012,22:1527-1531.

[69] Zaidi SS,Lakhani VT,Fadare O,et al. Adrenal gland metastasis is an unusual manifestation of endometrial cancer[J]. Case Rep Surg,2013,2013:428456.

[70] Izaki H,Takahashi M,Shiirevnyamba A,et al. Long-term recurrence-free survivor after laparoscopic removal of solitary adrenal metastasis from endometrial adenocarcinoma [J]. J Med Invest,2010,57:174-177.

[71] Berretta R,Patrelli TS,Faioli R,et al. Dedifferentiated endometrial cancer:an atypical case diagnosed from cerebellar and adrenal metastasis:case presentation and review of literature [J]. Int J Clin Exp Pathol,2013,6:1652-1657.

[72] Andrei S,Preda C,Andrei A,et al. Isolated splenic metastasis of endometrial adenocarcinoma--a case report[J]. Chirurgia(Bucur),2011,106:833-837.

[73] Kara T,Kara PO,Gedik GK,et al. Splenic and multiple abdominal metastases of endometrial carcinoma detected with FDG-PET/CT[J]. Rev Esp Med Nucl Imagen Mol,2012,31:31-33.

[74] Piura B,Rabinovich A,Apel-Sarid L,et al. Splenic metastasis from endometrial carcinoma:report of a case and review of literature[J]. Arch Gynecol Obstet,2009,280:1001-1006.

[75] Hadjileontis C,Amplianitis I,Valsamides C,et al. Solitary splenic metastasis of endometrial carcinoma ten years after hysterectomy. Case report and review of the literature [J]. Eur J Gynaecol Oncol,2004,25:233-235.

323

[76] Yoon KC,Oh HJ,Park SW,et al. Bilateral iris metastasis from endometrial carcinoma[J]. Jpn J Ophthalmol,2007,51:234-235.

[77] Capeans C,Santos L,Sanchez-Salorio M,et al. Iris metastasis from endometrial carcinoma [J]. Am J Ophthalmol,1998,125:729-730.

[78] Ma XG,Wang YM,Sheng HN,et al. Endometrial cancer metastasize to the skin of lower leg and vagina:case report and literature review[J]. Eur J Gynaecol Oncol,2013,34:350-352.

[79] Sezen OS,Eraslan G,Coskuner T,et al. Endometrial adenocarcinoma metastasis to nasal skin[J]. J Otolaryngol Head Neck Surg,2010,39:E8-E11.

[80] Werchau S,Hartschuh W,Hartmann M. Zosteriform metastasis of endometrial cancer[J]. Eur J Dermatol,2009,19:401-402.

[81] Lee WJ,Kang SM,Won CH,et al. Cutaneous metastasis of uterine papillary serous carcinoma presenting as a solitary nodule on the umbilical area [J]. Acta Derm Venereol, 2009,89:544-545.

[82] Kim ES,Lee DP,Lee MW,et al. Cutaneous metastasis of uterine papillary serous carcinoma[J]. Am J Dermatopathol,2005,27:436-438.

[83] Baydar M,Dikilitas M,Sevinc A,et al. Cutaneous metastasis of endometrial carcinoma with hemorrhagic nodules and papules[J]. Eur J Gynaecol Oncol,2005,26:464-465.

[84] Dikmen Y,Terek MC,Mgoyi L,et al. Subcutaneous metastasis of endometrial adenocarcinoma:case report of an incidental diagnosis during abdominal sonography [J]. Eur J Gynaecol Oncol,2004,25:250-252.

[85] Chen CC,Straughn JM Jr,Kilgore LC. Early abdominal incision recurrence in a patient with stage I adenocarcinoma of the endometrium[J]. Obstet Gynecol,2004,104:1170-1172.

[86] Martinez A,Querleu D,Leblanc E,et al. Low incidence of port-site metastases after laparoscopic staging of uterine cancer[J]. Gynecol Oncol,2010,118:145-150.

[87] Zivanovic O,Sonoda Y,Diaz JP,et al. The rate of port-site metastases after 2251 laparoscopic procedures in women with underlying malignant disease [J]. Gynecol Oncol, 2008,111:431-437.

[88] Bao W,Fan Q,Luo X,et al. Silencing of Cathepsin B suppresses the proliferation and invasion of endometrial cancer[J]. Oncol Rep,2013,30:723-730.

[89] Smith CJ,Heeren M,Nicklin JL,et al. Efficacy of routine follow-up in patients with recur-

rent uterine cancer[J]. Gynecol Oncol,2007,107:124-129.

[90] Sartori E,Pasinetti B,Chiudinelli F,et al. Surveillance procedures for patients treated for endometrial cancer:a review of the literature[J]. Int J Gynecol Cancer,2010,20:985-992.

[91] Otsuka I,Uno M,Wakabayashi A,et al. Predictive factors for prolonged survival in recurrent endometrial carcinoma:Implications for follow-up protocol [J]. Gynecol Oncol, 2010,119:506-510.

[92] Sartori E,Laface B,Gadducci A,et al. Factors influencing survival in endometrial cancer relapsing patients:a Cooperation Task Force (CTF)study [J]. Int J Gynecol Cancer, 2003,13:458-465.

[93] Lee EJ,Kim TJ,Choi CH,et al. Uterine endometrial carcinoma:10 years' experience with long-term follow-up at a single Korean institution [J]. Gynecol Obstet Invest,2012,74: 313-319.

[94] Yildiz A,Yetimalar H,Kasap B,et al. Preoperative serum CA 125 level in the prediction of the stage of disease in endometrial carcinoma [J]. Eur J Obstet Gynecol Reprod Biol, 2012,164:191-195.

[95] Lo SS,Khoo US,Cheng DK,et al. Role of serial tumor markers in the surveillance for recurrence in endometrial cancer[J]. Cancer Detect Prev,1999,23:397-400.

[96] Chung HH,Kim JW,Park NH,et al. Use of preoperative serum CA-125 levels for prediction of lymph node metastasis and prognosis in endometrial cancer[J]. Acta Obstet Gynecol Scand,2006,85:1501-1505.

[97] Santala M,Talvensaari-Mattila A,Kauppila A. Peritoneal cytology and preoperative serum CA 125 level are important prognostic indicators of overall survival in advanced endometrial cancer[J]. Anticancer Res,2003,23:3097-3103.

[98] Nakamura K,Imafuku N,Nishida T,et al. Measurement of the minimum apparent diffusion coefficient(ADCmin) of the primary tumor and CA125 are predictive of disease recurrence for patients with endometrial cancer[J]. Gynecol Oncol,2012,124:335-339.

[99] Goksedef BP,Gorgen H,Baran SY,et al. Preoperative serum CA 125 level as a predictor for metastasis and survival in endometrioid endometrial cancer[J]. J Obstet Gynaecol Can, 2011,33:844-250.

[100] Chen YL,Huang CY,Chien TY,et al. Value of pre-operative serum CA125 level for prediction of prognosis in patients with endometrial cancer [J]. Aust N Z J Obstet Gynaecol,

2011,51:397-402.

[101] Frimer M,Hou JY,McAndrew TC,et al. The clinical relevance of rising CA-125 levels within the normal range in patients with uterine papillary serous cancer [J]. Reprod Sci, 2013,20:449-455.

[102] Bignotti E,Ragnoli M,Zanotti L,et al. Diagnostic and prognostic impact of serum HE4 detection in endometrial carcinoma patients[J]. Br J Cancer,2011,104:1418-1425.

[103] Moore RG,Miller CM,Brown AK,et al. Utility of tumor marker HE4 to predict depth of myometrial invasion in endometrioid adenocarcinoma of the uterus[J]. Int J Gynecol Cancer,2011,21:1185-1190.

[104] Kalogera E,Scholler N,Powless C,et al. Correlation of serum HE4 with tumor size and myometrial invasion in endometrial cancer[J]. Gynecol Oncol,2012,124:270-275.

[105] Mutz-Dehbalaie I,Egle D,Fessler S,et al. HE4 is an independent prognostic marker in endometrial cancer patients[J]. Gynecol Oncol,2012,126:186-191.

[106] Zanotti L,Bignotti E,Calza S,et al. Human epididymis protein 4 as a serum marker for diagnosis of endometrial carcinoma and prediction of clinical outcome [J]. Clin Chem Lab Med,2012,50:2189-2198.

[107] Brennan DJ,Hackethal A,Mann KP,et al. Serum HE4 detects recurrent endometrial cancer in patients undergoing routine clinical surveillance[J]. BMC Cancer,2015,15:33.

[108] Fan JT,Si XH,Liao Y,et al. The diagnostic and prognostic value of serum YKL-40 in endometrial cancer[J]. Arch Gynecol Obstet,2013,287:111-115.

[109] Nakamura K,Kodama J,Hongo A,et al. Role of emmprin in endometrial cancer [J]. BMC Cancer,2012,12:191.

[110] Nakamura K,Hongo A,Kodama J,et al. The role of hepatocyte growth factor activator inhibitor(HAI)-1 and HAI-2 in endometrial cancer[J]. Int J Cancer,2011,128:2613-2624.

[111] Chang MC,Chen JH,Liang JA,et al. 18F-FDG PET or PET/CT for detection of metastatic lymph nodes in patients with endometrial cancer:a systematic review and meta-analysis [J]. Eur J Radiol,2012,81:3511-3517.

[112] Kitajima K,Murakami K,Yamasaki E,et al. Performance of FDG-PET/CT in the diagnosis of recurrent endometrial cancer[J]. Ann Nucl Med,2008,22:103-109.

[113] Ozcan Kara P,Kara T,Kaya B,et al. The value of FDG-PET/CT in the post-treatment evaluation of endometrial carcinoma:a comparison of PET/CT findings with conventional imag-

ing and CA 125 as a tumour marker [J]. Rev Esp Med Nucl Imagen Mol,2012,31:257-260.

[114] Sharma P,Kumar R,Singh H,et al. Carcinoma endometrium:role of 18-FDG PET/CT for detection of suspected recurrence[J]. Clin Nucl Med,2012,37:649-655.

[115] Nakamura K,Joja I,Fukushima C,et al. The preoperative SUVmax is superior to ADCmin of the primary tumour as a predictor of disease recurrence and survival in patients with endometrial cancer[J]. Eur J Nucl Med Mol Imaging,2013,40:52-60.

[116] Nakamura K,Hongo A,Kodama J,et al. The measurement of SUVmax of the primary tumor is predictive of prognosis for patients with endometrial cancer [J]. Gynecol Oncol, 2011,123:82-87.

[117] Chung HH,Kim JW,Kang KW,et al. Post-treatment [^{8}F]FDG maximum standardized uptake value as a prognostic marker of recurrence in endometrial carcinoma [J]. Eur J Nucl Med Mol Imaging,2011,38(1):74-80.

[118] Suga T,Nakamoto Y,Saga T,et al. Clinical value of FDG-PET for preoperative evaluation of endometrial cancer[J]. Ann Nucl Med,2011,25:269-275.

[119] Belhocine T,De Barsy C,Hustinx R,et al. Usefulness of(18)F-FDG PET in the post-therapy surveillance of endometrial carcinoma [J]. Eur J Nucl Med Mol Imaging,2002,29:1132-1139.

[120] Sironi S,Picchio M,Landoni C,et al. Post-therapy surveillance of patients with uterine cancers:value of integrated FDG PET/CT in the detection of recurrence [J]. Eur J Nucl Med Mol Imaging,2007,34:472-479.

[121] Chung HH,Kang WJ,Kim JW,et al. The clinical impact of [(18)F]FDG PET/CT for the management of recurrent endometrial cancer:correlation with clinical and histological findings[J]. Eur J Nucl Med Mol Imaging,2008,35:1081-1088.

[122] Kitajima K,Suzuki K,Nakamoto Y,et al. Low-dose non-enhanced CT versus full-dose contrast-enhanced CT in integrated PET/CT studies for the diagnosis of uterine cancer recurrence[J]. Eur J Nucl Med Mol Imaging,2010,37:1490-1498.

[123] Bristow RE,Purinton SC,Santillan A. Cost-effectiveness of routine vaginal cytology for endometrial cancer surveillance[J]. Gynecol Oncol,2006,103:709-713.

[124] Kang S,Kang WD,Chung HH,et al. Preoperative identification of a low-risk group for lymph node metastasis in endometrial cancer:a Korean gynecologic oncology group study

[J]. J Clin Oncol,2012,30:1329-1334.

[125] Koskas M,Uzan J,Vanderstraeten A,et al. External validation of non-imaging models for predicting distant metastasis in patients with endometrial cancer[J]. Gynecol Oncol,2016, May 9. pii: S0090-8258(16)30687-4.[Epub ahead of print]

[126] Koskas M,Fournier M,Vanderstraeten A,et al. Evaluation of models to predict lymph node metastasis in endometrial cancer: A multicentre study[J]. Eur J Cancer,2016,May 3;61: 52-60.[Epub ahead of print]

[127] Kimyon G,Karalok A,Basaran D,et al. Bone recurrence rarely seen in endometrial cancer and review of the literature [J]. J Obstet Gynaecol Res,2016,Apr 13.[Epub ahead of print]

[128] Prueksaritanond N,Cheanpracha P,Yanaranop M. Association of serum HE4 with primary tumor diameter and depth of myometrial invasion in endometrial cancer patients at Rajavithi Hospital[J]. Asian Pac J Cancer Prev,2016,17(3):1489-1492.

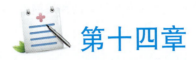

第十四章
子宫内膜癌的预后因素与随诊

子宫内膜癌的预后受多种因素影响，既往对预后因素的研究集中在临床、手术以及组织病理学等方面，其中一些肯定的结论目前已广泛应用于临床。近年来随着精准医学的兴起，研究热点转变为以基因突变及分子标志物为基础，从分子水平区分高危及低危患者，并以此预测预后及指导辅助治疗和靶向治疗。由于组织病理诊断直接影响辅助治疗，因此分子水平的检测对于治疗及预后具有重大意义。

329

第一节　临床因素

一、年龄与预后

总体上看，子宫内膜癌患者年龄越大，预后越差。Lee 等回顾 15 471 例子宫内膜癌患者，发现 I 期、高分化的肿瘤较容易发生在 40 岁以下的患者，而浆液性癌更容易发生于 40 岁以上的患者。在相同组织病理学及辅助治疗情况下，40岁以上的患者 5 年生存率较 40 岁以下患者低。Keys 等将早期子宫内膜癌患者分为小于 50 岁、50~70 岁、70 岁以上 3 组，分析认为年龄是早期子宫内膜癌患者预后的影响因素，随着年龄增加，复发风险增大。Zaino 等报道不超过 50 岁、51~60 岁、61~70 岁、71~80 岁和 80 岁以上的 I~II 期子宫内膜癌 5 年生存率分别为 96.3%、87.3%、78.0%、70.7% 和 53.6%。进一步研究发现 55 岁、65 岁、75 岁的死亡风险分别是 45 岁的 2.3 倍、4.6 倍、7.6 倍。Lurain 等的研究也认为年龄是独立的预后因素,50~75 岁子宫内膜癌患者 5 年生存率为 86%,而 75 岁以上患者为 68%,年龄危险因素的比值比为 1.07,即年龄每增加 1 岁,复发的风险增加 7%。这些研究均证实年龄是子宫内膜癌独立的预后因素。近年来 NCCN 指南也把年龄列为高危因素之一来选择辅助治疗。

二、合并症与预后

子宫内膜癌患者常见的合并症包括糖尿病或胰岛素抵抗、脂代谢异常、高血压病、肥胖等,通常患者会有多个合并症。

体质指数(body mass index,BMI)作为子宫内膜癌预后的预测指标存在争议。Akbayir 等分析 370 例子宫内膜癌患者,根据 BMI 分为 3 组:<25、25~29.9、≥30,发现 BMI<25 的患者肿瘤更容易侵犯子宫深肌层且期别更晚,但 BMI 不是预后的独立因素。Jan 等将 192 例子宫内膜癌患者根据 BMI 分为消瘦、正常、超重、肥胖 4 组,发现 BMI 对总生存率无统计学影响,肥胖组患者淋巴结转移更少。Felix 等分析 4609 例子宫内膜癌患者,中位随访时间 60 个月,发现分化好的子宫内膜样腺癌高 BMI 患者死亡风险高(OR=2.29),但 BMI 与分化差的子宫内膜样腺癌患者及非子宫内膜样腺癌的子宫内膜癌患者预后无关。

Kuroki 等研究了少肌症与预后的关系,利用治疗前 CT 图像 L3 断层腰大肌面积诊断少肌症,回顾分析 122 例子宫内膜癌患者,27 例诊断为少肌症,少肌症的患者无病生存期较短,其复发的风险是未患少肌症患者的 4 倍,但少肌症对总生存率无影响。

Zhang 等研究了糖代谢、脂代谢异常对子宫内膜癌预后的影响,病例对照研究分析 942 例子宫内膜癌患者,发现血糖控制理想的糖尿病患者较非糖尿病患者不增加复发风险,但血糖控制不理想的患者风险明显升高。血清胆固醇、甘油三酯、低密度脂蛋白升高均增加复发风险。BMI 升高增加 I 型子宫内膜癌复发风险,但与 II 型子宫内膜癌复发无相关性。

三、血清肿瘤标志物与预后

(一)CA125

血清 CA125 升高通常预示患者可能有较多的高危因素,从而导致较差的预后。由于早期子宫内膜癌血清 CA125 水平通常无异常升高,故其预测意义不大。但治疗前 CA125 水平对一些特定的患者可能具有较好的预测价值,如治疗前水平偏高、浆液性癌的患者可能更有意义,治疗前 CA125 偏高提示预后相对较差。Goksedef 等报道治疗前 CA125 水平超过 35U/L 的患者预测肿瘤进展的灵敏度为 60%,特异性为 84%,其无进展生存期和总生存期都较短,Chen 等研究则认为 40U/ml 可能是 CA125 更好的界值。在浆液性癌的研究中,CA125 水平作为预后因素的作用不明确,Frimer 等报道了 CA125 水平在子宫内膜浆液性癌复发患者中的变化,认为诊断时的 CA125 升高与肿瘤复发或肿瘤晚期有较好的相关性,在正常范围内 CA125 升高超过 10U/ml 或非正常范围内升高超过 15U/ml 与肿瘤复发有相关性。Olawaiye 等报道治疗前 CA125 超过 35U/ml 的浆液性癌患者死亡风险是 CA125 正常患者的 3.7 倍。但 Price 分析 11 例子宫内膜浆液性癌患者,所有患者治疗前 CA125<35U/ml,治疗后 1 例复发,CA125 仍在正常范围,4 例 CA125>35U/ml,但未见肿瘤复发。

(二)HE4

HE4 对早期子宫内膜癌的敏感度使其有望成为提示子宫内膜癌早期复发的肿瘤标志物。在多个研究中 HE4 已经被证实是子宫内膜癌的高度特异性标志物,与子宫内膜癌的分期、肌层浸润深度、淋巴结转移、病理分级、预后等都有相关性。Bignotti 等研究发现对于病理分级 G_3 的患者,HE4 是独立的预后因素。Zanotti 等及 Mutz-Dehbalaie 等报道 HE4 水平与总生存率有关。也有学者认为,联合检测 CA125 及 HE4 对预测子宫内膜癌转移比单一检测更有效。Saarelainen 等报道了 98 例患者,其中 14 例转移患者,多因素分析认为联合检测 CA125 及 HE4 是转移的唯一预测因素。

第二节 病理学因素与预后

一、FIGO 分期

FIGO 分期是最重要的预后系统。在早期子宫内膜癌患者中,子宫肌层受侵深度是肿瘤复发的独立预后因素之一。而在进展期子宫内膜癌,盆腔和腹主动脉旁淋巴结转移、附件转移、腹腔转移等因素均与肿瘤复发有关(表 14-2-1)。

二、组织学类型

子宫内膜癌的组织学分型最早是 Bokhman 于 1983 年提出,Bokhman 在 366 例子宫内膜癌患者中观察到 35%患者其肿瘤恶性程度更高, 预后更差,这种类型的子宫内膜癌通常发生在体重较轻的患者。随后的研究将子宫内膜癌分为Ⅰ型和Ⅱ型两种亚型,Ⅰ型指子宫内膜样腺癌,Ⅱ型指非子宫内膜样腺癌,包括浆液性癌、透明细胞癌及未分化癌。

目前普遍认为Ⅱ型子宫内膜癌预后更差,即使是早期的Ⅱ型子宫内膜癌预后也较Ⅰ型子宫内膜癌差。Lurain 等分析 264 例Ⅰ期子宫内膜癌患者,子宫内

表 14-2-1 FIGO 分期和预后的关系

FIGO 分期 (1988)	总生存率 (%)				
	1 年	2 年	3 年	4 年	5 年
Ⅰa	98.2	96.6	95.3	93.7	90.8
Ⅰb	98.7	96.6	94.6	92.5	91.1
Ⅰc	97.5	93.7	89.7	87.2	85.4
Ⅱa	95.2	93.2	89.0	86.0	83.3
Ⅱb	93.5	85.3	80.3	76.7	74.2
Ⅲa	89.0	79.9	73.3	69.4	66.2
Ⅲb	73.5	61.6	56.7	52.7	49.9
Ⅲc	89.9	74.5	66.3	61.5	57.3
Ⅳa	63.4	46.7	34.4	29.1	25.5
Ⅳb	59.5	37.0	29.0	22.3	20.1

[Int J Gynaecol Obstet,2006,95(Suppl 1):S105-143.]

膜样腺癌的复发率为 8.8%,浆液性癌 25%,透明细胞癌 57.1%。Creasman 等报道 148 例 Ⅰ 期浆液性癌和 59 例透明细胞癌,浆液性癌的 5 年生存率分别为 Ⅰ A 期 78%, Ⅰ B 期 81%, Ⅰ C 期 55%, 透明细胞癌的 5 年生存率分别为 Ⅰ A 期 83%,Ⅰ B 期 82%,Ⅰ C 期 70%,均显著性低于相同分期的子宫内膜样腺癌。但也有研究指出,如果浆液性癌或透明细胞癌成分非常少,则不影响预后。Aquino-Parsons 等报道 Ⅰ A 或 Ⅰ B 期浆液性癌或透明细胞癌成分局限于宫腔搔刮的标本中的子宫内膜癌患者预后良好。各组织病理类型子宫内膜癌患者 5 年生存率见表 14-2-2。

表 14-2-2　不同组织学类型的子宫内膜癌预后

组织学类型	总生存率(%)				
	1 年	2 年	3 年	4 年	5 年
子宫内膜样腺癌	95.3	91.2	87.9	85.3	83.2
浆液性癌	86.5	69.8	59.1	55.2	52.6
透明细胞癌	83.7	76.1	71.4	65.9	62.5
腺鳞癌	92.1	87.3	84.5	81.7	80.6
癌肉瘤	93.3	90.4	87.4	85.6	77.0
鳞癌	91.7	74.2	74.2	68.9	68.9

[Int J Gynaecol Obstet,2006,95(Suppl 1):S105–143.]

333

三、组织学分级

一般情况下,肿瘤分化程度越差,预后越差。Boruta 等报道 354 例 G_3 子宫内膜癌患者,认为 G_3 子宫内膜癌更容易发生深部浸润,其预后与 Ⅱ 型子宫内膜癌相当。Creasman 等认为 G_3 的患者预后甚至比 Ⅱ 型子宫内膜癌患者更差。G_3 对早期子宫内膜癌具有重要的预后意义,Morrow 等分析 1180 例 Ⅰ ~ Ⅱ 期的子宫内膜癌,多因素分析发现组织学分级 G_3 是最重要的独立的预后因素,G_3 患者复发风险是 G_1 的 3 倍(表 14-2-3)。

四、脉管瘤栓

脉管瘤栓虽然不影响分期,但却是子宫内膜癌重要的高危因素之一,特别是对早期子宫内膜样腺癌具有重要的预测意义。有脉管瘤栓的子宫内膜癌分别

表 14-2-3　肿瘤分化程度对预后的影响

FIGO 分期 (1988)	不同组织学分级的 5 年生存率 (%)		
	G_1	G_2	G_3
Ⅰa	93.4	91.3	79.5
Ⅰb	91.6	93.4	82.0
Ⅰc	90.6	86.3	74.9
Ⅱa	89.9	83.7	68.3
Ⅱb	81.2	76.9	64.9
Ⅲa	82.5	71.1	45.1
Ⅲb	75.0	64.6	30.6
Ⅲc	66.8	61.0	51.4
Ⅳa	-	32.4	20.9
Ⅳb	48.3	24.1	12.1

[Int J Gynaecol Obstet, 2006, 95 (Suppl 1): S105-143.]

增加盆腔淋巴结转移和腹主动脉旁淋巴结转移的风险。Morrow 等通过多因素分析发现脉管瘤栓增加 2.4 倍肿瘤复发风险。Guntupalli 等分析 757 例子宫内膜癌,认为脉管瘤栓是无瘤生存期和总生存期的独立预后因素,有脉管瘤栓的患者无瘤生存期和总生存期明显缩短。Weinberg 等回顾了 388 例有脉管瘤栓、G_2~G_3 或子宫深肌层受侵的 Ⅰ~Ⅱ 期子宫内膜样腺癌患者,多因素回归分析发现脉管瘤栓是总生存率和肿瘤远处转移的唯一独立预后因素。Dos Reis 等研究了脉管瘤栓在 Ⅰ 期子宫内膜癌的预后影响,回顾性分析了 240 例 ⅠA 期 G_1 或 G_2 的子宫内膜样腺癌患者,发现脉管瘤栓与肌层受侵的深度与 G_2 有关,脉管瘤栓的 5 年复发率较高(14.2% vs 3.8%),并且无瘤生存期及总生存期均较短。Foerster 等回顾分析 322 例接受术后放疗的患者,发现脉管瘤栓是远处转移唯一的独立预测因素。

第三节　治疗因素与预后

一、盆腔淋巴结切除术

盆腔淋巴结切除术对早期子宫内膜癌预后的影响存在争议。这部分患者的淋巴结转移率较低,淋巴结切除可增加手术时间和风险、术后并发症及可能影响生活质量。Foerster 等回顾性分析 322 例接受辅助放疗的子宫内膜癌患者,30.6%接受盆腔+腹主动脉旁淋巴结切除术,45%接受盆腔淋巴结切除术,8.8%接受可疑淋巴结取样,15.6%未行淋巴结切除,分析发现淋巴结切除术未能使患者从 5 年局部复发率、远处转移率和总生存率中获益。Kokcu 等回顾分析 287 例术前评估低危的早期子宫内膜癌(G_1 或 G_2;MR 显示肌层受侵<50%;MR 显示无宫颈间质受侵;无转移病灶),117 例行盆腔及腹主动脉旁淋巴结切除术,170 例未行淋巴结切除术。两组的复发率无显著性差异,但未行淋巴结切除术组的辅助治疗明显较多(61.2% vs 30.8%),该作者认为早期低危子宫内膜癌仅行全子宫切除术和双附件切除术并配合辅助治疗是安全可行的。但该研究未指出接受辅助治疗患者比例差异的原因。Melamed 等分析覆盖全美 28%人口的子宫内膜癌淋巴结切除术数据,发现 1998~2007 年淋巴结切术每年递增 4.2%,但 2007~2012 年每年递减 1.6%。

有两项欧洲的多中心随机对照试验显示早期子宫内膜癌盆腔淋巴结切除不影响预后。然而,有不少学者对这两项试验提出疑问,例如淋巴结切除的数目太少,有 20%的病例是非子宫内膜样腺癌肿瘤,较高的辅助放疗比例(57%)可能掩盖了盆腔淋巴结切除的作用。尽管如此,2010 年的 ESMO 指南推荐对低危和中危的 I 期子宫内膜癌(FIGO 2009 I A 期 G_{1-3}、I B 期 G_{1-2})仅行全子宫切除术和双附件切除术,若术后病理有高危因素者,再次手术行淋巴结切除术。Borghesi 等分析该指南前后法国患者的治疗情况,指南前病例 159 例,77.4%行淋巴结切除术,指南后病例 71 例,28.6%行淋巴结切除术,其中 8 例由于脉管瘤栓再次手术行淋巴结切除术。两组的无瘤生存率和总生存率均无统计学差异。该作者认为淋巴结切除对术前评估为低危和中危的 I 期子宫内膜癌影响不大,但仍需更多临床数据。Frost 等通过 Meta 分析认为,对早期的子宫内膜癌患者进行淋巴结切除术并不影响总生存率和无瘤生存期,淋巴结切除术本身并不增加手术并发症,但增加手术相关并发症,主要是淋巴囊肿和下肢水肿。

目前多数学者倾向于淋巴结切除术是早期子宫内膜癌手术治疗的一部分,可能影响子宫内膜癌预后,但这些研究不足之处在于均为回顾性研究。Chan 等

335

分析12 333例患者,研究显示ⅠB期G_3(FIGO 1988)及以上分期的子宫内膜癌患者淋巴结切除术可改善5年无瘤生存率,但对更早期的患者则无意义。Kilgore等报道649例Ⅰ~Ⅱ期患者,行淋巴结切除术的患者5年生存率为90%,高于未行淋巴结切除术的患者。

二、腹主动脉旁淋巴结切除术

由于腹主动脉旁淋巴结转移通常提示预后较差,FIGO 2009分期将腹主动脉旁淋巴结转移单独列为ⅢC$_2$期。Todo等评价盆腔淋巴结切除术和盆腔+腹主动脉旁淋巴结切除术对预后的影响,发现盆腔+腹主动脉旁淋巴结切除术较单纯盆腔淋巴结切除术可改善总生存期,进一步分析发现腹主动脉旁淋巴结切除对低危的患者预后无明显影响,但对中危和高危的患者是独立的预后影响因素。该作者随后分析了盆腔淋巴结切除术和盆腔+腹主动脉旁淋巴结切除术的复发情况,发现仅行盆腔淋巴结切除术的患者腹主动脉旁复发及盆腔外复发率均明显高于行盆腔+腹主动脉旁淋巴结切除术的患者,即使接受化疗,仅行盆腔淋巴结切除术的患者腹主动脉旁复发率仍明显高于行盆腔+腹主动脉旁淋巴结切除术的患者,因此认为即使接受化疗也不能代替腹主动脉旁淋巴结切除术。然而也有相反的观点,Toptas等回顾分析186例患者,97例行盆腔淋巴结切除术,89例行盆腔+腹主动脉旁淋巴结切除术,中位随访38个月,两组在无瘤生存期、总生存期之间无明显差异,认为增加腹主动脉旁淋巴结切除并不能改善预后。尽管目前多数观点认为腹主动脉旁淋巴结转移是预后的不良因素,但腹主动脉旁淋巴结切除术对预后的影响仍然缺乏前瞻性的大样本临床试验加以证实。

三、手术方式

目前应用于子宫内膜癌的手术方式有开腹手术、腹腔镜手术和机器人手术。机器人手术已越来越多地应用于妇科手术,但机器人手术对子宫内膜癌影响的研究多集中于对术中及术后并发症的影响,主要的观点认为机器人手术对子宫内膜癌的疗效与开腹手术及腹腔镜手术相当,但能减少术中和术后并发症发生率。Park等回顾936例经开腹或机器人手术的子宫内膜癌患者,多因素分析发现手术方式并不是独立的预后因素。机器人手术对肥胖的患者可能更合适,Corrado 等对 BMI>40 的 70 例子宫内膜癌患者采用机器人手术,证实了机器人手术对重度肥胖子宫内膜癌患者的可行性和安全性。Fery 等发现采用机器人手术较腹腔镜手术能切除更多的淋巴结。在切除淋巴结的数目上,机器人手术可能具有一定优势。

四、放疗和化疗

放、化疗是子宫内膜癌术后主要的辅助治疗手段,对于早期子宫内膜癌,重点在于哪些患者能从放疗获益,以及放疗方式的选择,对于晚期子宫内膜癌,重点在于放疗和/或化疗的选择,以及放化疗的配合。有 4 项随机对照临床试验分析比较了早期子宫内膜癌患者术后盆腔外照射或不放疗对预后的影响,在 PORTEC1 和 GOG99 试验中,放疗被用于高中危的患者,PORTEC 高中危的标准是以下之一:年龄>60 岁,G_1 或 G_2 子宫内膜样腺癌,肌层受侵>1/2;年龄>60 岁,G_3 子宫内膜样腺癌,肌层受侵<1/2。GOG 高中危的标准是以下之一:年龄≥70 岁,至少 1 个高危因素;年龄 50~69 岁,至少 2 个高危因素;任意年龄,3 个高危因素。GOG 的高危因素是:G_2 或 G_3、脉管瘤栓、外 1/3 肌层受侵(表 14-3-1)。

表 14-3-1　子宫内膜癌危险度分级

临床试验	低危	(低)中危	高中危	高危
PORTEC1	ⅠA 期 G_1 子宫内膜样腺癌	子宫内膜样腺癌: G_1,肌层受侵>1/2 G_2,任意肌层受侵深度 G_3,肌层受侵<1/2	子宫内膜样腺癌: 年龄>60 岁 G_1 或 G_2,肌层受侵>1/2 G_3,肌层受侵<1/2	Ⅲ、Ⅳ期子宫内膜样腺癌 任意期别浆液性癌和透明细胞癌
GOG99	ⅠA 期 G_1、G_2 子宫内膜样腺癌	子宫内膜样腺癌: 年龄≥70 岁,无高危因素 年龄 50~69 岁,≤ 1 个高危因素 年龄<50 岁,≤ 2 个高危因素	子宫内膜样腺癌: 年龄≥70 岁,≥ 1 个高危因素 年龄 50~69 岁,≥ 2 个高危因素 任意年龄,3 个高危因素	Ⅲ、Ⅳ期子宫内膜样腺癌 任意期别浆液性癌和透明细胞癌
ESMO	ⅠA 期 G_1、G_2 子宫内膜样腺癌,无脉管瘤栓	子宫内膜样腺癌: ⅠA 期 G_1、G_2,脉管瘤栓 ⅠA 期 G_3,无脉管瘤栓 ⅠB 期 G_1、G_2,无脉管瘤栓	子宫内膜样腺癌: ⅠA 期 G_3,脉管瘤栓 ⅠB 期 G_1、G_2,脉管瘤栓 ⅠB 期 G_3,无脉管瘤栓	子宫内膜样腺癌,ⅠB 期 G_3,脉管瘤栓 任意期别浆液性癌和透明细胞癌

PORTEC1 和 GOG99 试验证实术后盆腔放疗对高中危患者可以减少盆腔复发,对低中危患者预后无影响。随后的 PORTEC2 对比了阴道近距离治疗和盆腔外照射,结果发现阴道近距离治疗和盆腔放疗外照射的疗效相似,但毒副作用小,可明显改善患者的生活质量。因此,目前认为阴道近距离治疗是高中危患者的标准治疗方式。尽管目前研究证实了放疗可以改善高中危患者的局控率,但并不改善总生存率,因此 PORTEC4 试验设计比较阴道近距离治疗和观察对高中危患者的影响,目前该临床试验正在进行中。

对高危子宫内膜癌患者,放疗和化疗是通常采用的治疗手段。目前已有 3 项随机对照试验比较了放疗和化疗的疗效。日本的临床试验使用 3 个周期 CAP 方案化疗,发现在总生存率、复发率、无进展生存期等方面均无统计学差异,但一个亚组(超过 70 岁;G_3;II 期;细胞学阳性)可能从化疗中获益更多。意大利的临床试验使用 5 个周期 CAP 方案化疗,在 5 年生存率、复发率和无进展生存期等方面均无统计学差异,但化疗组的 3 级毒性较多。NCCN 指南在比较放疗和化疗时,仅引用了 GOG122 的结果。GOG122 对比了全腹腔放疗和 AP 方案化疗的结果,化疗组在总生存率和无瘤生存期方面优于放疗组。但需注意的是,GOG122 的患者从 1992 年开始入组,采用全腹腔放疗技术,随着放疗技术的发展,该技术目前已不采用,因此不能代表现代放疗与化疗比较的结果。

目前的观点倾向于放疗和化疗的结合有可能改善预后,NSGO-EC-9501/E-ORTC-55991 和 MaNGO ILIADE-III 均比较放疗+化疗和放疗对预后的影响,综合两个临床试验的数据,发现放疗+化疗较单纯放疗可以改善总生存率和无瘤生存期。RTOG9708 是一项 II 期临床试验,入组 46 例高危子宫内膜癌患者,采用同步放化疗 (盆腔外照射+阴道近距离治疗+DDP 同步化疗 2 个周期)+TP 辅助化疗 4 个周期的治疗方案,4 年总生存率达 81%,无瘤生存率为 85%,初步结果显示该治疗模式达到了较好的疗效。随后 RTOG9905 根据 RTOG9708 的结果设计了 III 期临床试验,此外正在进行的 PORTEC3 研究同步放化疗+TC 方案和放疗的比较,GOG258 研究了同步放化疗+TC 方案和化疗的比较。这些临床试验尚无结果报道。

放疗对早期子宫内膜癌的作用限于高中危的患者,而放化疗对高危子宫内膜癌患者的应用目前更倾向于联合治疗。但需注意的是,化疗对浆液性癌和透明细胞癌的作用仍然不清楚,一些研究认为以顺铂为基础的化疗方案可以改善早期浆液性癌和透明细胞癌的预后,对晚期患者也推荐采用化疗。但现有的Ⅲ期临床试验分析显示浆液性癌和透明性细胞癌亚组不能从化疗获益。

第四节　分子生物学因素与预后

根据术后病理区分子宫内膜癌亚型或危险度具有一定的局限性。McConechy 等通过对 393 例子宫内膜癌基因突变的分析,认为在低级别子宫内膜样腺癌、高级别子宫内膜样腺癌、浆液性癌及癌肉瘤之间存在明显的基因突变差异,并以此为基础复习病理切片,鉴别出既往形态学诊断为单一成分癌的病例实际上为混合成分。因此一些学者建议整合分子生物学和基因特征来指导子宫内膜癌的术后治疗,对预后进行准确的预测。

目前研究表明,Ⅰ型和Ⅱ型子宫内膜癌在基因改变方面存在差异,Ⅰ型子宫内膜癌通常有微卫星不稳定性,PTEN、PIK3CA、K-RAS 和 β-catenin 等基因突变,浆液性癌通常表现为 p53 基因突变,染色体不稳定性和 p16、E-cadherin、C-erbB-2 功能丧失,透明细胞癌则存在 HNF1β 阳性,PTEN、PIK3CA 及 ARID1A 突变(表 14-4-1)。

339

一、PTEN

PTEN 是一种抑癌基因,通过编码磷酸酶调控细胞周期,使细胞停留在 G_1 期,调控信号通路诱导细胞凋亡。Mutter 等分析正常子宫内膜和癌前病变 PETN 突变情况,在正常子宫内膜内未发现突变,而在癌前病变内 PTEN 突变率为 55%,推测 PTEN 突变可能是发生子宫内膜癌的一个早期事件。PTEN 突变率在Ⅰ型子宫内膜癌中可达Ⅱ型子宫内膜癌的 7 倍,由于Ⅰ型子宫内膜癌预后较好,因此 PTEN 突变可能是一个好的预后因素,但仍需要进一步的临床评估。

二、PI3K/ATK/mTOR 信号通路

PI3K/ATK/mTOR 信号通路在多种肿瘤的发生、发展中有重要作用,该信号

表 14-4-1　子宫内膜癌生物标志物变化

标志物	变化	Ⅰ型子宫内膜癌(%)	Ⅱ型子宫内膜癌(%)
PTEN	无功能	40~80	0~10
K-RAS	突变	10~25	2~4
K-RAS	扩增	2	10
CTNNB4/β-catenin	突变/细胞核表达	20~50	0~5
MI	微卫星不稳定性	20~45	0~5
FGFR-2	突变	10~16	1
PIK3CA	突变	30	20
PIK3CA	扩增	2~14	46
ER,PR	表达	70~73	20~24
PIK3R1	突变	20	0
PIK3R2	突变	5	25
AKT	突变	3	0
ARID1A	突变/无功能	19	6
EGFR	过度表达	46	34
Stathmin	过度表达	15	64
Her-2	过度表达	3~10	32
E-cadherin	无功能	5~50	60~90
p16	无功能	8	45
PPP2R1A	突变	5	15~40
Cyclin D1/E	扩增	2~5	26~42
p53	突变	10~20	80~90

[Virchows Arch,2014,464(3):315-331.]

通路失调可在80%Ⅰ型子宫内膜癌中观察到。PTEN及PIK3CA基因突变都可作用于PI3K/ATK/mTOR信号通路,Hayes等分析29例复杂性不典型增生子宫内膜和44例Ⅰ型子宫内膜癌组织，发现在复杂性不典型增生子宫内膜中，PIK3CA基因突变明显少于PTEN基因突变(7% vs 39%),而在Ⅰ型子宫内膜癌组织,两者的突变率相似(48% vs 57%),说明PIK3CA基因突变与肿瘤的侵袭性有关,但与子宫内膜癌预后的关系仍需进一步研究。

三、p53

p53基因是一个抑癌基因,介导信号通路抑制细胞生长,导致细胞周期停滞和凋亡。p53 突变率在各型子宫内膜癌中不同，Ⅱ型子宫内膜癌有54%突变，其中浆液性癌 p53 突变率可高达 90%，而在 Ⅰ 型子宫内膜癌里 p53 突变率仅为 20%。一些研究发现，浆液性癌约75%的早期病变(上皮内肿瘤)可发现 p53 突变，因此 p53 突变可能是发生浆液性癌的一个早期事件。由于 p53 突变与Ⅱ型子宫内膜癌相关，p53 突变通常提示较差的预后。Lee 等回顾分析131 例子宫内膜癌，其中 39 例发生 p53 突变，分析发现 p53 突变的患者 5 年无瘤生存率较低 (81% vs 97.7%)，其死亡风险是无 p53 突变患者的 11 倍。Saffari 等研究发现 p53 突变但未接受辅助放疗的患者生存率最低，p53 突变接受辅助放疗和无 p53 突变未接受辅助放疗的患者生存率相似，多因素分析发现未接受辅助放疗的患者，p53 突变的死亡风险是无 p53 突变的 5.9 倍，证实辅助放疗可以改善 p53 突变患者的预后。

四、激素受体

激素受体的状态是早期子宫内膜癌保留生育功能及晚期患者姑息性治疗需要考虑的重要因素。激素受体状态对预后影响的研究始于 20 世纪80 年代，ER 和 PR 阳性和较长的无瘤生存期及总生存期相关，是独立的预后因素。Gassel 等分析 236 例子宫内膜癌组织，随访超过 10 年，发现 EP 阳性(P=0.007)和 PR 阳性(P=0.0092)与无瘤生存期和总生存期显著性相关。Jongen 等进一步分析了 ER、PR 的亚型和子宫内膜样腺癌的关系，通过对 315 例子宫内膜样腺癌的研究发现 ER-α 阳性与较早的期别有关，ER-β、PR-A 和 PR-B 阳性与较好的肿瘤分化程度有关，ER-α/ER-β<1 提示较短的无瘤生存期，PR-A/PR-B<1 与较短的无瘤生存期和总生存期有关，多因素分析显示，ER-α 低表达会增加死亡风险，PR-A 则是肿瘤复发的独立预后因素。内分泌治疗包括孕激素、芳香化酶抑制剂、选择性雌激素受体调节剂等。EP 和 PR 阳性的复发患者可采用内分泌治疗，副作用不明显，其无进展生存期为 1~3.7 个月。

五、HER2

HER2 是一种来自人 EGFR 络氨酸激酶家族的跨膜糖蛋白，HER2 基因扩增可导致其在 mRNA 和蛋白水平高表达,从而促进细胞增生、分化、转移。Mori 等研究发现高 HER2 表达是独立的预后因素, 与无进展生存期及总生存率有关。HER2 在子宫内膜浆液性癌中的高表达可能具有重要的临床意义。Morrison 等研究发现,在子宫内膜浆液性癌里 HER2 基因及受体的表达最高,其基因扩增是预后差的独立因素。在子宫内膜浆液性癌的体外实验中发现,HER2 表达与 PI3K/ATK 通路有关,HER2 表达高的肿瘤细胞对 PI3K 抑制剂高度敏感, 因此 HER2 可能成为浆液性癌能否从靶向治疗获益的一个指标。

六、微卫星不稳定性

微卫星不稳定性(microsatellite instability,MSI)是指一些小的染色体的复制错误导致重复序列的增加或丢失。DNA 修复基因(MLH1、MSH2 和 MSH6)的失活导致了 MSI,MSI 也可由 MLH1 启动子甲基化所致。目前 MSI 在子宫内膜癌预后中的研究结果存在争议。Basil 等分析 229 例子宫内膜癌,发现晚期或Ⅱ型子宫内膜癌较少在 MSI 阳性的病例里, 较多地发生在 MSI 阴性的病例, 然而 MSI 阳性和阴性的两组患者复发率和总生存率并无显著性差异。Maxwell 等研究 131 例子宫内膜癌患者,发现 MSI 阳性的患者 5 年生存率为 77%,明显高于 MSI 阴性患者(48%)。然而,Zighelboim 等发现 ATR 基因突变和MSI 的发生明显相关,但 ATR 基因突变的患者生存期明显缩短。Diaz-Padilla 等Meta 分析认为现有的研究不能确定 MSI 和子宫内膜癌的预后有关。目前的研究不能确定 MSI 对子宫内膜癌预后的意义,尚需进一步的研究。

七、微血管增生

微血管增生是实体瘤生长和转移过程中的重要现象,对微血管增生的关注和研究已超过 40 年。Haldorsen 等研究 54 例子宫内膜癌患者,采用 Ki-67 和Ⅷ因子作为微血管增生的组织形态学标记,发现微血管增生越多,肿瘤体积越大,无病生存期越短。VEGF 在血管生成和子宫内膜上皮细胞增生中有重要作用。因此,VEGF 成为靶向治疗的一个重要位点。GOG 的一项Ⅱ期临床试验采用贝伐珠单抗单药治疗复发或持续的子宫内膜癌,40.4%的患者至少获得了 6 个月的无进展生存期,治疗前的 VEGF 受体表达与死亡风险和肿瘤反应有关。目前关于贝伐珠单抗的进一步研究也正在进行中。

八、DNA 倍体

DNA 倍体作为子宫内膜癌的预后因素早在 20 世纪 80 年代就有研究,目前多数研究显示非整倍体肿瘤预后较二倍体肿瘤差。在对 Ⅰ 期子宫内膜癌的研究中,非整倍体提示较差的预后,其复发风险是二倍体的 4.5~8.3 倍。即使在低危的患者中,DNA 倍体也显示出了预后作用。Song 等分析 156 例 Ⅰ A 期 G_1、G_2 的患者,中位随访时间 42.7 个月,二倍体患者复发率为 2.1%,而非整倍体患者复发率为 12.5%。在针对更多期别的子宫内膜癌 DNA 倍体的研究中,非整倍体肿瘤仍然显示出较差的预后。在几项包含 Ⅰ~Ⅳ 期子宫内膜癌的研究中,非整倍体患者的复发风险是整倍体的 2.6~6.5 倍。

Pradhan 等认为使用子宫切除的标本分析 DNA 倍体比刮宫的标本更符合预后。然而,刮宫标本的一个潜在用途是判断淋巴结转移的风险,从而可能可以避免低危患者的淋巴结切除术。MoMaTEC 的多中心临床试验显示刮宫组织的 DNA 非整倍体与淋巴结转移和较差的生存率有关,即使在早期患者中该预测作用仍然存在,为避免低危患者的淋巴结切除术提供了一种可能性。

343

第五节　其他因素

二甲双胍是治疗 2 型糖尿病的一线药物,近年来的一些研究显示,二甲双胍能降低乳腺癌、卵巢癌、胰腺癌等恶性肿瘤的风险,提高总生存率。研究发现二甲双胍可以作用于肿瘤干细胞,与化疗产生协同作用抑制肿瘤生长,二甲双胍可影响多个靶点及信号通路从而产生抗肿瘤作用。基因多态性对二甲双胍抗肿瘤的作用也正在研究中。Nevadunsky 等回顾分析 985 例子宫内膜癌患者,114 例糖尿病患者使用二甲双胍,136 例糖尿病患者未使用二甲双胍,其余 735 例无糖尿病,发现在 Ⅱ 型子宫内膜癌患者中,使用二甲双胍的患者总生存率明显高于未使用二甲双胍的糖尿病患者组及无糖尿病患者组,但在 Ⅰ 型子宫内膜癌患者中并无此差异,因此二甲双胍的使用可能对Ⅱ型子宫内膜癌患者的预后有积极作用。Ko 等回顾分析 363 例有糖尿病的子宫内膜癌患者,其中 54%使用二甲双胍,分析发现使用二甲双胍的患者无瘤生存期和总生存期都较未使用二甲双胍的患者延长。

第六节 预测模型及随诊

尽管 FIGO 分期是最重要的预后系统,但仍然没有考虑到一些较重要的预后影响因素,例如年龄、组织学分级、脉管瘤栓等,一些学者试图整合一些高危因素形成预测系统(表 14-6-1)。

随诊的目的是早期发现复发病灶,从而提高疗效和生存率。超过一半的子宫内膜癌患者治疗失败发生在初次治疗后 2 年之内,超过 3/4 发生在初次治疗后 3 年之内,绝大部分发生在 5 年之内。由于随着年限的增长,复发的机会下降,故随诊的频率也随年限的增长而下降。参见表 14-6-2。

无论Ⅰ型或Ⅱ型子宫内膜癌,随诊均强调病史(症状)和体格检查。多项研究表明,症状和体征可以发现大部分的复发患者,有 41%~83%的复发或转移是依靠各类症状而发现,即使是远处转移,70%的患者也会有相关症状。单纯的体格检查即可发现 35%~68%的复发患者。如果结合患者症状,良好的体格检查可以发现超过 80%的复发或转移患者。而阴道细胞学检查、实验室检查和影像学检查对发现早期复发患者效率低下,一般仅作为怀疑复发的进一步检查使用。

对于恶性程度高的子宫内膜癌患者(G_3 或Ⅱ型子宫内膜癌),其随诊也应以病史和体格检查为主。Zakhour 等分析 106 例Ⅱ型子宫内膜癌,47 例复发,症状及体格检查分别发现了 16 例和 7 例,78%的患者复发时行阴道细胞学检查,但无一例患者是因细胞学检查异常发现复发。Hunn 等分析 244 例高级别子宫内膜癌,其中 36%患者复发,症状、体格检查、CT、CA125 和阴道细胞学检查发现的复发比例分别为 56%、18%、15%、10%和 1%。而且所有的局部复发均由症状或体格检查发现。

随诊时具体检查手段的评价可参考本书"子宫内膜癌复发和转移的诊断及鉴别诊断"章节。

表 14-6-1　子宫内膜癌预后的预测系统

作者	预测目标	自变量	准确率
Abu-Rustum	3 年生存率	年龄	0.71
Polterauer		FIGO 分期	
		组织学分级	
		病理类型	
		淋巴结	
Kondalsamy-Chennakesavan	单病灶局部复发	年龄	0.69
Bendifallah	远处转移	FIGO 分期	
		组织学分级	0.66
		病理类型	
		淋巴结	
		肌层受侵深度	
		腹腔细胞学	
Creutzberg	局控率	年龄	0.73
		放疗方式	
		FIGO 分期	
		肌层受侵深度	
		脉管瘤栓	
	远处转移	年龄	0.69
		FIGO 分期	
		肌层受侵深度	
		脉管瘤栓	
	总生存率	年龄	0.70
		放疗方式	
		FIGO 分期	
		肌层受侵深度	
		脉管瘤栓	
	无瘤生存期	年龄	0.59
		FIGO 分期	
		脉管瘤栓	

表 14-6-2　子宫内膜癌患者治疗后推荐的随诊程序

组织	时间间隔/年限	病史	查体	阴道细胞学	CA125	胸部X线片	CT	MR	B超	PET-CT
ACGO/SGO	3~6个月/2年 6个月/3~5年 1年/5年后	每次	每次	不推荐	NR	不推荐	必要时	NR	NR	必要时
ESMO	3~4个月/2年 6个月/3~5年	每次	每次	不推荐	必要时	必要时	必要时	必要时	必要时	必要时
NCCN	3个月/2年 6~12个月/2年后	每次	每次	不推荐	NR	NR	3~6个月/2~3年 6个月/随后2年 1年	必要时	NR	必要时

NR：未见报道

（张　翔　钱建华）

参考文献

[1]　Uharcek P,Mlyncek M,Ravinger J,et al. Prognostic factors in women 45 years of age or younger with endometrial cancer[J]. Int J Gynecol Cancer,2008,18:324-328.

[2]　Keys HM,Roberts JA,Brunetto VL,et al. A phase Ⅲ trial of surgery with or without adjunctive external pelvic radiation therapy in intermediate risk endometrial adenocarcinoma:a Gynecologic Oncology Group study[J]. Gynecol Oncol,2004,92:744-751.

[3]　Lee NK,Cheung MK,Shin JY,et al. Prognostic factors for uterine cancer in reproductive-aged women[J]. Obstet Gynecol,2007,109:655-662.

[4]　Lurain JR,Rice BL,Rademaker AW,et al. Prognostic factors associated with recurrence in clinical stage Ⅰ adenocarcinoma of the endometrium[J]. Obstet Gynecol,1991,78:63-69.

[5]　Zaino RJ,Kurman RJ,Diana KL,et al. Pathologic models to predict outcome for women with endometrial adenocarcinoma:the importance of the distinction between surgical stage and clinical stage—a Gynecologic Oncology Group study[J]. Cancer,1996,77:1115-1121.

[6]　Hanprasertpong J,Sakolprakraikij S,Geater A. Endometrial cancer in Thai women aged 45 years or younger[J]. Asian Pac J Cancer Prev,2008,9:58-62.

[7]　Akbayir O,Corbacioglu Esmer A,Numanoglu C,et al. Influence of body mass index on clinicopathologic features,surgical morbidity and outcome in patients with endometrial can-

cer[J]. Arch Gynecol Obstet,2012,286:1269-1276.

[8] Jan S,Duquesne M,Marret H,et al. Influence of body mass index on management and prognosis of women with endometrial cancer[J]. Gynecol Obstet Fertil,2014,42:766-771.

[9] Felix AS,Scott McMeekin D,Mutch D,et al. Associations between etiologic factors and mortality after endometrial cancer diagnosis:The NRG Oncology/Gynecologic Oncology Group 210 trial[J]. Gynecol Oncol,2015,139:70-76.

[10] Kuroki LM,Mangano M,Allsworth JE,et al. Pre-operative assessment of muscle mass to predict surgical complications and prognosis in patients with endometrial cancer [J]. Ann Surg Oncol,2015,22:972-979.

[11] Zhang Y,Liu Z,Yu X,et al. The association between metabolic abnormality and endometrial cancer:a large case-control study in China[J]. Gynecol Oncol,2010,117:41-46.

[12] Haruma T,Nakamura K,Nishida T,et al. Pre-treatment neutrophil to lymphocyte ratio is a predictor of prognosis in endometrial cancer[J]. Anticancer Res,2015,35:337-343.

[13] Scambia G,Gadducci A,Panici PB,et al. Combined use of CA 125 and CA 15-3 in patients with endometrial carcinoma[J]. Gynecol Oncol,1994,54:292-297.

[14] Sood AK,Buller RE,Burger RA,et al. Value of preoperative CA 125 level in the management of uterine cancer and prediction of clinical outcome [J]. Obstet Gynecol,1997,90:441-447.

[15] Chung HH,Kim JW,Park NH,et al. Use of preoperative serum CA-125 levels for prediction of lymph node metastasis and prognosis in endometrial cancer [J]. Acta Obstet Gynecol Scand,2006,85:1501-1505.

[16] Lo SS,Cheng DK,Ng TY,et al. Prognostic significance of tumour markers in endometrial cancer[J]. Tumour Biol,1997,18:241-249.

[17] Lundstrom MS,Hogdall CK,Nielsen AL,et al. Serum tetranectin and CA125 in endometrial adenocarcinoma[J]. Anticancer Res,2000,20:3903-3906.

[18] Santala M,Talvensaari-Mattila A,Kauppila A. Peritoneal cytology and preoperative serum CA 125 level are important prognostic indicators of overall survival in advanced endometrial cancer[J]. Anticancer Res,2003,23:3097-3103.

[19] Nakamura K,Imafuku N,Nishida T,et al. Measurement of the minimum apparent diffusion coefficient(ADCmin) of the primary tumor and CA125 are predictive of disease recurrence for patients with endometrial cancer[J]. Gynecol Oncol,2012,124:335-339.

347

[20] Hakala A,Kacinski BM,Stanley ER,et al. Macrophage colony-stimulating factor 1,a clinically useful tumor marker in endometrial adenocarcinoma:comparison with CA 125 and the aminoterminal propeptide of type Ⅲ procollagen[J]. Am J Obstet Gynecol,1995,173:112-119.

[21] Cherchi PL,Dessole S,Ruiu GA,et al. The value of serum CA 125 and association CA 125/CA 19-9 in endometrial carcinoma[J]. Eur J Gynaecol Oncol,1999,20:315-317.

[22] Ginath S,Menczer J,Fintsi Y,et al. Tissue and serum CA125 expression in endometrial cancer[J]. Int J Gynecol Cancer,2002,12:372-375.

[23] Lee EJ,Kim TJ,Choi CH,et al. Uterine endometrial carcinoma:10 years′ experience with long-term follow-up at a single Korean institution [J]. Gynecol Obstet Invest,2012,74:313-319.

[24] Goksedef BP,Gorgen H,Baran SY,et al. Preoperative serum CA 125 level as a predictor for metastasis and survival in endometrioid endometrial cancer[J]. J Obstet Gynaecol Can,2011,33(8):844-850.

[25] Chen YL,Huang CY,Chien TY,et al. Value of pre-operative serum CA125 level for prediction of prognosis in patients with endometrial cancer [J]. Aust N Z J Obstet Gynaecol,2011,51:397-402.

[26] Frimer M,Hou JY,McAndrew TC,et al. The clinical relevance of rising CA-125 levels within the normal range in patients with uterine papillary serous cancer [J]. Reprod Sci,2013,20:449-455.

[27] Price FV,Chambers SK,Carcangiu ML,et al. CA 125 may not reflect disease status in patients with uterine serous carcinoma[J]. Cancer,1998,82:1720-1725.

[28] Olawaiye AB,Rauh-Hain JA,Witham-Leitch M,et al. Utility of pre-operative serum CA-125 in the management of uterine papillary serous carcinoma [J]. Gynecol Oncol,2008,110:293-298.

[29] Bignotti E,Ragnoli M,Zanotti L,et al. Diagnostic and prognostic impact of serum HE4 detection in endometrial carcinoma patients[J]. Br J Cancer,2011,104:1418-1425.

[30] Moore RG,Miller CM,Brown AK,et al. Utility of tumor marker HE4 to predict depth of myometrial invasion in endometrioid adenocarcinoma of the uterus[J]. Int J Gynecol Cancer,2011,21:1185-1190.

[31] Kalogera E,Scholler N,Powless C,et al. Correlation of serum HE4 with tumor size and my-

ometrial invasion in endometrial cancer[J]. Gynecol Oncol,2012,124:270-275.

[32] Mutz-Dehbalaie I,Egle D,Fessler S,et al. HE4 is an independent prognostic marker in endometrial cancer patients[J]. Gynecol Oncol,2012,126:186-191.

[33] Zanotti L,Bignotti E,Calza S,et al. Human epididymis protein 4 as a serum marker for diagnosis of endometrial carcinoma and prediction of clinical outcome [J]. Clin Chem Lab Med,2012,50:2189-2198.

[34] Angioli R,Plotti F,Capriglione S,et al. The role of novel biomarker HE4 in endometrial cancer:a case control prospective study[J]. Tumour Biol,2013,34:571-576.

[35] Saarelainen SK,Peltonen N,Lehtimaki T,et al. Predictive value of serum human epididymis protein 4 and cancer antigen 125 concentrations in endometrial carcinoma[J]. Am J Obstet Gynecol,2013,209:142 e1-6.

[36] Omer B,Genc S,Takmaz O,et al. The diagnostic role of human epididymis protein 4 and serum amyloid-A in early-stage endometrial cancer patients[J]. Tumour Biol,2013,34(5):2645-2650.

[37] Morrow CP,Bundy BN,Kurman RJ,et al. Relationship between surgical-pathological risk factors and outcome in clinical stage Ⅰ and Ⅱ carcinoma of the endometrium:a Gynecologic Oncology Group study[J]. Gynecol Oncol,1991,40:55-65.

[38] DiSaia PJ,Creasman WT,Boronow RC. Risk factors and recurrent patterns in stage Ⅰ endometrial cancer[J]. Am J Obstet Gynecol,1985,151:1009-1015.

[39] Bokhman JV. Two pathogenetic types of endometrial carcinoma [J]. Gynecol Oncol,1983,15:10-17.

[40] Creasman WT,Kohler MF,Odicino F,et al. Prognosis of papillary serous,clear cell,and grade 3 stage Ⅰ carcinoma of the endometrium[J]. Gynecol Oncol,2004,95:593-596.

[41] Aquino-Parsons C,Lim P,Wong F,et al. Papillary serous and clear cell carcinoma limited to endometrial curettings in FIGO stage 1a and 1b endometrial adenocarcinoma:treatment implications[J]. Gynecol Oncol,1998,71:83-86.

[42] Brinton LA,Felix AS,McMeekin DS,et al. Etiologic heterogeneity in endometrial cancer:evidence from a Gynecologic Oncology Group trial [J]. Gynecol Oncol,2013,129:277-284.

[43] Creasman WT,Morrow CP,Bundy BN,et al. Surgical pathologic spread patterns of endometrial cancer. A Gynecologic Oncology Group Study[J]. Cancer,1987,60:2035-2041.

[44] Guntupalli SR,Zighelboim I,Kizer NT,et al. Lymphovascular space invasion is an independent risk factor for nodal disease and poor outcomes in endometrioid endometrial cancer[J]. Gynecol Oncol,2012,124:31-35.

[45] Weinberg LE,Kunos CA,Zanotti KM. Lymphovascular space invasion (LVSI) is an isolated poor prognostic factor for recurrence and survival among women with intermediate- to high-risk early-stage endometrioid endometrial cancer[J]. Int J Gynecol Cancer,2013,23: 1438-1445.

[46] Dos Reis R,Burzawa JK,Tsunoda AT,et al. Lymphovascular space invasion portends poor prognosis in low-risk endometrial cancer[J]. Int J Gynecol Cancer,2015,25:1292-1299.

[47] Foerster R,Kluck R,Arians N,et al. Lymphadenectomy in women with endometrial cancer:aspiration and reality from a radiation oncologist's point of view [J]. Radiat Oncol, 2015,10:147.

[48] Kokcu A,Kurtoglu E,Celik H,et al. Is surgical staging necessary for patients with low-risk endometrial cancer? A retrospective clinical analysis[J]. Asian Pac J Cancer Prev,2015, 16(13):5331-5335.

[49] Melamed A,Rauh-Hain JA,Clemmer JT,et al. Changing trends in lymphadenectomy for endometrioid adenocarcinoma of the endometrium[J]. Obstet Gynecol,2015,126(4):815- 822.

[50] Benedetti Panici P,Basile S,Maneschi F,et al. Systematic pelvic lymphadenectomy vs. no lymphadenectomy in early-stage endometrial carcinoma:randomized clinical trial [J]. J Natl Cancer Inst,2008,100(23):1707-1716.

[51] Kitchener H,Swart AM,Qian Q,et al. Efficacy of systematic pelvic lymphadenectomy in endometrial cancer(MRC ASTEC trial):a randomised study[J]. Lancet,2009,373:125-136.

[52] Barton DP,Naik R,Herod J. Efficacy of systematic pelvic lymphadenectomy in endometrial cancer(MRC ASTEC Trial): a randomized study[J]. Int J Gynecol Cancer,2009,19:1465.

[53] Plataniotis G,Castiglione M. Endometrial cancer:ESMO Clinical Practice Guidelines for diagnosis,treatment and follow-up[J]. Ann Oncol,2010,21(Suppl 5):v41-45.

[54] Borghesi Y,Narducci F,Bresson L,et al. Managing endometrial cancer:the role of pelvic lymphadenectomy and secondary surgery[J]. Ann Surg Oncol,2015,22(S1):936-943.

[55] Frost JA,Webster KE,Bryant A,et al. Lymphadenectomy for the management of endometrial cancer[J]. Cochrane Database Syst Rev,2015,9:CD007585.

[56] Kilgore LC, Partridge EE, Alvarez RD, et al. Adenocarcinoma of the endometrium: survival comparisons of patients with and without pelvic node sampling[J]. Gynecol Oncol, 1995, 56: 29–33.

[57] Trimble EL, Kosary C, Park RC. Lymph node sampling and survival in endometrial cancer [J]. Gynecol Oncol, 1998, 71: 340–343.

[58] Fanning J. Long-term survival of intermediate risk endometrial cancer (stage Ⅰ G3, Ⅰ C, Ⅱ) treated with full lymphadenectomy and brachytherapy without teletherapy[J]. Gynecol Oncol, 2001, 82: 371–374.

[59] Cragun JM, Havrilesky LJ, Calingaert B, et al. Retrospective analysis of selective lymphadenectomy in apparent early-stage endometrial cancer [J]. J Clin Oncol, 2005, 23: 3668–3675.

[60] Lutman CV, Havrilesky LJ, Cragun JM, et al. Pelvic lymph node count is an important prognostic variable for FIGO stage Ⅰ and Ⅱ endometrial carcinoma with high-risk histology[J]. Gynecol Oncol, 2006, 102: 92–97.

[61] Chan JK, Kapp DS. Role of complete lymphadenectomy in endometrioid uterine cancer[J]. Lancet Oncol, 2007, 8: 831–841.

[62] Chan JK, Wu H, Cheung MK, et al. The outcomes of 27,063 women with unstaged endometrioid uterine cancer[J]. Gynecol Oncol, 2007, 106: 282–288.

[63] Abu-Rustum NR, Iasonos A, Zhou Q, et al. Is there a therapeutic impact to regional lymphadenectomy in the surgical treatment of endometrial carcinoma? [J]. Am J Obstet Gynecol, 2008, 198: 457 e1–5; discussion 457 e5–6.

[64] Todo Y, Okamoto K, Minobe S, et al. Clinical significance of surgical staging for obese women with endometrial cancer: a retrospective analysis in a Japanese cohort [J]. Jpn J Clin Oncol, 2014, 44: 903–909.

[65] Chan JK, Cheung MK, Huh WK, et al. Therapeutic role of lymph node resection in endometrioid corpus cancer: a study of 12,333 patients[J]. Cancer, 2006, 107: 1823–1830.

[66] Mariani A, Webb MJ, Keeney GL, et al. Stage Ⅲ C endometrioid corpus cancer includes distinct subgroups[J]. Gynecol Oncol, 2002, 87: 112–117.

[67] McMeekin DS, Lashbrook D, Gold M, et al. Analysis of FIGO Stage Ⅲc endometrial cancer patients[J]. Gynecol Oncol, 2001, 81: 273–278.

[68] Pecorelli S. Revised FIGO staging for carcinoma of the vulva, cervix, and endometrium[J].

Int J Gynaecol Obstet,2009,105:103-104.

[69] Todo Y,Kato H,Kaneuchi M,et al. Survival effect of para-aortic lymphadenectomy in endometrial cancer(SEPAL study):a retrospective cohort analysis[J]. Lancet,2010,375:1165-1172.

[70] Todo Y,Kato H,Minobe S,et al. Initial failure site according to primary treatment with or without para-aortic lymphadenectomy in endometrial cancer[J]. Gynecol Oncol,2011,121:314-318.

[71] Toptas T,Simsek T. Survival analysis of pelvic lymphadenectomy alone versus combined pelvic and para-aortic lymphadenectomy in patients exhibiting endometrioid type endometrial cancer[J]. Oncol Lett,2015,9:355-364.

[72] Mok ZW,Yong EL,Low JJ,et al. Clinical outcomes in endometrial cancer care when the standard of care shifts from open surgery to robotics [J]. Int J Gynecol Cancer,2012,22:819-825.

[73] Veljovich DS,Paley PJ,Drescher CW,et al. Robotic surgery in gynecologic oncology:program initiation and outcomes after the first year with comparison with laparotomy for endometrial cancer staging [J]. Am J Obstet Gynecol,2008,198:679 e1-9; discussion 679 e9-10.

[74] Boggess JF,Gehrig PA,Cantrell L,et al. A comparative study of 3 surgical methods for hysterectomy with staging for endometrial cancer:robotic assistance,laparoscopy,laparotomy[J]. Am J Obstet Gynecol,2008,199:360 e1-9.

[75] Gehrig PA,Cantrell LA,Shafer A,et al. What is the optimal minimally invasive surgical procedure for endometrial cancer staging in the obese and morbidly obese woman?[J]. Gynecol Oncol,2008,111:41-45.

[76] Coronado PJ,Herraiz MA,Magrina JF,et al. Comparison of perioperative outcomes and cost of robotic-assisted laparoscopy,laparoscopy and laparotomy for endometrial cancer[J]. Eur J Obstet Gynecol Reprod Biol,2012,165(2):289-294.

[77] Bell MC,Torgerson J,Seshadri-Kreaden U,et al. Comparison of outcomes and cost for endometrial cancer staging via traditional laparotomy,standard laparoscopy and robotic techniques[J]. Gynecol Oncol,2008,111:407-411.

[78] DeNardis SA,Holloway RW,Bigsby GEt,et al. Robotically assisted laparoscopic hysterectomy versus total abdominal hysterectomy and lymphadenectomy for endometrial cancer[J].

Gynecol Oncol,2008,111:412–417.

[79] Seamon LG,Cohn DE,Henretta MS,et al. Minimally invasive comprehensive surgical staging for endometrial cancer:Robotics or laparoscopy?[J]. Gynecol Oncol,2009,113:36–41.

[80] Seamon LG,Bryant SA,Rheaume PS,et al. Comprehensive surgical staging for endometrial cancer in obese patients:comparing robotics and laparotomy[J]. Obstet Gynecol,2009, 114:16–21.

[81] Cardenas-Goicoechea J,Adams S,Bhat SB,et al. Surgical outcomes of robotic-assisted surgical staging for endometrial cancer are equivalent to traditional laparoscopic staging at a minimally invasive surgical center[J]. Gynecol Oncol,2010,117:224–228.

[82] Corrado G,Cutillo G,Pomati G,et al. Surgical and oncological outcome of robotic surgery compared to laparoscopic and abdominal surgery in the management of endometrial cancer [J]. Eur J Surg Oncol,2015,41:1074–1081.

[83] Manchana T,Puangsricharoen P,Sirisabya N,et al. Comparison of perioperative and oncologic outcomes with laparotomy,and laparoscopic or robotic surgery for women with endometrial cancer[J]. Asian Pac J Cancer Prev,2015,16:5483–5488.

[84] Park HK,Helenowski IB,Berry E,et al. A comparison of survival and recurrence outcomes in patients with endometrial cancer undergoing robotic versus open surgery [J]. J Minim Invasive Gynecol,2015,22:961–967.

[85] Corrado G,Chiantera V,Fanfani F,et al. Robotic hysterectomy in severely obese patients with endometrial cancer:a multi-centre study[J]. J Minim Invasive Gynecol,2015,23(1): 94–100.

[86] Frey MK,Lin JF,Stewart LE,et al. Comparison of two minimally invasive approaches to endometrial cancer staging:a single-surgeon experience[J]. J Reprod Med,2015,60:127– 134.

[87] Creutzberg CL,van Putten WL,Koper PC,et al. Surgery and postoperative radiotherapy versus surgery alone for patients with stage-1 endometrial carcinoma:multicentre randomised trial. PORTEC Study Group. Post operative radiation therapy in endometrial carcinoma[J]. Lancet,2000,355:1404–1411.

[88] Aalders J,Abeler V,Kolstad P,et al. Postoperative external irradiation and prognostic parameters in stage I endometrial carcinoma:clinical and histopathologic study of 540 patients[J]. Obstet Gynecol,1980,56:419–427.

［89］ Kong A,Johnson N,Kitchener HC,et al. Adjuvant radiotherapy for stage Ⅰ endometrial cancer:an updated Cochrane systematic review and meta-analysis ［J］. J Natl Cancer Inst, 2012,104:1625-1634.

［90］ Colombo N,Preti E,Landoni F,et al. Endometrial cancer:ESMO Clinical Practice Guidelines for diagnosis,treatment and follow-up［J］. Ann Oncol,2013,24(Suppl 6):vi33-38.

［91］ Nout RA,Smit VT,Putter H,et al. Vaginal brachytherapy versus pelvic external beam radiotherapy for patients with endometrial cancer of high-intermediate risk(PORTEC-2):an open-label,non-inferiority,randomised trial［J］. Lancet,2010,375:816-823.

［92］ Susumu N,Sagae S,Udagawa Y,et al. Randomized phase Ⅲ trial of pelvic radiotherapy versus cisplatin-based combined chemotherapy in patients with intermediate- and high-risk endometrial cancer:a Japanese Gynecologic Oncology Group study ［J］. Gynecol Oncol, 2008,108:226-233.

［93］ Maggi R,Lissoni A,Spina F,et al. Adjuvant chemotherapy vs radiotherapy in high-risk endometrial carcinoma:results of a randomised trial［J］. Br J Cancer,2006,95:266-271.

［94］ Randall ME,Filiaci VL,Muss H,et al. Randomized phase Ⅲ trial of whole-abdominal irradiation versus doxorubicin and cisplatin chemotherapy in advanced endometrial carcinoma:a Gynecologic Oncology Group study［J］. J Clin Oncol,2006,24:36-44.

［95］ Hogberg T,Signorelli M,de Oliveira CF,et al. Sequential adjuvant chemotherapy and radiotherapy in endometrial cancer—results from two randomised studies[J]. Eur J Cancer, 2010,46:2422-2431.

［96］ Fader AN,Drake RD,O'Malley DM,et al. Platinum/taxane-based chemotherapy with or without radiation therapy favorably impacts survival outcomes in stage Ⅰ uterine papillary serous carcinoma［J］. Cancer,2009,115:2119-2127.

［97］ McConechy MK,Ding J,Cheang MC,et al. Use of mutation profiles to refine the classification of endometrial carcinomas［J］. J Pathol,2012,228:20-30.

［98］ Murali R,Soslow RA,Weigelt B. Classification of endometrial carcinoma:more than two types［J］. Lancet Oncol,2014,15:e268-278.

［99］ Matias-Guiu X,Davidson B. Prognostic biomarkers in endometrial and ovarian carcinoma ［J］. Virchows Arch,2014,464:315-331.

［100］ Zhu X,Kwon CH,Schlosshauer PW,et al. PTEN induces G (1) cell cycle arrest and decreases cyclin D3 levels in endometrial carcinoma cells ［J］. Cancer Res,2001,61:4569-

4575.

[101] Mutter GL,Lin MC,Fitzgerald JT,et al. Altered PTEN expression as a diagnostic marker for the earliest endometrial precancers[J]. J Natl Cancer Inst,2000,92:924-930.

[102] Cheung LW,Hennessy BT,Li J,et al. High frequency of PIK3R1 and PIK3R2 mutations in endometrial cancer elucidates a novel mechanism for regulation of PTEN protein stability [J]. Cancer Discov,2011,1:170-185.

[103] Hayes MP,Wang H,Espinal-Witter R,et al. PIK3CA and PTEN mutations in uterine endometrioid carcinoma and complex atypical hyperplasia [J]. Clin Cancer Res,2006,12: 5932-5935.

[104] Weigelt B,Banerjee S. Molecular targets and targeted therapeutics in endometrial cancer [J]. Curr Opin Oncol,2012,24:554-563.

[105] Jia L,Liu Y,Yi X,et al. Endometrial glandular dysplasia with frequent p53 gene mutation: a genetic evidence supporting its precancer nature for endometrial serous carcinoma[J]. Clin Cancer Res,2008,14:2263-2269.

[106] Lee EJ,Kim TJ,Kim DS,et al. p53 alteration independently predicts poor outcomes in patients with endometrial cancer:a clinicopathologic study of 131 cases and literature review [J]. Gynecol Oncol,2010,116:533-538.

[107] Saffari B,Bernstein L,Hong DC,et al. Association of p53 mutations and a codon 72 single nucleotide polymorphism with lower overall survival and responsiveness to adjuvant radiotherapy in endometrioid endometrial carcinomas [J]. Int J Gynecol Cancer,2005,15:952-963.

[108] Creasman WT,Soper JT,McCarty KS,et al. Influence of cytoplasmic steroid receptor content on prognosis of early stage endometrial carcinoma [J]. Am J Obstet Gynecol, 1985,151:922-932.

[109] Mhawech-Fauceglia P,Wang D,Samrao D,et al. Trefoil factor family 3 (TFF3) expression and its interaction with estrogen receptor (ER) in endometrial adenocarcinoma [J]. Gynecol Oncol,2013,130:174-180.

[110] Jongen V,Briet J,de Jong R,et al. Expression of estrogen receptor-alpha and -beta and progesterone receptor-A and -B in a large cohort of patients with endometrioid endometrial cancer[J]. Gynecol Oncol,2009,112:537-542.

[111] Thigpen JT,Brady MF,Alvarez RD,et al. Oral medroxyprogesterone acetate in the treat-

355

ment of advanced or recurrent endometrial carcinoma：a dose-response study by the Gyne-cologic Oncology Group[J]. J Clin Oncol,1999,17：1736-1744.

[112] Rose PG,Brunetto VL,VanLe L,et al. A phase Ⅱ trial of anastrozole in advanced recur-rent or persistent endometrial carcinoma：a Gynecologic Oncology Group study[J]. Gynecol Oncol,2000,78：212-216.

[113] McMeekin DS,Gordon A,Fowler J,et al. A phase Ⅱ trial of arzoxifene,a selective estro-gen response modulator,in patients with recurrent or advanced endometrial cancer [J]. Gynecol Oncol,2003,90：64-69.

[114] Santin AD,Bellone S,Gokden M,et al. Overexpression of HER-2/neu in uterine serous papillary cancer[J]. Clin Cancer Res,2002,8：1271-1279.

[115] English DP,Roque DM,Carrara L,et al. HER2/neu gene amplification determines the sen-sitivity of uterine serous carcinoma cell lines to AZD8055,a novel dual mTORC1/2 in-hibitor[J]. Gynecol Oncol,2013,131：753-758.

[116] English DP,Bellone S,Cocco E,et al. Oncogenic PIK3CA gene mutations and HER2/neu gene amplifications determine the sensitivity of uterine serous carcinoma cell lines to GDC-0980,a selective inhibitor of Class Ⅰ PI3 kinase and mTOR kinase(TORC1/2)[J]. Am J Obstet Gynecol,2013,209：465 e1-9.

[117] Maxwell GL,Risinger JI,Alvarez AA,et al. Favorable survival associated with microsatel-lite instability in endometrioid endometrial cancers[J]. Obstet Gynecol,2001,97：417-422.

[118] Zighelboim I,Schmidt AP,Gao F,et al. ATR mutation in endometrioid endometrial cancer is associated with poor clinical outcomes[J]. J Clin Oncol,2009,27：3091-3096.

[119] Diaz-Padilla I,Romero N,Amir E,et al. Mismatch repair status and clinical outcome in endometrial cancer：a systematic review and meta-analysis [J]. Crit Rev Oncol Hematol, 2013,88：154-167.

[120] Haldorsen IS,Stefansson I,Gruner R,et al. Increased microvascular proliferation is nega-tively correlated to tumour blood flow and is associated with unfavourable outcome in en-dometrial carcinomas[J]. Br J Cancer,2014,110：107-114.

[121] Jayson GC,Hicklin DJ,Ellis LM. Antiangiogenic therapy—evolving view based on clinical trial results[J]. Nat Rev Clin Oncol,2012,9：297-303.

[122] Sivridis E. Angiogenesis and endometrial cancer [J]. Anticancer Res,2001,21：4383-4388.

[123] Aghajanian C, Sill MW, Darcy KM, et al. Phase II trial of bevacizumab in recurrent or persistent endometrial cancer: a Gynecologic Oncology Group study [J]. J Clin Oncol, 2011, 29:2259–2265.

[124] Thanapprapasr D, Cheewakriangkrai C, Likittanasombut P, et al. Targeted endometrial cancer therapy as a future prospect[J]. Womens Health (Lond Engl), 2013, 9:189–199.

[125] Wik E, Trovik J, Iversen OE, et al. Deoxyribonucleic acid ploidy in endometrial carcinoma: a reproducible and valid prognostic marker in a routine diagnostic setting [J]. Am J Obstet Gynecol, 2009, 201:603 e1–7.

[126] Lundgren C, Auer G, Frankendal B, et al. Nuclear DNA content, proliferative activity, and p53 expression related to clinical and histopathologic features in endometrial carcinoma [J]. Int J Gynecol Cancer, 2002, 12:110–118.

[127] Susini T, Amunni G, Molino C, et al. Ten-year results of a prospective study on the prognostic role of ploidy in endometrial carcinoma: DNA aneuploidy identifies high-risk cases among the so-called 'low-risk' patients with well and moderately differentiated tumors[J]. Cancer, 2007, 109:882–890.

[128] Baak JP, Snijders W, van Diermen B, et al. Prospective multicenter validation confirms the prognostic superiority of the endometrial carcinoma prognostic index in international Federation of gynecology and obstetrics stage 1 and 2 endometrial carcinoma [J]. J Clin Oncol, 2003, 21(22):4214–4221.

[129] Pradhan M, Abeler VM, Danielsen HE, et al. Prognostic importance of DNA ploidy and DNA index in stage I and II endometrioid adenocarcinoma of the endometrium [J]. Ann Oncol, 2012, 23:1178–1184.

[130] Salvesen HB, Haldorsen IS, Trovik J. Markers for individualised therapy in endometrial carcinoma[J]. Lancet Oncol, 2012, 13:e353–361.

[131] Njolstad TS, Trovik J, Hveem TS, et al. DNA ploidy in curettage specimens identifies high-risk patients and lymph node metastasis in endometrial cancer[J]. Br J Cancer, 2015, 112:1656–1664.

[132] Chlebowski RT, McTiernan A, Wactawski-Wende J, et al. Diabetes, metformin, and breast cancer in postmenopausal women[J]. J Clin Oncol, 2012, 30:2844–2852.

[133] Tseng CH. Metformin reduces ovarian cancer risk in Taiwanese women with type 2 diabetes mellitus[J]. Diabetes Metab Res Rev, 2015, 31:619–626.

357

[134] Bodmer M,Becker C,Meier C,et al. Use of metformin and the risk of ovarian cancer:a case-control analysis[J]. Gynecol Oncol,2011,123:200-204.

[135] Sadeghi N,Abbruzzese JL,Yeung SC,et al. Metformin use is associated with better survival of diabetic patients with pancreatic cancer[J]. Clin Cancer Res,2012,18:2905-2912.

[136] Hirsch HA,Iliopoulos D,Tsichlis PN,et al. Metformin selectively targets cancer stem cells, and acts together with chemotherapy to block tumor growth and prolong remission [J]. Cancer Res,2009,69:7507-7511.

[137] Berstein LM,Iyevleva AG,Vasilyev D,et al. Genetic polymorphisms potentially associated with response to metformin in postmenopausal diabetics suffering and not suffering with cancer[J]. Cell Cycle,2013,12:3681-3688.

[138] Nevadunsky NS,Van Arsdale A,Strickler HD,et al. Metformin use and endometrial cancer survival[J]. Gynecol Oncol,2014,132:236-240.

[139] Ko EM,Walter P,Jackson A,et al. Metformin is associated with improved survival in endometrial cancer[J]. Gynecol Oncol,2014,132:438-442.

[140] Abu-Rustum NR,Zhou Q,Gomez JD,et al. A nomogram for predicting overall survival of women with endometrial cancer following primary therapy:toward improving individualized cancer care[J]. Gynecol Oncol,2010,116:399-403.

[141] Polterauer S,Zhou Q,Grimm C,et al. External validation of a nomogram predicting overall survival of patients diagnosed with endometrial cancer[J]. Gynecol Oncol,2012,125:526-530.

[142] Kondalsamy-Chennakesavan S,Yu C,Kattan MW,et al. Nomograms to predict isolated loco-regional or distant recurrence among women with uterine cancer [J]. Gynecol Oncol, 2012,125:520-525.

[143] Bendifallah S,Canlorbe G,Raimond E,et al. An external validation study of nomograms designed to predict isolated loco-regional and distant endometrial cancer recurrences:how applicable are they?[J]. Br J Cancer,2013,109:1498-1503.

[144] Creutzberg CL,van Stiphout RG,Nout RA,et al. Nomograms for prediction of outcome with or without adjuvant radiation therapy for patients with endometrial cancer:a pooled analysis of PORTEC-1 and PORTEC-2 trials[J]. Int J Radiat Oncol Biol Phys,2015,91:530-539.

[145] Sartori E,Pasinetti B,Carrara L,et al. Pattern of failure and value of follow-up procedures in endometrial and cervical cancer patients[J]. Gynecol Oncol,2007,107:S241-S247.

[146] Tjalma WA, van Dam PA, Makar AP, et al. The clinical value and the cost-effectiveness of follow-up in endometrial cancer patients[J]. Int J Gynecol Cancer, 2004, 14:931-937.

[147] Smith CJ, Heeren M, Nicklin JL, et al. Efficacy of routine follow-up in patients with recurrent uterine cancer[J]. Gynecol Oncol, 2007, 107:124-129.

[148] Sartori E, Pasinetti B, Chiudinelli F, et al. Surveillance procedures for patients treated for endometrial cancer: a review of the literature[J]. Int J Gynecol Cancer, 2010, 20:985-992.

[149] Zakhour M, Li AJ, Walsh CS, et al. Post treatment surveillance of type Ⅱ endometrial cancer patients[J]. Gynecol Oncol, 2013, 131:609-612.

[150] Hunn J, Tenney ME, Tergas AI, et al. Patterns and utility of routine surveillance in high grade endometrial cancer[J]. Gynecol Oncol, 2015, 137:485-489.